Querverlag

Jan Stressenreuter

Haus voller Wolken

Roman

Alle Charaktere, Schauplätze und Handlungen in diesem Roman sind frei erfunden. Ähnlichkeiten mit lebenden und toten Personen sind unbeabsichtigt.

Umschlag und grafische Realisierung von Sergio Vitale unter Verwendung einer Fotografie von Fotolia.

Druck und Weiterverarbeitung: CPI
ISBN 978-3-89656-231-9
Printed in Germany

Bitte fordern Sie unser Gesamtverzeichnis an:
Querverlag GmbH
Akazienstraße 25, 10823 Berlin
www.querverlag.de

Für Norbert, den Mann an meiner Seite

„Rund 44 Millionen Menschen leiden weltweit an Demenz, und Schätzungen zufolge werden es bis zum Jahr 2050 dreimal so viele sein. Allein in Deutschland leben 1,4 Millionen Demenzpatienten."

(Auszug aus einem Spiegel-Online-Artikel vom 11. Dezember 2013)

Das amerikanische *National Institute on Aging* hat sieben Warnzeichen formuliert, die auf eine beginnende Alzheimersche Krankheit hinweisen können und die die Menschen in der nahen Umgebung veranlassen sollten, ärztlichen Rat einzuholen.

1. Der Erkrankte wiederholt immer wieder die gleiche Frage.
2. Der Erkrankte erzählt immer wieder die gleiche kurze Geschichte.
3. Der Erkrankte weiß nicht mehr, wie bestimmte alltägliche Verrichtungen wie Kochen, Kartenspiel oder Handhabung der TV-Fernbedienung funktionieren.
4. Der Erkrankte hat den sicheren Umgang mit Geld, Überweisungen, Rechnungen und Ähnlichem verloren.
5. Der Erkrankte findet viele Gegenstände nicht mehr oder er legt sie an ungewöhnliche Plätze (unabsichtliches Verstecken) und verdächtigt andere Personen, den vermissten Gegenstand weggenommen zu haben.
6. Der Erkrankte vernachlässigt anhaltend sein Äußeres, bestreitet dies aber.
7. Der Erkrankte antwortet auf Fragen, indem er die ihm gestellte Frage wiederholt.

(Auszug aus einem Wikipedia-Eintrag)

„Die Zeit ist aus den Fugen."
William Shakespeare – Hamlet

„Es war einmal“, beginnt Roman.

Karsten schüttelt den Kopf. „Nein“, sagt er. „Anders.“

„Willst du die Geschichte erzählen?“

„In meinem Kopf sind keine Geschichten mehr.“

„Dann hör meiner zu“, erwidert Roman.

Immer wenn sein Freund unruhig ist, setzt er sich zu ihm. Wenn Karsten durchs Haus rennt, seine Blicke hilflos durch das Zimmer stolpern oder die Finger nervös über Tischkanten streichen, nimmt Roman seine Hände und greift nach Geschichten, die ihm im Kopf herumschwirren. In solchen Momenten scheinen die Ausflüge ins Reich der Fantasie das Einzige zu sein, womit er Karsten erreichen kann. Märchen, an die er sich aus seiner Kindheit erinnert. Bruchstücke von Abenteuern aus den Büchern von Astrid Lindgren oder Otfried Preußler, die ihm im Gedächtnis haften geblieben sind. Manchmal, wenn er ganz besonders mutig ist, versucht er es auch mit eigenen Einfällen. Vielleicht ist es der Klang seiner Stimme, der Karsten beruhigt, vielleicht ist es die simple Struktur der Erzählungen, in der Gut und Böse so einfach zu unterscheiden sind – selbst für einen beschädigten Geist wie den seines Freundes.

Als Roman den „Nichtsnutzen in Weiß“ – Karstens Wortwahl, nicht seine – davon berichtet hat, haben sie nur den

Kopf geschüttelt. Es gibt so vieles, was noch nicht bekannt, noch nicht erklärbar ist. Und dennoch: Karstens Aufregung legt sich, sein Puls wird langsamer und seine ziellose Unruhe macht einem Lächeln Platz, wenn er in fremde Welten entführt wird. Dabei hat er die Vorliebe seines Freundes für diese Märchen früher bestenfalls toleriert.

Roman beginnt erneut, aber um Karsten einen Gefallen zu tun, ändert er den Anfang. „Noch immer versammeln sich die Stammesältesten während der Sommermonate am Lagerfeuer, abends, wenn die Arbeit auf den Feldern getan und das Vieh versorgt ist …"

„Viel besser", unterbricht ihn Karsten erleichtert. „Das scheint … Finger und Fuß zu haben."

„Psst", sagt Roman. „In den dichten Wäldern jenseits der Moore mögen die Schatten springen und im Mondlicht die Wölfe heulen, doch hier, im Schein der brennenden Holzscheite und unter dem wachsamen Funkeln der Sterne, sind die Dorfbewohner sicher vor den Geistern des Waldes. Dann holt der Flötenspieler sein Instrument aus dem Beutel und beginnt eine Melodie zu spielen, die ihren Vorfahren von den geheimnisvollen Fremden beigebracht wurde, die eines Nachts nach einem Sturm zusammen mit dem Wrack eines Segelschiffes an den Strand des großen Meeres gespült worden waren. Nur drei der Fremden hatten überlebt, die anderen waren gestorben an Entkräftung, an Fieber, an Sehnsucht, aber diese drei – ein Bauer, ein Astronom und ein Schreiner – haben das Leben des Stammes verändert. Sie zeigten den Männern, wie man Hütten baut, um auch außerhalb der Berghöhlen vor Regen geschützt zu sein, sie brachten ihnen bei, wie man Getreide sät und erntet und wie man den Lauf der Sterne deutet. Den Frauen zeigten sie, welche Kräuter heilende Wirkung besaßen oder nahrhaft waren, und bald waren ihre Kinder nicht mehr so häufig an Krankheiten gestorben. So wurde aus dem rastlosen

Stamm der Nomaden eine Gemeinschaft von Bauern und Viehhaltern, die nicht mehr den Herden hinterherzogen, sondern ihr Leben an einem Ort verbrachten, den Jahreszeiten trotzten und zum ersten Mal eine Heimat für sich in Besitz nahmen.

Nach einigen Jahren verließen die Fremden sie, getrieben von einem unstillbaren Fernweh, und waren nie mehr zurückgekommen. Doch neben dem Wissen, das ihnen die seltsamen Fremden schenkten, haben die Dorfbewohner die Geschichten behalten, die sie von ihnen gehört haben. Geschichten von einer Insel jenseits des Horizonts mitten im unendlichen Meer, die von fremdartigen Wesen und Tieren bevölkert wurde, regiert von der Magie und der Kriegskunst mächtigen Königen, und die doch in einer einzigen Nacht durch einen vom Himmel fallenden Stern vernichtet worden war. Diese Geschichten erzählen sich die Dorfältesten noch immer am Lagerfeuer in den lauen Sommernächten, und dabei blicken sie nach Westen, wo sie die Fremden an der Küste gefunden haben …"

„Weiter!", sagt Karsten. „Mehr!" Er atmet gleichmäßig, seine Wut ist verflogen.

„Heute nicht", erwidert Roman. „Ich muss zur Arbeit. Kommst du alleine klar?"

„Natürlich." Karsten spitzt die Lippen. „Ich bin schon klargekommen, als du noch nicht auf der Welt warst."

„Ach so?" Roman hat gelernt, Äußerungen dieser Art zu ignorieren. Ihr Wahrheitsgehalt ist bestenfalls fragwürdig, der Zusammenhang nicht immer sofort zu erkennen.

„Gibt es Zauberer in dieser Geschichte?"

„Zauberer und Drachen und …"

„Schattenspringer?"

„Was sind Schattenspringer?"

„Ich weiß nicht. Das Wort war auf einmal hier drin." Karsten tippt sich an den Kopf.

„Dann gibt es auch Schattenspringer. Aber heute nicht mehr." Roman drückt seinem Freund einen Kuss auf die Stirn und will sich hinausstehlen.

„Wo gehst du hin?", ruft ihn Karsten zurück.

„Arbeiten", wiederholt Roman geduldig. „Ich muss zum Dienst ins Krankenhaus."

„Ah, natürlich. Das wusste ich." Karstens Miene verfinstert sich. „Du musst nicht so tun, als wäre ich dumm. Dann kann ich sehr böse werden, mein Lieber."

„Ist gut. Kann ich dich alleine lassen?"

„Ja, ja!"

„Ich rufe dich einmal die Stunde an, okay? Und wenn du Hilfe brauchst …" Roman bricht mitten im Satz ab. Er kann es kaum noch verantworten, Karsten alleine zu lassen. Die Stunden in der Klinik sind eine Tortur, weil er in ständiger Sorge ist. „Ich kann dir die Geschichte morgen weitererzählen, wenn du möchtest", sagt er schließlich.

Sein Mann starrt gedankenverloren auf den Boden und schweigt.

„Karsten?"

„Ja?"

Roman seufzt. Er kennt diesen Gesichtsausdruck. Nichts von dem, was er in den letzten Minuten erzählt hat, hat Spuren in Karstens Gedächtnis hinterlassen. Seine Worte sind wie Herbstlaub, das von einer Windbö erfasst und fortgeweht wird. Und so wird er beim nächsten Mal wieder Karstens Hände nehmen, tief durchatmen und seinem Freund etwas Neues erzählen. Aber es muss etwas Großes sein, etwas von Bedeutung. Etwas, das einen Unterschied macht. In der Hoffnung, dass wenigstens ein Bruchteil davon bei Karsten haften bleibt.

Plötzlich hat Roman eine Idee. Alles, was er braucht, sind eine Videokamera und ein Mikrofon.

Die Tür quietscht, als Roman das Schlafzimmer betritt, und der Dielenboden knarrt leise unter seinen Schuhen. Karsten hat beide Hälften des Bettes in Beschlag genommen und sich quer hineingelegt. Seine Füße baumeln über die linke Seite; Roman kann die dunklen Härchen auf seinen Zehen sehen. Ein Kissen liegt auf dem Boden, die Laken sind zerwühlt – als wäre Karsten selbst im Schlaf auf der Suche nach etwas, das sich nicht benennen lässt. Wenn er wach ist, durchstöbert er häufig seine Hosentaschen, befördert den Inhalt ans Tageslicht: Schlüssel, Kleingeld, Kaugummipapier, längst vergessene Merkzettel, ein Taschentuch. Er betrachtet die Dinge irritiert, murmelt etwas Unverständliches und verstaut sie kopfschüttelnd wieder. „Es ist weg", sagt er dann, aber wenn man ihn fragt, was genau er denn vermisse, bleibt er die Antwort schuldig.

Im Gegensatz zu Karsten ist Roman von den ersten Sonnenstrahlen aufgeweckt worden. Eine Schar Meisen hatte sich in der Birke neben dem Goldfischteich hinten im Garten versammelt und den Baum lautstark nach Insekten und Larven abgesucht. Kurz darauf war er aufgestanden; dabei ist er todmüde. Seit Karsten so schlecht dran ist, kann Roman nicht mehr durchschlafen, bei jedem Geräusch schreckt er hoch. Zweimal hat er ihn in der Nacht zur Toilette gebracht, um zwei und um halb fünf, weil er sich in der Dunkelheit nicht mehr zurechtfindet und ins Bett pinkeln würde.

„Komm", sagt er sanft. „Es ist schon spät. Du hast lange genug geschlafen." Wenn Roman nervös, gehetzt oder angespannt klingt, überträgt sich die Stimmung sofort auf seinen Freund und er macht einem die nächsten Stunden zur Hölle. Doch selbst wenn man nett und liebevoll ist, hat man nur eine Chance von fünfzig zu fünfzig.

Karsten hat sich die Decke über den Kopf gezogen und reagiert erst, als Roman sie ihm wegnehmen will. „Verschwinde!“, faucht er. „Dich will ich nicht sehen. Hol die Frau.“

Roman seufzt. „Die Frau“ ist Sophie, ihre Nachbarin aus dem heruntergekommenen Haus gegenüber, an dessen Fassade Efeu wuchert und wo Löwenzahn den Grashalmen die Herrschaft auf dem Rasen streitig macht. Wilder Holunder wächst dort, und Brennnesseln erobern jedes Jahr ein größeres Stück Grün. Aus irgendeinem Grund hat Karsten Sophie besonders ins Herz geschlossen, obwohl er vor der Krankheit kaum ein Wort mit ihr gewechselt, sie verächtlich als „alte Schachtel“ bezeichnet hatte. Seit einiger Zeit jedoch sitzen sie immer wieder zusammen auf der Bank vor dem Haus, einträchtig wie ein altes Ehepaar den Schatten genießend, den die dichten Blätter der Kastanie auf dem Bürgersteig vor der Augustsonne bieten.

„Worüber sprecht ihr bloß?“, hat Roman Sophie gefragt, wobei sich die Eifersucht in seiner Stimme nicht ganz verdrängen ließ. „Die meiste Zeit erzählt er doch nur noch wirres Zeug!“

„Und wenn schon“, hat Sophie gekrächzt und Roman ihre knochige, mit Altersflecken übersäte Hand auf den Arm gelegt. Danach hat sie angefangen zu lachen, ihr heiseres Raucherlachen, das meist in einem abscheulichen Hustenanfall endet. „Außerdem muss man nicht immer reden.“ Mit ihren einundachtzig Jahren ist Sophie dreißig Jahre älter als Karsten – sie könnte seine Mutter sein – und noch sehr viel rüstiger, vor allem aber klarer im Kopf als er. Mit ihrem zerfurchten Gesicht, der dürren Gestalt und den langen, grauen Haaren erinnert sie an die Hexe aus einem Märchenbuch. Kein Wunder, dass die Kinder in der Nachbarschaft sich vor ihr fürchten und heimlich mit dem Finger auf sie zeigen.

Roman erklärt Karsten, dass Sophie im Moment nicht kann, weil die Schwiegertochter ihren Besuch angekündigt hat. „Aber sie hat versprochen, heute Nachmittag vorbeizukommen. Vorhin hat sie schon einen Pflaumenkuchen gebracht." Sein Blick fällt auf den gepackten Koffer in der Ecke neben der Tür. Schnell schaut er weg.

Man kann Karsten nicht ansehen, ob er die Erklärung seines Freundes verstanden hat, aber immerhin schwingt er seine Beine aus dem Bett und setzt sich auf die Bettkante.

„Wo bin ich?", fragt er, während seine nackten Füße vor dem kühlen Holz zurückschrecken. Sein Blick irrt durchs Zimmer und bleibt verständnislos an dem Mobiliar, den Bildern und den Büchern im Regal über dem Bett hängen, als sähe er sie zum ersten Mal in seinem Leben. Dabei hat er das Regal selber angebracht, damals, als noch alles in Ordnung war. Schon immer hat Karsten gerne gelesen, er hat es geliebt, fremde Welten und andere Leben kennenzulernen; die meisten seiner Bücher stehen dicht gedrängt in Regalen im Arbeitszimmer, eine ganze Wand entlang. „Staubfänger" nennt Roman sie, der in seiner Freizeit lieber in Bewegung ist, als still in einem Sessel zu sitzen.

Seine Lieblingsbücher aber wollte Karsten abends in Griffweite haben, um ein oder zwei Passagen vor dem Schlafengehen zu lesen. Ovids *Metamorphosen*, Armistead Maupins *Stadtgeschichten* und Shakespeares Tragödien. Viele Jahre hat er sie mit sich herumgeschleppt, von einer Station seines unsteten Lebens zur nächsten. Er hat sie behütet wie einen Schatz, mit Anmerkungen versehen, hin und wieder ganze Zeilen mit Bleistift unterstrichen, und doch besitzen die vielfach gelesenen Seiten jetzt nur noch den Wert von Altpapier. Auch die Bücher im Arbeitszimmer zieht er nicht mehr aus den Regalen; manchmal streicht er zögernd über die Buchrücken, starrt auf die Autorennamen und Titel – Rituale einer alten, fast vergessenen Liebe.

Seit Kurzem haben die Regale im Arbeitszimmer Lücken, und die Bücher über dem Bett wird Roman bald in den

Koffer legen. Auch einige wenige Möbelstücke fehlen, sind abtransportiert worden. An den Stellen, an denen sie gestanden haben, ist der Boden heller, sind die Wände weißer; man meint, noch die Umrisse des Mobiliars zu erkennen.

„Wo du bist?", wiederholt Roman und reicht seinem Freund eine frische Unterhose. „Zu Hause natürlich."

Karsten schüttelt den Kopf. „Zu Hause habe ich einen ..." Seine Hände deuten ein kastenförmiges Gebilde an. „Einen ..."

„Karton?", rät Roman.

Karsten stampft unwirsch mit dem Fuß auf. „Anders. Man kann drübergucken. Mit Blumen."

„Man kann drüber...? Ah! Balkon?"

„Genau. Zu Hause habe ich einen Balkon. Dies hier ... ist bestenfalls ein Auffanglager", belehrt er Roman. „Ich bin nicht sicher, ob die sanitären Anlagen einer Überprüfung standhalten." Er hält die Unterhose hoch und versucht, beide Arme hindurchzustecken. „Zu klein. Du sollst mir nicht immer Sachen in Größe S kaufen, Peter."

Roman beißt sich auf die Lippe. Inzwischen kommt es häufig vor, dass ihn Karsten mit seinem ersten Freund verwechselt, mit dem er in den achtziger Jahren zusammen war, während seines Studiums in Bamberg. Es wäre sinnlos, den Irrtum zu berichtigen, Karsten würde ihm kein Wort glauben. Genauso wenig würde er Romans Erklärung akzeptieren, dass sie die Wohnung mit Balkon schon vor Jahren gegen das Haus eingetauscht haben, in dem sie jetzt leben. Ein Haus mit Garten am Rande der Stadt. Karstens Gehirn kann die Korrekturen nicht mehr verarbeiten. Trotzdem – es tut weh. Jedes Mal.

Roman bückt sich und nimmt Karsten die Unterhose ab, hilft ihm, hineinzusteigen und sie hochzuziehen. In der Woche, wenn er arbeitet, übernehmen andere Karstens Versorgung in den Vormittagsstunden. Das Wochenende dagegen gehört ihnen allein.

Als die erste Hürde geschafft ist, erhält Roman zur Belohnung ein schmales Lächeln. „Fertig!“ Karsten steht auf und will halb nackt in die Küche marschieren, wo seit Stunden das Frühstück auf ihn wartet. Roman überlegt, ob er ihn zurückhalten soll, um ihn weiter anzukleiden, aber dann lässt er es bei Bademantel und Pantoffeln bewenden. Es ist sowieso schon spät, sein ganzer Zeitplan ist kurz davor zusammenzubrechen. In einer Stunde muss er am Bahnhof sein.

Meist lichtet sich der morgendliche Nebel in Karstens Kopf ein wenig, wenn er etwas gegessen und den ersten Kaffee getrunken hat. Roman setzt seinen Freund an den großen Tisch in der Nähe des Fensters, bestreicht seinen Toast mit Butter und Marmelade und teilt ihn in mundgerechte Stücke. Die Notwendigkeit, das Frühstücksbrot klein zu schneiden, ist eine neue Entwicklung, erst wenige Wochen alt, ein weiterer Schritt auf Karstens Weg in ein Land des völligen Vergessens. Roman stellt es sich als einen weißen Klecks, einen blinden Fleck im Nirgendwo vor, an dem nichts mehr zu Karsten vordringt: keine Bedürfnisse außer den primitivsten; keine Worte, die einen Sinn ergeben; keine Gedanken, die erklärbar wären. Ein Leben außerhalb der Zeit, in dem weder Vergangenheit noch Zukunft existieren, nur das Jetzt von Wichtigkeit ist. Aber wer weiß das schon genau? Niemand hat ihm bisher die Welt beschreiben können, die auf Karsten wartet. Die Ärzte verschanzen sich hinter einem Fachjargon, den er als Krankenpfleger zwar einigermaßen zu deuten weiß, dessen Erkenntnisse ihm aber nicht weiterhelfen. Das Wissen um das Sterben von Neuronen in Karstens Gehirn, die Ablagerungen von Plaques und die unzureichende Produktion von bestimmten Botenstoffen wie Acetylcholin ist zu abstrakt, um diese Welt zufriedenstellend zu erklären.

Karsten hebt ein Stück Toast an und begutachtet es interessiert von allen Seiten, bis die Marmelade auf den Teller zu tropfen beginnt.

„Steck es in den Mund", schlägt Roman vor. „Und dann kauen." Zwischendurch schaut er verstohlen auf seine Armbanduhr. Eine von Karstens Angewohnheiten, die im Laufe der Jahre auf ihn abgefärbt haben.

Sein Freund zieht die Augenbrauen hoch, als wäre Nahrungsaufnahme ein etwas absurdes Konzept, von dessen Nutzen er erst noch überzeugt werden muss. Immerhin folgt er Romans Anweisung, und zu den hochgezogenen Augenbrauen gesellen sich weit aufgerissene Augen, als er mit dem Geschmack der Marmelade auf der Zunge konfrontiert wird. „Süß!", sagt er beglückt.

„Johannisbeere. Deine Lieblingskonfitüre." Wie froh Roman ist, wenigstens hin und wieder zu ihm durchdringen zu können. „Weißt du noch, welcher Tag heute ist?"

Karsten zögert mit der Antwort. „Wie viele Joker habe ich?"

„So viele du willst."

„Mittwoch?"

„Samstag, aber das meine ich nicht. Heute ist ein besonderer Tag."

„Ah ja?"

„Heute steigt die große Party, von der ich dir erzählt habe. Alle werden kommen."

„Mein Geburtstag ist erst im ..." Der Satz versickert wie ein Rinnsal im Nichts.

„Im November", hilft ihm Roman auf die Sprünge. „Aber wir feiern auch nicht deinen Geburtstag. Es ist ein Sommerfest. Eine Gartenparty." Auch wenn das eine kleine Lüge ist oder bestenfalls die halbe Wahrheit.

„Und welcher Tag ist heute? Mittwoch?"

„Samstag", wiederholt Roman.

„Komisch. Es kommt mir wie April vor."

„August. Es ist Ende August."

Karsten schaut aus dem Fenster und beobachtet Sophies Haus. Ein Auto fährt vor, hält auf dem Bürgersteig, und eine dunkelhaarige Frau mittleren Alters steigt aus, eine Zigarette mit Zigarettenspitze in der Hand, die Augen hinter einer riesigen Sonnenbrille verborgen. Ellen, Sophies Schwiegertochter. Sie kommt alle paar Wochen vorbei, um nach Sophie zu sehen, mehr aus Verpflichtung als aus Sorge. Sophies Sohn ist 2004 beim Urlaub in Thailand durch den Tsunami ums Leben gekommen; man nimmt an, dass er von herumwirbelnden Trümmerteilen am Strand von Phuket erschlagen wurde. Seine Leiche wurde wohl ins Meer gespült; jedenfalls hat man sie nie gefunden. Die Leute sind fasziniert, wenn Sophie diese Geschichte erzählt, und sehen sie an, als wäre sie durch den spektakulären Tod ihres Sohnes geadelt, zu einer Art Promi geworden. Anschließend erklärt Sophie, dass Ellen Glück hatte, weil sie am Tag der Katastrophe wegen einer Migräne im Hotel geblieben war. Dabei klingt sie immer irgendwie gehässig. Die Stippvisiten ihrer Schwiegertochter lässt Sophie über sich ergehen wie ein Bambusrohr, das sich im Wind biegt. Sie nickt und lächelt, wenn sich Ellen mit ihr unterhält, und verdreht hinter ihrem Rücken die Augen.

Karsten fängt selbstvergessen an zu summen, dann singt er leise ein paar Worte. „*... and here's to you, Mrs. Robinson, Jesus loves you more than you will know ...*"

Roman lässt überrascht seine Kaffeetasse sinken. „Ja", sagt er. „Du hast recht."

Karsten hat schon immer ein besonderes Verhältnis zu Musik gehabt, fast ist es eine Gabe: Jederzeit kann er ein Lied aus seiner Erinnerung hervorkramen, das zu einer bestimmten Situation passt, auch jetzt noch. Noch überraschender ist seine fast schon unheimliche Fähigkeit, das Radio genau dann einzuschalten, wenn gerade ein Stück gespielt wird, das seiner Gefühlslage entspricht. Roman hat sich nie daran gewöhnen können.

In diesem Fall und an diesem Morgen ähnelt Ellen tatsächlich Anne Bancroft in *Die Reifeprüfung*, dem Filmklassiker, zu dem Simon & Garfunkel die Musik beigesteuert haben. Sie trägt ein schwarzes Kleid und Pumps; ihre ganze Aufmachung wirkt deplatziert, viel zu elegant für einen Vormittag in der Vorstadt. Und der Text stimmt auch. Karsten hat ihn korrekt abgespeichert und fehlerfrei wiedergegeben. Er hat eine Vorliebe für Musik aus den sechziger und frühen siebziger Jahren, seiner Kindheit und Jugend. Noch immer liegen auf dem Speicher in einem alten Umzugskarton die Platten von damals: die Beach Boys, Bee Gees, The Who, die Beatles, die Rolling Stones. Jedenfalls kann er bei all diesen Liedern mitsingen. Meist ist es ein Zeichen von Zufriedenheit, wenn er ein Lied anstimmt. Vielleicht wird es doch noch ein guter Tag.

„Marvin und Tom kommen übrigens auch", sagt Roman. „Ich muss sie gleich vom Bahnhof abholen. Sie bleiben das ganze Wochenende. Freust du dich?"

„Marvin und …" Karsten runzelt die Stirn.

„Tom", springt Roman ein.

„Ja, Tom. Ich bin ja nicht blöde! Die Kleinen."

Diese Umschreibung wird den beiden jungen Männern kaum gerecht. Mit neunzehn Jahren ist Karstens Neffe alles, aber nicht mehr klein, und der zwanzigjährige Tom, sein Freund, erst recht nicht. Die zwei tauchen in unregelmäßigen Abständen bei Roman und Karsten auf: immer dann, wenn Angelika – Marvins Mutter und Karstens jüngere Schwester – wieder Stress macht. Sie hat die Homosexualität ihres Bruders immer als persönliche Bürde empfunden. Manchmal glaubt Roman, dass sie Karstens Krankheit als gerechte Strafe betrachtet, auch wenn sie das natürlich niemals zugeben würde. Aber wie sonst soll er die selbstgefälligen Blicke interpretieren, die er bemerkt, wenn sie während ihrer seltenen Besuche die Hilflosigkeit ihres Bruders beobachtet, die zunehmenden Fehlfunktionen seines Gehirns? Oder sind es in Wirklichkeit eher furchtsame Blicke, die eine heimliche Angst verraten, dass sie ihre eigene Zukunft vor sich sieht? Es ist noch nicht lange her, dass sie für einen kurzen Moment menschlich wirkte, verletzbar und mitfühlend, zu einem Zeitpunkt, an dem er verzweifelt war und ohne sie nicht zurechtgekommen wäre. Aber auch aus anderen Gründen war dies ein denkwürdiger Tag gewesen, ein Tag, an dem viel schmutzige Wäsche gewaschen worden war. Roman wird ihn nicht so schnell vergessen.

Dass sich ihr Sohn mit sechzehn dann ebenfalls als schwul geoutet hat, ist für Angelika noch immer kaum hinnehmbar, und ihre Frustration über diesen vermeintlichen Schicksalsschlag äußert sich in periodisch auftretendem Druck und hilflosen, von vornherein zum Scheitern verurteilten erzieherischen Maßnahmen, bei denen sie zum Beispiel Marvin verbietet, die Tür seines Zimmers zu schließen, wenn Tom zu Besuch ist. Oder sie versucht es so lange mit Moralpredigten, bis Marvin es nicht mehr aushält und mit Tom einige Tage zu Karsten und Roman flüchtet.

Karstens Aufmerksamkeit wird wieder von den Ereignissen auf der Straße in Anspruch genommen. Im Haus gegenüber öffnet sich die Tür, und Mojo kommt heraus, Sophies Hund, eine kleine Straßenmischung mit struppigem, braunweißem Fell, gefolgt von seiner Besitzerin in einem ihrer verwaschenen Hausanzüge. Karsten springt auf und rennt nach draußen, bevor Roman reagieren kann. „Sophie!“, ruft er begeistert. „Sophie!“

Überglücklich begrüßt er die überraschte Frau, als sähe er sie nach zwei Jahren Abwesenheit zum ersten Mal wieder.

Sophie lacht und lässt sich von Karstens ungestümer Umarmung nicht aus der Fassung bringen. „Guten Morgen, mein Lieber! Hast du gut geschlafen?“

„Tut mir leid", entschuldigt sich Roman etwas atemlos, als er hinter Karsten hergelaufen kommt. „Aber er ist manchmal so schnell …"

Ellen mustert Karstens Erscheinung, und Roman sieht seinen Freund durch ihre Augen: einen Mann mittleren Alters mit dünnem Haar, der in Pantoffeln und einem Bademantel voller Marmeladenkleckse auf der Straße steht und offensichtlich nicht mehr alle Tassen im Schrank hat. Er kann nichts dagegen tun, dass er sich in diesem Moment für Karsten schämt.

„Er hat Alzheimer", versucht er die Situation zu erklären.

Ellen setzt einen säuerlichen Gesichtsausdruck auf. „Ich weiß. Meine Schwiegermutter hat mir davon berichtet." Dann schiebt sie Sophie vor sich her ins Haus zurück, als müsste sie sie vor einem aufdringlichen Bettler in Sicherheit bringen.

„Komm", sagt Roman verärgert. „Dein Frühstück wartet."

„Frühstück?", fragt Karsten. Ellens Reaktion hat er gar nicht bemerkt. „Dann hätte ich gerne ein Omelett und ein Kännchen Tee."

❧ ❧ ❧

Eigentlich hatte er gar nicht kommen wollen. Das zweite Januarwochenende zeigte sich kalt und regnerisch, und Karsten hätte es vorgezogen, den Abend vor dem Fernseher in Gesellschaft der Fernbedienung und einer Tüte Chips zu verbringen, anstatt sich bei diesem Wetter nach draußen zu begeben. Doch als er das Telefon in die Hand nahm, eine fadenscheinige Ausrede parat, hatte Christian ihn überhaupt nicht zu Wort kommen lassen.

„Karsten, ich weiß genau, warum du anrufst! Du kommst mit! Keine Widerrede. Wie lange warst du schon nicht mehr im Kino?"

„Ähm … da habe ich noch in Dresden gewohnt, glaube ich … seit *Titanic* nicht mehr."

Am anderen Ende der Leitung ließ Christian ein entsetztes Zungenschnalzen hören. „Es ist mehr als fünf Jahre her, dass Celine Dion mit ihrem Geschrei den Kahn zum Kentern gebracht hat!"

„Ich bin eben kein großer Kinogänger", verteidigte sich Karsten. „Ein Glas Rotwein und ein gutes Essen sind mir lieber. Und außerdem … muss es unbedingt *Herr der Ringe* sein? Ich hab die ersten beiden Teile schon nicht gesehen. Ich weiß gar nicht, worum es geht."

„Die Guten kämpfen gegen die Bösen, mehr muss man nicht wissen. In den Film geht man wegen der Special Effects. Abgesehen davon haben wir uns vor Weihnachten das letzte Mal gesehen. Jörg hat schon einen bissigen Kommentar abgegeben."

„Wieso? Was hat er denn gesagt?"

„Dass Freundschaften gepflegt werden müssen oder so was in der Art. Du kennst ihn ja."

In der Kritik steckte ein Körnchen Wahrheit. Karsten wickelte Verabredungen mit Freunden häufig wie geschäftliche Termine ab: etwas, das erledigt werden musste, eine Verpflichtung, die es zu bewältigen galt. Nervös blickte er bei solchen Anlässen auf die Uhr, trommelte mit den Fingern auf den Tisch und wischte mit den Händen über die Oberschenkel. Fremde fühlten sich von seinem Verhalten oft vor den Kopf gestoßen. Erst wenn man ihn besser kannte, wurde man sich bewusst, dass diese Ungeduld dazu diente, Karstens immense Unsicherheit zu überspielen.

„Hör zu", seufzte er. „Es ist lieb gemeint, aber ich habe im Moment wirklich viel zu tun. Nächste Woche kommt die Wirtschaftsprüfung in die Firma und …"

„Ich hab die Karten für uns vier schon besorgt", unterbrach ihn Christian.

„Uns vier?“ Karsten wurde plötzlich hellhörig. „Wer außer dir und Jörg kommt denn noch mit?“

„Oh … ähm … er heißt Roman, ein Arbeitskollege von Jörg aus dem Krankenhaus“, nuschelte Christian. „Es war Jörgs Idee! Er hat gesagt, es wäre doch prima, wenn ihr euch kennenlernen würdet.“

Karsten versuchte, sich seine Verärgerung nicht anmerken zu lassen. Auch wenn Jörg und Christian seine ältesten Freunde waren und er Christian schon seit dem Zivildienst beim Naturschutzbund kannte, gingen ihm die gut gemeinten Versuche, ihn zu verkuppeln, auf die Nerven. Erst war es Berthold gewesen, Jörgs Frisör, der einen blond gefärbten Bart trug, dann Johannes, der beim Sprechen immer die Hand vor den Mund hielt, um eine Zahnlücke zu verbergen, und danach Roland, der nur über Fußball diskutieren wollte, obwohl Karsten gleich zu Anfang der Bekanntschaft klarstellte, dass er mit Sport ungefähr so viel am Hut hatte wie Cher mit einem natürlichen Alterungsprozess. Und jetzt also Roman.

„Ich bin nicht interessiert“, erklärte Karsten, auch wenn er wusste, dass seine Äußerung auf taube Ohren stieß. „Ich bin noch nicht so weit.“

„Du bist noch nicht so weit? Was soll denn das heißen? Deine einzige feste Beziehung war in den Achtzigern“, erinnerte ihn sein bester Freund. „Das ist so lange her, dass es schon gar nicht mehr wahr ist!“

Karsten runzelte die Stirn. „Das hat nichts mit Peter zu tun. Ich fühle mich einfach wohl in meiner Haut, so allein. Ich habe mich daran gewöhnt.“ Was nicht ganz der Wahrheit entsprach. Oft sehnte er sich nach jemandem, an den er sich ankuscheln, zu dem er abends nach der Arbeit nach Hause kommen konnte, aber dieses Gefühl war niemals so übermächtig, dass er das Bedürfnis verspürte, an seinem Single-Dasein etwas zu ändern. Oder war auch das gelogen? Die

Wohnung war zu groß für ihn, eigentlich bewohnte er nur zwei der vier Zimmer, das Bett war zu leer. Wenn er in der Mitte lag, dann kam er sich vor wie der Kapitän an Bord eines Schiffes, das von der Crew und den Passagieren längst aufgegeben worden war. Natürlich hatte es nach Peter andere Männer gegeben, manche blieben nur eine Nacht, andere länger, aber es war keiner dabei gewesen, mit dem er sich etwas Festes, etwas Langfristiges hatte vorstellen können.

„Du sollst diesen Roman ja auch nicht gleich heiraten", sagte Christian.

Karsten warf einen missmutigen Blick auf die Regenschlieren am Fenster. „Also schön, ich komme", gab er nach. „Aber nur unter Protest. Und auch nur, wenn du mir versprichst, dass ihr nie mehr Partnervermittlung spielt."

Er parkte den Wagen in einer Tiefgarage und hastete zum Treffpunkt vor dem Kino. Zum Regen hatte sich ein unangenehmer Wind gesellt, der durch die Straßen pfiff und ihn veranlasste, den Jackenkragen hochzuschlagen und sein Kinn so weit wie möglich in dem Schal zu vergraben. Der Wind wirbelte nasses Laub auf und türmte es in geschützten Ecken zu unansehnlichen, schmutzigen Haufen.

Schon von Weitem konnte er die anderen erkennen. Christian, rothaarig, schlaksig und das Gesicht übersät mit Sommersprossen, überragte jede Menschenansammlung um einen halben Kopf, und Jörg – viel kleiner als sein Freund – war durch sein dröhnendes Lachen und seine stämmige Figur ebenfalls unverwechselbar. Als Paar erinnerten ihn die beiden immer unfreiwillig an Pat und Patachon, ein dänisches Komikerduo aus der Stummfilmzeit, dessen Filme er als Kind im Fernsehen gesehen hatte. Neben ihnen stand ein Mann mit einem dunklen Dreitagebart und rabenschwarzem, geeltem Haar voller Locken, die Hände tief in den Taschen seiner Jeans vergraben. Karsten hatte sich vorgenommen,

Roman nicht zu mögen, schon auf den ersten Blick Makel an ihm zu entdecken. Doch jetzt war er widerwillig angenehm überrascht und musterte Roman verstohlen, solange die anderen ihn noch nicht entdeckt hatten. Er war kleiner, als Karsten erwartet hatte, und jünger, besaß eine sportliche, drahtige Figur, einen knackigen Hintern ... und er hatte niedliche, abstehende Ohren. Karsten bekam weiche Knie. Er stand auf kleine Männer mit Segelohren. Sie machten ihn einfach schwach und lösten in ihm einen Beschützerinstinkt aus. Eigentlich sah der Mann zu gut aus, um echt zu sein. Vielleicht lispelte er oder litt unter Depressionen? Irgendeinen Grund musste es geben, warum er noch nicht in festen Händen war.

„So", sagte Karsten, nachdem er Jörg und Christian begrüßt hatte, und wandte sich an Roman, „du bist also mein Date für heute Abend?" Nervös schob er den Ärmel der Jacke nach oben, um einen Blick auf seine Uhr zu werfen. Christian schüttelte den Kopf und hielt ihn mit der Hand auf seinem Arm zurück.

„Sieht ganz so aus", erwiderte Roman. Ein schelmisches Lächeln flog über seine Lippen, und er deutete auf seine Begleiter. „Die beiden lassen sich das ja auch was kosten. Bei so viel Kohle konnte ich nicht Nein sagen."

Karsten starrte ihn an. „Soll das heißen, du bist hier, weil sie dich bezahlen?"

Erst als die anderen sich vor Lachen bogen, wurde ihm klar, dass Roman ihn zum Narren gehalten hatte.

„Sorry", sagte Christian und schnaubte sich die Nase, „aber als du am Telefon die Partnervermittlung ins Spiel gebracht hast, konnte ich einfach nicht widerstehen."

„Sehr witzig", knurrte Karsten. Roman zwinkerte ihm zu, und er bemerkte, wie sein Herz schneller schlug.

Während des Films bot ihm Roman seine Tüte mit Popcorn an, und hin und wieder berührten sich versehentlich ihre Oberschenkel. Oder war es Absicht? Karsten konnte es nicht mit letzter Sicherheit sagen. Wenn er in der Dunkelheit des Kinos einen verstohlenen Blick auf Roman riskierte, waren dessen Augen starr auf die Leinwand gerichtet, aber seine Lippen umspielte beständig ein Grinsen, das Karsten noch weiter verunsicherte. Er kam sich vor wie ein Teenager, dessen Hormone durcheinanderwirbelten. Lächerlich, sich in einer solchen Situation wiederzufinden, grotesk geradezu! In Gedanken sah er sich aufstehen, durch die vollen Sitzreihen dem Ausgang zustreben, den Unwägbarkeiten des Abends entfliehen. Doch seine Gliedmaßen verweigerten die Gefolgschaft, drückten sich tiefer in den Sitz, schienen ein Eigenleben abgekoppelt von seinem Verstand zu entwickeln. Karsten begann zu schwitzen, seine Kehle fühlte sich staubtrocken an und die Handlung des Films wurde immer unverständlicher. Als Romans Hand wie zufällig auf seinem Oberschenkel liegen blieb, bekam er eine Latte und rutschte unruhig auf seinem Sitz hin und her.

Roman beugte sich zu ihm, und seine Lippen berührten Karstens Ohr. „Keine Sorge", raunte er. „Geht mir genauso."

Nach dem Film schlug Jörg vor, etwas trinken zu gehen, aber ein schmerzhafter Rippenstoß von Christian stimmte ihn schlagartig um. „Ist ja auch schon spät", murmelte er, „blöde Idee", und kurz darauf standen sich Roman und Karsten allein gegenüber.

„Und, wie hat dir der Film gefallen?", fragte Karsten. Sein rechter Fuß klopfte ungeduldig auf den Boden.

„Super. Ich mag diese Fantasy-Sachen. Und dir?"

„Na ja, die Special Effects waren ganz gut."

„Oh."

„Tja, dann …" sagte Karsten gedehnt. Er sah sich um; mittlerweile waren sie die Einzigen, die noch vor dem Kino verharrten.

Roman schwieg.

„Ich … ähm … sollen wir … ich meine … wenn du Lust hast …“ Karsten schloss die Augen und verfluchte seine Unsicherheit. „Andererseits … langer Tag morgen …“

„Bier oder Bett?“, unterbrach ihn Roman.

„Was?“

„Na ja, wir können entweder …“

„Aber ich bin bestimmt zehn Jahre älter als du!“

„Und das heißt?“

Karsten zuckte mit den Schultern. „Weiß ich auch nicht so genau.“

„Also“, wiederholte Roman. „Bier oder Bett?“ Anscheinend besaß er die Angewohnheit, seine Worte mit ausladenden Handbewegungen zu unterstreichen, wie ein Schauspieler, der seinem Text zusätzliche Bedeutung verleihen möchte – was Karsten, einen Mann von eher knappen, sparsamen Gesten, amüsiert hätte, wenn er nicht so verlegen gewesen wäre.

„B… Bett“, brachte er heraus.

Roman grinste. „Dachte ich es mir doch.“

Im Auto, auf dem Weg zu Romans Wohnung, fragte Karsten: „Bist du eigentlich immer so selbstsicher? So unverfroren?“

Roman sah ihn erschrocken an. „Nein, auf keinen Fall! Eigentlich bin ich eher der schüchterne Typ. Es ist nur …“, druckste er herum, „… als ich dich vor dem Kino gesehen hab, da war mir irgendwie klar, dass wir heute Abend in der Kiste landen würden. Und … ich wollte eigentlich nur die Zeit bis dahin abkürzen.“

„Um es hinter dich zu bringen?“

„Weil ich es nicht mehr abwarten kann.“

Karsten erwachte im Morgengrauen, obwohl er nur wenige Stunden Schlaf gefunden hatte. Der Raum war zu dunkel gewesen, die Matratze zu weich, die Situation zu fremd.

Ob er sich heimlich davonstehlen, wie ein Schatten aus der Wohnung, aus dem Leben dieses Mannes verschwinden sollte? Im fahlen Dämmerlicht suchten seine Augen seine Kleidungsstücke, die wie eine Spur aus Brotkrumen von der Wohnungstür unweigerlich zum Bett führten: Vor der Schlafzimmertür die Schuhe, hektisch abgestreift, während er am Abend, plötzlich jedes Zweifels, jeder Unsicherheit beraubt, Roman das Sweatshirt über den Kopf gezerrt hatte; Strümpfe, T-Shirt und Hose unbeachtet auf dem Boden, Roman hatte Schwierigkeiten gehabt, den Gürtel zu öffnen; die Unterhose schließlich am Fußende des Bettes. Karsten lächelte still. Nein, es gab keinen Grund, sich wie ein Dieb aus dem Staub zu machen.

Eine Weile sah er Roman beim Schlafen zu, betrachtete die ungebändigten Locken, den sich in regelmäßigen Abständen hebenden und senkenden Brustkorb, das Zucken der Augen hinter den Augenlidern. Ob er träumte? Er fühlte sich merkwürdig beruhigt durch seine Anwesenheit. Mit der Hand fuhr er sachte über Romans Oberkörper, spürte die sehnige, aber unauffällige Muskulatur, die der eines Langstreckenläufers glich, und zuckte ertappt zurück, als sich Roman auf die Seite drehte. Irgendwann kroch Karsten leise aus dem Bett, schlich aus dem Schlafzimmer und begrüßte den jungen Hund, einen irischen Setter, der auf einer Decke in der Küche geschlafen hatte und nun begeistert an ihm hochsprang.

„Das ist Buddy", hatte ihn Roman am Abend zuvor verlegen vorgestellt. „Er ist gerade ein Jahr alt und noch sehr verspielt. Ich hab ihn seit vier Wochen." Sie hatten den Hund aus dem Schlafzimmer aussperren müssen, weil er sich immer wieder eifersüchtig zwischen sie gedrängt und ihre Umarmungen als Spiel missverstanden hatte.

Karsten machte sich an der Kaffeemaschine zu schaffen und beobachtete zusammen mit Buddy den heraufziehenden Tag. Der Himmel war wolkenverhangen, noch immer färbte Regen den Asphalt dunkel. Die wenigen Passanten, die sich um diese Uhrzeit auf der Straße befanden, eilten von einem Hauseingang zum nächsten oder kämpften sich mit aufgespannten Schirmen durch das Nass.

Das Geräusch nackter Füße auf dem Laminatboden und dann zwei Arme, die sich um seine Brust schlangen, machten ihn darauf aufmerksam, dass er nicht der Einzige war, der eine unruhige Nacht gehabt hatte.

„Tut mir leid", entschuldigte sich Karsten. „Es ist eine Weile her, dass ich mit einem anderen Mann eingeschlafen bin."

„Dann wird es Zeit, dass du dich wieder daran gewöhnst", murmelte Roman. Er nahm Karsten an die Hand. „Komm zurück ins Bett. Ich muss nur schnell mit dem Hund raus." Eilig zog er sich eine Jogginghose und ein Kapuzenshirt über. „Lauf nicht weg."

Später, als sie verschwitzt und atemlos nebeneinander lagen und beobachteten, wie die Regentropfen das Fenster hinunterperlten, sagte Karsten: „Roman ist ein schöner Vorname. Gefällt mir."

„Eigentlich sollte ich Rasmus heißen. Meine Mutter ist ein Fan von Astrid Lindgren. Ich bin quasi groß geworden mit Karlsson vom Dach, Michel aus Lönneberga und Kalle Blomquist. Sie wollte mich unbedingt nach diesem Jungen aus einem ihrer Kinderbücher nennen."

„*Rasmus und der Landstreicher*?"

„Ja, genau! Aber der Rasmus aus den Büchern hat glatte Haare, und blond ist er auch, glaube ich. Und ich hatte schon bei der Geburt dunkle und lockige Haare. Ich schätze, ich habe sie schwer enttäuscht." Karsten streckte sich im Bett und gähnte, und Roman fragte schnell: „Willst du nicht noch einen Kaffee, bevor du gehst?" Dabei versuchte er seine Enttäuschung zu verbergen. Je länger er in den Armen dieses schüchternen und etwas unbeholfenen Mannes lag, desto wohler fühlte er sich.

Karsten hielt inne und sah ihn überrascht an. „Schmeißt du mich raus?“

„Nein! Es ist nur ... dieses Gähnen und Recken sah nach Aufbruch aus.“

Karsten schüttelte den Kopf. „Ich bin gekommen, um zu bleiben.“

„Du meinst, für immer?“

„Ähm ...“ Plötzlich hatte Karsten Angst vor der eigenen Courage. Hatte er gerade etwas losgetreten, was er nicht mehr beherrschen konnte? „Nicht ganz so schnell, okay? Gib uns Zeit.“

Beginn Video / Jörg und Christian

Christian (etwas nervös): „Also, ja ... Roman hat gesagt, dass er das hier aufnehmen will, weil ... falls du dich nicht mehr an deine Freunde erinnerst ... dann spielt er dir einfach diese Videos vor und ... (er richtet den Blick auf einen Punkt hinter der Kamera) ... ist das so richtig?"

Jörg (verdreht die Augen): „Ist doch egal. Ist doch nicht Hollywood."

Romans Stimme aus dem Off: „Ihr macht das ganz okay. Einfach losreden. Erzähl was über euch und Karsten."

Christian: „Über uns und ... okay. (holt Luft) Also, hallo, Karsten! Ich bin Christian und das ist Jörg. Wir sind so mit deine ältesten Freunde. Wobei, du und ich, wir kennen uns am längsten. Jörg hab ich ja dann erst später kennengelernt ... (zu Roman) Mann, das ist gar nicht so einfach. Ich hätte mir was aufschreiben sollen ... egal. Nein, nicht unterbrechen! Ich kann das. (in die Kamera) Du und ich, wir haben uns im Zivildienst Anfang der achtziger Jahre kennengelernt, beim Naturschutzbund, in einem der Ortsvereine im Rhein-Erft-Kreis, da waren wir beide gerade Anfang zwanzig ... ich kann gar nicht glauben, dass das schon gut dreißig Jahre her ist. Du warst damals richtig dünn und hattest auch viel mehr Haare ... (er grinst) ... du kamst gerade frisch von zu Hause, aus Aachen, und hattest in Brühl dieses winzige Zimmer zur Untermiete, was dir der NABU als Zivildienstbude organisiert hatte, und ich hab noch bei meinen Eltern gewohnt. Wieso bist du eigentlich damals direkt nach der Schule ausgezogen? Du hast es mir mal erzählt, aber ich hab's vergessen, um ehrlich zu sein. Ich glaub, irgendwas mit deinen Eltern ... oder deinem Vater? Jedenfalls warst du andauernd pleite, na ja, kein Wunder bei dem mickrigen Sold, den wir bekommen haben. Ich hab dich hin und wieder mit nach Hause genommen, damit du was Anständiges zu essen bekommst, ansonsten hast du ja nur von Dosenravioli und Pommes frites gelebt. Wobei ... also, das ist mir wichtig, nicht, dass du was Falsches denkst: Wir hatten nie was miteinander. Du bist ja schon immer auf eher kleinere Männer abgefahren, und ich war damals schon so hoch aufgeschossen ..."

Jörg: „Erzähl die Geschichte mit den Kröten."

Romans Stimme: „Was für Kröten?"

Christian: „Hat er das nie erwähnt?"

Romans Stimme: „Nein ... nein, ich glaube nicht."

Christian: „Merkwürdig. Vielleicht hat er das vergessen ... ist ja auch schon lange her."

Romans Stimme: „Dann erzähl."

Christian: „Ehrlich? (zu Jörg) Soll ich? Ist doch eher ziemlich peinlich für alle, oder?"

Jörg: „Jetzt mach schon."

Christian: „Na gut, wenn du meinst ... (in die Kamera) also, wir waren ja beide ziemlich unerfahren, was Naturschutz so bedeutet, diese ganze Öko-Bewegung steckte ja damals noch in den Kinderschuhen, und die Leute vom Naturschutzbund wussten auch erst nicht so genau, was man mit Zivis überhaupt anfangen kann. Wir waren die ersten beiden Zivis, die da eine Stelle angetreten hatten, erinnerst du dich? Na ja, und weil die eben nicht so genau wussten, was sie mit uns machen sollten, war unser erster Job, diese Krötenwanderung zu überwachen ... (lacht laut) ... o Mann, haben wir uns doof angestellt!"

Romans Stimme: „Inwiefern?"

Christian: „Na ja ... da war rechts diese Wiese, so 'ne Art Feuchtbiotop, wo die Kröten eben lebten, und links war der Laichplatz, so ein Tümpel, in dem die Viecher ihre Eier ablegten, also nur die Weibchen natürlich. Und dazwischen war diese stark befahrene Bundesstraße. Und wir sollten aufpassen, dass die blöden Kröten nicht von den Autos plattgefahren wurden auf dem Weg von A nach B. Heute arbeitet man ja viel mehr mit Internethinweisen und Schutzzäunen und so, aber damals ... Vielleicht weißt du das nicht mehr, aber Kröten wandern gerne dann, wenn es im Frühjahr relativ warm und feucht ist, und es muss möglichst schon dunkel sein. Und an dem Aprilabend war es dunkel und es hat geregnet. Und wir hatten diesen VW-Bus vom NABU – mit den ganzen Anti-Atomkraft-Stickern, weißt du noch? –, ein Paar Regenjacken und Warndreiecke, die wir auf der Bundesstraße aufgestellt haben, an dem Abschnitt, an dem wir die Krötenüberquerung vermuteten. Zuerst passierte überhaupt nichts, und wir kamen uns total bescheuert vor, weil wir immer nasser wurden und keine einzige Kröte zu sehen war, nur hupende und genervte Autofahrer ... ach so, ja, ich hab vergessen zu erwähnen, dass die Monika, unsere Vorgesetzte, sich verpisst hatte mit Menstruationsbeschwerden, wir waren also ganz allein für diese Kröten verantwortlich ... kann ich vielleicht mal was zu trinken haben?"

Roman kommt kurz ins Bild und reicht Christian ein Glas Wasser. „Hier."

Christian: „Danke. (trinkt einen Schluck) Na ja, und dann kamen sie aber doch angehopst, die Kröten, erst nur ein paar und dann immer mehr. Aber weil das eben Kröten waren, haben die auch nicht daran gedacht, diese Bundestraße möglichst zügig zu überqueren, sondern sind oft mitten auf der Fahrbahn sitzen geblieben. Und dann blieb uns nichts anderes übrig, als die Viecher einzufangen und per Hand über die Straße zu transportieren. Gott, haben wir uns geekelt! Weil die ja alle so feucht und glitschig waren. Einmal hat eine in deiner Hand angefangen zu quaken, und du hast vor lauter Schreck geschrien und sie fallenlassen. Ich hab mich fast nassgemacht vor Lachen! (Christian grinst) Manche Kröten wollten auch wieder umdrehen, und dann mussten wir sie zurückschleppen und wieder in die richtige Spur bringen."

Jörg: „Ich kann's mir bildlich vorstellen. Die zwei kleinen Ökos im Kreise ihrer Kröten."

Christian: „Du bist ein Idiot! Und von Umweltschutz hast du auch keine Ahnung. Du kannst ja bis heute nicht mal richtig den Müll trennen ... ehrlich, er schmeißt Verpackung und Altpapier immer zusammen weg, und ich darf dann ..."

Romans Stimme aus dem Off: „... die Kröten!"

Christian: „Ach so, ja, 'tschuldigung ... jedenfalls, irgendwann war dann der Spuk vorbei, die Kröten waren alle sicher in ihren Tümpel gehopst, und wir beide waren fix und foxi. Danach sind wir dann erst mal ein Bierchen trinken gefahren, irgendwo in einer Heterokneipe. Und das wurden dann natürlich immer mehr, weil wir uns den Frust und den Ekel wegtrinken mussten. Irgendwann war es dann nach eins und wir waren ziemlich besoffen – du übrigens mehr als ich!

Wir sind aber trotzdem wieder mit dem VW-Bus zurückgefahren ... nur gut, dass uns da die Bullen nicht erwischt haben, wir wären sofort den Führerschein losgewesen. Wir sind über dieselbe Bundestraße zurückgefahren, und als wir an der Stelle vorbeikamen, an der wir die Kröten über die Fahrbahn gelotst hatten, machte es dann plötzlich unter dem Bus so komische Geräusche, so ppft ... ppft ... und es war auch ziemlich holperig. Wir haben uns entgeistert angesehen, beide ‚Scheiße!' gerufen und haben rechts angehalten. Und als wir ausgestiegen sind, haben wir gesehen, dass wir ein paar von den Kröten auf ihrem Rückweg vom Tümpel selbst plattgefahren hatten. Das war eine Sauerei! Mannomann! Und wir haben einen solchen Ärger gekriegt mit den Leuten vom NABU am nächsten Tag. Die Monika hat den ganzen Tag geheult ... aber irgendwie ... dieses Erlebnis hat uns zusammengeschweißt ... du weißt schon, Freunde fürs Leben. Nicht wahr, Karsten? Ich meine ... selbst in der Zeit, als du wegen deiner Arbeit ständig umgezogen bist, haben wir es geschafft, den Kontakt aufrechtzuerhalten. (kurze Pause) Ach so ... das wollte ich noch sagen: Ich weiß, dass manche Leute dich sehr reserviert und zurückhaltend finden, wenn sie dich kennenlernen. Aber wir kennen dich anders. Wir kennen dich besser."

Roman räuspert sich im Off: „Danke. Das war prima."

Christian (unsicher): „Findest du? Es klingt so banal, wenn ich es erzähle. (Er sieht seinen Freund an.) Jetzt bist du gar nicht zu Wort gekommen."

Jörg: „Ist doch immer so. Nein, Schatz, das war gut. (Er klopft Christian auf die Schulter und winkt in die Kamera). Bis bald, Karsten!"

Ende Video / Jörg und Christian

Schon jetzt staut sich die Hitze unter dem gewölbten Glasdach des Bahnhofs, dabei ist es erst Vormittag. Der Regionalexpress, der Marvin und Tom von Aachen nach Köln bringen soll, hat die übliche Verspätung. Eine Gruppe älterer Damen hetzt aufgeregt an Roman vorbei; ihre Trolleys rattern über den Bahnsteig Richtung Aufzug. Er muss zur Seite springen, damit sie ihm nicht über die Füße fahren. Die Frauen tragen Wanderschuhe, zwei von ihnen haben einen Strohhut auf dem Kopf.

Seit Neuestem erläutert die scheppernde Ansage hoch über den Köpfen der Reisenden, welchen Grund die jeweiligen Verzögerungen haben. Roman vermutet dahinter einen Versuch, die Missstimmung der Fahrgäste in Grenzen zu halten oder zu kanalisieren. Wenn man weiß, dass ein Personenschaden die Ursache für eine Verspätung ist, richtet sich der Ärger gegen den Lebensmüden, und die Bahn ist fein raus. Gleichzeitig hat man ein schlechtes Gewissen wegen des eigenen Zorns. Diesmal allerdings ist es eine Stellwerkstörung, worunter sich Roman jedoch nicht das Geringste vorstellen kann. Außerdem hilft es ihm nicht, seiner wachsenden Unruhe Herr zu werden. In letzter Zeit lässt er Karsten nur ungern allein. Es gibt so viele Möglichkeiten, so viele Gefahren, die auf seinen Freund lauern. Er könnte aus dem Haus laufen und sich verirren; es wäre nicht das erste Mal. Er könnte hinfallen und sich etwas brechen. Er könnte versehentlich alles in Brand stecken. Die Welt ist für Karsten zu einem unberechenbaren Ort geworden, einem Ort voller Tücken, Fragezeichen und überraschender Konsequenzen. Erst letzte Woche hat er eine Herdplatte aufgedreht, ohne sie zu nutzen. Roman ist gerade noch rechtzeitig darauf aufmerksam geworden. Karsten hatte es sich derweil im Wohnzimmer vor dem Fernseher bequem gemacht und eine Tiersendung angeschaut.

Aber für die Zeit, in der Roman Karstens Neffen und dessen Freund vom Bahnhof abholt, hat er auf die Schnelle niemanden gefunden, der auf Karsten aufpassen konnte. Nach dem Zwischenfall auf der Straße hat er sich nicht getraut, Ellen und Sophie zu bitten, ein Auge auf ihn zu haben. Und ihn einfach mitzunehmen, hätte Karsten nur verwirrt.

Als der Zug endlich einrollt und Marvin und Tom aussteigen, sieht Roman, dass sich Marvin wieder eine neue Haarfarbe zugelegt hat. Diesmal ist es ein grelles, schreiendes Rot. Die Haare stehen dank einer Unmenge von Gel in alle Himmelsrichtungen ab, und sein Gesicht ist wie immer mit allerlei Piercings verziert: Lippen, Nase und Augenbrauen – er sieht aus wie Pumuckl, der in ein Nadelkissen gefallen ist. Manchmal kann Roman Angelikas Frust verstehen. Dagegen nimmt sich Tom fast manierlich aus; die offenen Sneakers, die schlabbrige Jeans und das viel zu große T-Shirt machen einen beinahe normalen Eindruck, dazu kurz geschorene, dunkle Haare. Erst als die beiden winkend näher kommen, kann Roman erkennen, dass Tom sich ein weiteres Tattoo hat stechen lassen, der Ausschnitt des T-Shirts lässt einen Schriftzug in Fraktur quer über der Brust erahnen.

„Mann, da war eine Bullenhitze im Zug“, stöhnt Marvin und lässt erschöpft seinen Rucksack auf den Bahnsteig fallen.

Roman umarmt die beiden jungen Männer. „Und was steht da drauf?“, fragt er nach der Begrüßung. Er deutet auf Toms Oberkörper.

„‚Love or Hate‘“, erwidert Tom ernst.

Den seit Jahren anhaltenden Hype um Tätowierungen kann Roman nicht verstehen. In dreißig oder vierzig Jahren werden die Altenheime und Pflegestationen bevölkert sein mit Rentnern, auf deren schlaffer Haut die einstmals ansehnlichen Arschgeweihe, chinesischen Schriftzeichen und Maori-Tattoos hängen werden wie verwelkte Kräuter, denen man zu wenig Wasser gegeben hat.

„Krass, oder?“, sagt Marvin und Roman kann den Stolz in seiner Stimme hören. „Ich wollte ja auch, aber meine Mutter hat Kreischalarm gegeben, als ich ihr das gesagt habe. ‚Solange deine Füße unter meinem Tisch …'", äfft er Angelika ziemlich gekonnt nach und drückt mit einem Zeigefinger gegen die Schläfe, genau wie Romans Schwägerin, wenn sie aufgeregt ist. „Voll uncool. Bei den Piercings hat sie auch so ein Theater gemacht."

„Wir müssen noch auf Hubert warten", sagt Roman. „Sein Zug ist in etwa zehn Minuten da."

„Hubert kommt auch?" Marvin verzieht das Gesicht. „Ich kann den Sack nicht leiden. Er ist ein Arsch. Wieso gibst du dich mit so jemandem ab?"

„Wir kennen uns eben schon ewig. Und unter dem unleidlichen Äußeren …"

„Nein", unterbricht ihn Marvin. „Ein Arsch bleibt ein Arsch."

Aber als sie auf dem Bahnsteig ankommen, an dem Huberts Zug einfahren soll, stehen dort dicht gedrängt Leute mit verärgerten Mienen, und auch für seine Bahn wird eine Verspätung gemeldet, erst für zwanzig, dann für vierzig und schließlich sogar für über sechzig Minuten. Roman versucht erfolglos, ihn über Handy zu erreichen, und schließlich geben sie das Warten auf.

„Wie geht's ihm denn?", fragt Tom, als sie im Auto sitzen und auf der Fahrt nach Hause sind. Jeder weiß, wer gemeint ist; es ist, als wären Karsten und seine Krankheit über die Jahre zu einer Einheit verschmolzen. Tom hat ihre Rucksäcke auf den Beifahrersitz geworfen und den Arm auf der Rückbank um Marvins Schulter gelegt. Sein Freund hat sich an ihn gekuschelt und döst mit geschlossenen Augen.

„Unverändert", sagt Roman. „Ich hoffe, dass die Party nicht zu viel für ihn wird."

„Ich freu mich jedenfalls drauf", erwidert Marvin. „Das wird cool. Meine Mutter lässt übrigens ausrichten, dass sie noch nicht weiß, ob sie es schafft."

„Aber …“

„Nicht aufregen. Du kennst sie doch. Die kommt schon.“

Roman nickt. Angelika ist ein schwieriges Kapitel. Am liebsten hätte er sie gar nicht eingeladen, und am liebsten würde sie wahrscheinlich gar nicht kommen, aber trotz allem ist sie Karstens Schwester. Natürlich wird sie es sich nicht nehmen lassen zu erscheinen. Und natürlich wird sie Unfrieden stiften.

Karsten, noch immer nur in Unterhose und Bademantel, erkennt Marvin sofort, als sie zur Tür hereinkommen. Was erstaunlich ist, doch hin und wieder gelingt es ihm, sich eine Zeit lang so zusammenzureißen, dass man ihm oberflächlich betrachtet kaum etwas anmerkt. Roman ist dann verärgert und froh zugleich, weil er sich einerseits freut, dass es noch gute Momente gibt. Andererseits befürchtet er, dass seine Einschätzung von Karstens Zustand in Zweifel gezogen wird. Dass niemand ihm glaubt, wie schlecht es seinem Freund geht. Dann möchte er aufbegehren und lautstark darauf hinweisen, dass er derjenige ist, der mit Karsten zusammenlebt, der ihn andauernd sieht, beobachtet, beurteilt. Der ihn tagtäglich betrauert.

„Hallo, Marvin!“, ruft Karsten und springt auf ihn zu wie ein junger Hund, fällt ihm in die Arme und drückt ihn an sich. „Bist du schon wieder …?“ Er sucht vergebens nach dem richtigen Wort und streckt schließlich seine Arme in die Luft.

Marvin kichert. „Gewachsen? Das sind nur die Haare, Mann! Geht's dir gut?“

„Natürlich. Meine Sorgen gebe ich immer an den da ab.“ Karsten deutet auf Roman. „Der kann besser mit solchen Dingen umgehen als ich.“ Tom ignoriert er möglichst, aber Roman bemerkt, dass er Marvins Freund aus den Augenwinkeln mustert, und er erinnert sich plötzlich, dass Karsten beim letzten Besuch der beiden ein wenig Angst vor Tom hatte.

„Das ist Tom, Marvins Freund. Erinnerst du dich nicht an ihn?“, fragt er.

Karsten schüttelt den Kopf und macht schüchtern einen Schritt zurück. Man sieht ihm an, dass er sich am liebsten hinter Roman verstecken und wie ein kleines Kind an seinem Oberschenkel festklammern würde.

Aber Tom lässt sich dadurch nicht aus der Ruhe bringen. Er grinst Karsten schief an, zwinkert ihm zu und streckt ihm seine rechte Hand hin, die zugegebenermaßen eine ziemlich furchteinflößende Pranke ist. Aber Tom ist auch einen Meter fünfundachtzig groß und trainiert mit Gewichten, seit er sechzehn ist. „He, Alter", sagt er. „Schön, dich wiederzusehen."

Noch etwas zögernd traut sich Karsten aus der Deckung und ergreift zaghaft die angebotene Hand. Das Eis ist gebrochen, und Roman seufzt vor Erleichterung auf.

Während er das Frühstücksgeschirr wegräumt, richten sich Tom und Marvin auf dem Speicher ein, wo Roman ihnen das Gästebett bezogen hat. Er hört ihre Stimmen und ihr unbekümmertes Lachen durchs Haus hallen. Es stolpert über die Treppen, fegt über die Fußböden und verfängt sich in den Ecken. Fast scheint es, als hielten auch die Wände im Haus inne, als lauschten sie wie Roman dem fremd gewordenen Geräusch.

„Was hast du heute schon gemacht?", fragt Marvin, als sie wieder nach unten kommen.

Karsten zuckt mit den Schultern. „Meine Tage sind voll", erklärt er vage.

„Hast du Bock, mit mir eine DVD zu gucken? Ich hab ein paar Filme von zu Hause mitgebracht."

„Ich dachte, wir sollen bei der Dekorierung im Garten helfen?", fragt Tom.

„Ja, so war das eigentlich geplant ...", sagt Roman.

„Ich hab zwei linke Hände", winkt Marvin ab. „Wenn ich 'ne Lichterkette oder einen Lampion aufhängen soll, gibt's garantiert einen Kurzschluss. Ich pass lieber auf Karsten auf, okay? Nimm Tom mit. Der kann sogar mit ’ner Schlagbohrmaschine umgehen.“

„Aber wir brauchen gar keine Schlagbohr…“

„Boah, jetzt geht schon!“, unterbricht Marvin. „Wir chillen hier ein bisschen. Stimmt’s, Karsten?“

„Wir chillen“, bestätigt er, und Roman muss lachen, weil er weiß, dass Karsten keinen blassen Schimmer hat, was Chillen bedeutet, und weil die ganze Situation so absurd ist.

❧ ❧ ❧

„Das war … das war der beste Sex, den ich seit Langem hatte!“, schnaufte Roman und ließ sich auf die Matratze zurückfallen. „Das war … unglaublich!“

Karsten grinste still in sich hinein und verschränkte die Arme hinter dem Kopf. Eine milchige Februarsonne schien durch das Schlafzimmerfenster von Romans kleinem Apartment und erwärmte angestrengt einen Flecken Teppichboden, auf dem es sich Buddy bequem gemacht hatte.

Karstens Finger strichen geistesabwesend über Romans Brust, fühlten den Herzschlag, der sich langsam beruhigte. Es stimmte, der Sex mit Roman war großartig, umwerfend. Dabei taten sie kaum etwas Außergewöhnliches, ausgefallene Praktiken waren ihnen beiden suspekt. Mit einem anderen Mann hätte er sich vielleicht schon gelangweilt, hätte versucht, mit Abwechslung den unvermeidlichen Abschied hinauszuzögern, aber diesmal … diesmal war es anders. Die Art, wie Roman sich vergaß, wenn er Karstens Körper auf sich spürte, wie er sich im Augenblick verlor und Karsten mitriss; ein Strudel aus Empfindungen und Berührungen, die ihn das Jetzt vergessen ließen – so sehr, dass er jedes Mal peinlich berührt war, wenn er bettelnd und stöhnend zu seinem Höhepunkt kam. Es machte nicht einmal einen Unterschied, ob sie nur Minuten zugange waren oder Stunden. Aber war das genug?

Er ahnte, dass Roman mehr wollte, mehr sein wollte als eine Affäre, deren Dauer von ihrer beider Lust bestimmt wurde. Er konnte es in seinen Augen sehen, wenn sie sich verabschiedeten, wenn er ins Büro aufbrach oder Roman zum Dienst ins Krankenhaus. Er konnte es in seiner Stimme hören, wenn sie telefonierten, weil ihre Termine ein Treffen nicht zuließen. Sechs Wochen waren verstrichen, seit er Roman kennengelernt hatte und eines Morgens in einer fremden Wohnung aufgewacht war. Es schien eine Ewigkeit her zu sein und doch auch erst gestern.

Schnee war in dieser Zeit gefallen und hatte die Straßen und Wege der Stadt mit weißem Flaum bedeckt, Ostwind hatte russische Kälte ins Rheinland getragen, und für ein magisches Wochenende war die Eisschicht auf dem Weiher in der Stadtmitte dick genug gewesen, um Schlittschuh zu laufen. Eingemummelt in Schals und Pudelmützen hatten sie sich an den Händen gefasst und waren lachend übers Eis geschabt, zusammen mit anderen Wagemutigen; Buddy hatte vom Ufer aus zugesehen und gejault. Anschließend hatten sie die Kälte in ihren Gliedern an einem Glühweinstand vertrieben. Der Dampf der heißen Getränke hatte vor ihren Gesichtern gestanden, und als Romans Lippen nach Weihnachten schmeckten, nach Zucker, Zimt und Rotwein, hatte sich Karsten ein erstes Mal gefragt, ob er sich verliebt hatte.

An einem anderen Wochenende waren sie kurzentschlossen dem Winter entflohen. Übermütig und aufgeregt wie Kinder, die etwas Verbotenes tun, hatten sie sich in einen Flieger gesetzt und drei Tage in Rom verbracht. Sie hatten die Sonnenstrahlen bei einem Latte Macchiato in der Nähe des Forum Romanums genossen, waren Hand in Hand über den Petersplatz geschlendert und hatten am Trevi-Brunnen inmitten einer Schar Touristen verlegen grinsend ein paar

Münzen ins Wasser geworfen. Danach war die Kälte, in die sie zurückkehrten, besser zu ertragen gewesen.

Doch genauso schnell, wie er gekommen war, hatte sich der Winter verabschiedet, und nun lag ein erster Hauch von Frühling in der Luft. Karsten konnte es riechen, wenn er morgens das Auto aufschloss und seine Nase in den Wind hielt. Er konnte es an den Straßenrändern sehen, wo die ersten Krokusse die Köpfe aus der Erde reckten und mit bunten Tupfen die harte Wintererde durchbrachen. Und noch immer war er seltsam unschlüssig, konnte selbst nicht begreifen, was ihn davon abhielt, sich zu entscheiden. Vielleicht war es die Beziehung mit Peter, die ihn zögern ließ, vielleicht war es das Wissen, dass er sich in den letzten Jahren in seiner Einsamkeit eingerichtet hatte, die ja eigentlich gar keine Einsamkeit war, sondern einfach nur ein Alleinsein, mit dem er gut klarkam, das ihn nicht weiter gestört hatte.

„He, träumst du?"

Romans Frage riss ihn aus seinen Überlegungen, und er raffte sich auf, suchte Unterhose, Socken und Hemd. „Nein. Ich hab nur keine Lust, zur Arbeit zu gehen."

„Dann bleib hier. Ich habe heute einen freien Tag."

„Sehr verführerisch, aber …" Er schüttelte den Kopf. „Zu viele Termine."

„Sehen wir uns heute Abend?" Roman machte es sich genüsslich unter der Bettdecke bequem und beobachtete, wie Karsten sich anzog. „Wir könnten was essen gehen, es gibt da einen neuen Japaner, der richtig gut sein soll."

„Ich melde mich", erwiderte Karsten vage, übersah geflissentlich die Enttäuschung in Romans Gesicht.

Es war alles zu viel, es ging so schnell, dass ihm regelrecht schwindelig wurde. Abgesehen vom Wochenende in Rom und Schlittschuhlaufen auf dem See waren da Kneipenbesuche und Spieleabende mit Jörg und Christian gewesen, sie hatten zusammen gekocht und waren samstags zum Shoppen in die Stadt gegangen, hatten sich ein Eishockeyspiel der Kölner Haie angesehen. Je dichter die Menschenmassen, desto wohler schien Roman sich zu fühlen.

Roman hatte ihn mit Geocaching bekannt gemacht, einer modernen Form der Schnitzeljagd, bei der man mittels Smartphone und GPS-Daten auf Schatzsuche ging. Er hatte ihn gezwungen, in einer Kletterhalle eine senkrechte Wand emporzuklettern und mit ihm schwimmen zu gehen. Sogar auf die Green Komm, ein schwules Party-Event, hatte Karsten sich mitschleifen lassen, auch wenn Roman am nächsten Tag einsehen musste, dass er damit ein Stück über das Ziel hinausgeschossen war. All diese durchtrainierten Körper, diese aufgedrehte, zur Schau gestellte Jugendlichkeit, die viel zu laute Musik. Karsten fühlte sich unzureichend, verunsichert, fehl am Platze. Er gehörte dort nicht hin, hatte die zunehmende Ekstase aus den Schatten heraus beobachtet und war morgens um zehn Uhr völlig erschöpft ins Bett gefallen. Immerhin – Karsten hatte gelernt, dass Roman jemand war, der jede freie Minute mit Aktivitäten ausfüllte. „Ich habe nur dieses eine Leben“, hatte er erklärt. „Warum sollte ich es verplempern?“ Und Karsten hatten Zweifel befallen. Romans Lebensrhythmus ließ ihm kaum Zeit zum Atemholen, zum Nachdenken.

Oder war es eine Frage des Alters? Vielleicht war die Tatsache, dass Roman knapp zehn Jahre jünger war, ein Grund für die Überforderung, die Karsten empfand. Er redete sich gerne ein, dass er sich mit Anfang dreißig auch noch ausgetobt hatte, nächtelang um die Häuser gezogen war, und jetzt einfach nur andere Prioritäten hatte. Aber das war Unsinn. Es entsprach nicht der Realität. Auch früher war er nicht zu After-hour-Partys gegangen, hatte einen Abend zu Hause schon immer der Welt da draußen vorgezogen. Sein unstetes Leben in den Jahren zuvor, die immer neuen Städte, die immer neuen Jobs, hatten ihn sein Zuhause als Rückzugsort begreifen lassen, als Fluchtburg, die es zu verteidigen galt. Er liebte die Langsamkeit, das Nichtstun, schon allein deshalb, weil sein Beruf ihm selten die Zeit dazu ließ. Er brauchte den Müßiggang nach einem anstrengenden Arbeitstag, um sein seelisches Gleichgewicht zu halten. Würde er all das nicht verlieren, wenn er sich in eine Beziehung mit Roman wagte?

Vielleicht wäre es auch schön, wieder einen Abend für sich zu haben, ein Buch zu lesen oder sich einfach durchs Fernsehprogramm zu zappen, bei einer Kochshow oder einem Polittalk hängenzubleiben und sich über die Phrasen der Politiker zu ärgern. Das hatte er gerne gemacht, bevor er Roman traf, und irgendwie vermisste er diese Verschwendung seiner Zeit. Dann war da noch die Steuererklärung, die auf ihn wartete, und seinem kleinen Neffen hatte er einen weiteren Zoobesuch versprochen, Angelikas Einverständnis vorausgesetzt. Der Junge war beim letzten Mal ganz vernarrt in die Pinguine gewesen. Ein paar Tage ohne Roman würden ihm, Karsten, guttun, er könnte wieder zu sich finden. Vielleicht war er wirklich noch nicht zu einer neuen Beziehung bereit. Vielleicht hatte ihn das lange Alleinsein auch beziehungsunfähig gemacht, nicht mehr imstande, nicht mehr willens, Kompromisse zu schließen. Und überhaupt: Sushi mochte er sowieso nicht.

Der Vormittag war vollgepackt mit Terminen. Personalbesprechungen, Telefonate: Eine Möbelfirma suchte händeringend Zusatzkräfte für die Messe am Monatsende und hatte Zeitarbeiter angefragt. Dann noch all die E-Mails und die Erstellung einer Präsentation mit Geschäftszahlen für die Zentrale in Karlsruhe. Gegen Mittag aß Karsten eine Kleinigkeit beim Thailänder um die Ecke, und dann setzte er sich in den Wagen, um einen Außentermin wahrzunehmen. Bei einem Vertragspartner, einem Autozulieferer, hatte es in letzter Zeit Schwierigkeiten mit dem Leihpersonal gegeben, ein Problem, das seit Wochen an ihm nagte, ohne dass er zu einer Lösung gekommen war. Die Produktions- und Abteilungsleiter waren unzugänglich, wenig fantasievoll, besaßen keine Entscheidungskompetenzen. Jetzt, endlich, hatte er einen Termin beim Personalchef des Unternehmens erhalten. Vielleicht konnte man im Gespräch unter vier Augen Fortschritte erzielen.

Die tiefstehende Sonne gewann im Laufe des Tages tatsächlich an Kraft. Die Leute begrüßten sie wie einen verloren geglaubten Freund, und als Karsten den Wagen durch die Stadt lenkte, vorbei an den Einkaufsstraßen mit ihren Modeläden, Schuhgeschäften, Buchhandlungen und Eiscafés, blickte er neidisch auf die Menschen, die den kühlen Temperaturen einen ersten Kaffee im Freien abtrotzten, als wollten sie, eingehüllt in Decken und Jacken, den Frühling herbeizwingen: zwei junge Frauen, die demonstrativ ihre Sonnenbrillen aufgesetzt hatten und vor einem Taschenspiegel lachend Lippenstiftfarben ausprobierten; ein Mann, vielleicht Ende sechzig, dessen Kopf nur dann hinter der Zeitung auftauchte, wenn er an seinem Espresso nippte.

Er sah Roman erst, als er schon fast an dem Café vorbeigefahren war. Eigentlich war er nur auf ihn aufmerksam geworden, weil ihm der Hund zu seinen Füßen so bekannt vorgekommen war, ein junger irischer Setter, noch nicht ganz ausgewachsen, der verspielt und um Zuneigung bettelnd an Romans Bein emporsprang. Das konnte nur Buddy sein. Erst anschließend hatte er Romans markante Gesichtszüge registriert, die schwarzen Haare, deren Locken mit Gel gebändigt wurden, den dunklen Dreitagebart, diese unwiderstehlichen Segelohren. Er packte gerade ein Stück Zucker aus und rührte in einer großen, weißen Tasse. Karsten war kurz davor, auf die Hupe zu drücken und auf sich aufmerksam zu machen, als er den anderen Mann am Tisch bemerkte.

Die Eifersucht, die wie eine unerwartete Windbö über ihn hinwegfegte und ihn buchstäblich nach Luft schnappen ließ, machte ihn fassungslos. Ein Schock, der ihm wie ein Schlag aus der Steckdose in die Glieder fuhr. Mit was für einem Fettsack, was für einer unförmigen Qualle sich Roman abgab! Nein, nein, nein! Diese schwabbelige Gestalt mit einer Haut, die so bleich schimmerte, als wäre sie wie ein Sommeranzug zu Beginn des Herbstes in den Kleiderschrank verbannt worden und nun nach Monaten zum ersten Mal wieder an der frischen Luft! Der Mann besaß ausgeprägte Geheimratsecken und trug eine dunkle Hornbrille, fläzte sich auf seinem Stuhl und ließ den Blick gelangweilt über die Nachbartische streifen, während Roman in seiner typischen, so liebenswerten Art wild gestikulierend auf ihn einredete. Die Vorstellung, ihn zu verlieren, war plötzlich mehr, als Karsten ertragen konnte. Wie hatte er sich nur unsicher sein können, ob er wirklich bereit war für eine Beziehung? Zum Teufel mit der Sehnsucht nach Ruhe, zum Teufel mit seiner Bequemlichkeit! Der Gedanke, am Morgen aufzuwachen und nicht mehr Romans drahtigen Körper neben sich zu spüren, nicht mehr seinen milchig-säuerlichen Atem zu riechen, war auf einmal unerträglich.

Die nächsten Momente waren reiner Instinkt, nichts davon geplant oder durchdacht, als hätte sich Karstens Verstand zeitweilig verabschiedet. Er ließ den Wagen mit laufendem Motor am Straßenrand stehen und scherte sich nicht um die hupenden Autos, die Insassen der Fahrzeuge, die ihm einen Vogel zeigten. Hastig schlug er die Tür hinter sich zu und rannte die wenigen Meter zum Café zurück. Sollten die Leute doch denken, was sie wollten!

„Das kannst du nicht machen, Roman!“, keuchte er und hielt sich die Seiten. „Bitte! Es war dumm von mir, so lange zu zögern! Ich will mit dir zusammen sein!“

„Karsten!“, sagte Roman erstaunt, als hätte er nicht gehört. „Wo kommst du denn her? … Ähm, was? Buddy, mach endlich Platz!“

Karsten klopfte dem Hund, der schwanzwedelnd um ihn herumsprang, den Rücken. „Ich will nicht, dass du dich von mir trennst. Ich hab dich im Vorbeifahren gesehen, zusammen mit diesem …“ Er würdigte den anderen Mann keines Blickes. „Tu mir das nicht an!“ Leise und auf seine Schuhspitzen starrend fügte er hinzu: „Ich habe so lange auf dich gewartet … aber das … das ist mir gerade erst klargeworden. Es tut mir leid.“

„Ich verstehe kein Wort“, sagte Roman verwirrt. „Wieso trennen?“ Sein Blick wanderte von Karsten zu dem anderen Mann und zurück. „Oh …“ Sein Mund verzog sich zu einem Grinsen. „Du denkst, dass ich …“ Er unterdrückte ein Lachen. „Hubert, darf ich dir Karsten vorstellen? Ich glaube, seit eben ist er mein Freund. Mein fester Freund. Und Karsten, das ist Hubert. Wir kennen uns seit unserer Schulzeit, und hin und wieder treffen wir uns auf einen Kaffee oder zum Essen. Er ist für einen Nachmittag beruflich in der Stadt.“

„Ach du Scheiße“, brachte Karsten heraus, und die Peinlichkeit der Situation ließ ihn feuerrot werden. „Ich hab angenommen … o Mann.“

Hubert ergriff die Hand, die ihm zögernd entgegengestreckt wurde. „Schön, dich kennenzulernen“, erklärte er mit einem boshaften Grinsen. „Filmreife Szene. Ehrlich. So erniedrigend. Hätte ich nicht besser schreiben können.“

„Hubert ist Schriftsteller“, klärte Roman Karsten auf. „Kein besonders erfolgreicher, aber immerhin.“

„Entschuldigung? Mein Debütroman war immerhin auf der Spiegel-Bestsellerliste.“

„Und die drei Romane danach waren Flops.“

Hubert sah verstimmt aus. „Du bist der Einzige, der mir das ins Gesicht sagen darf, Roman." Zu Karsten gewandt schob er hinterher: „Aber er hat recht. Im Grunde bin ich eine gescheiterte Existenz." Es hörte sich nicht so an, als glaubte er tatsächlich, was er sagte, und Karsten hatte keine Ahnung, was er darauf antworten sollte.

Hubert drehte den Kopf und schaute in die Richtung, aus der Karsten gekommen war. „Fährst du einen blauen Audi?", fragte er.

„Ähm … ja, wieso?"

„Weil der gerade von der Polizei ins Visier genommen wird. Ich glaube, das wird teuer."

„Scheiße!", fluchte Karsten und begann, zum Wagen zurückzurennen.

„Wenn das gerade ein Antrag war", rief ihm Roman hinterher, „dann lautet die Antwort ‚ja'!"

„Ich kann es nicht finden! Es ist weg!"

Zornig tritt Karsten gegen den durchwühlten Karton mit aussortierten Büchern, der auf dem Speicher lagert, zusammen mit all den anderen Alltagsgegenständen, die im Laufe der Zeit kaputtgegangen sind oder ihre Dienstbarkeit überdauert haben und die sie dort in einer Ecke, abseits des Gästebetts, deponiert haben: Da ist der zerbeulte Rahmen eines Fahrrads, mit dem Roman vor Jahren einen Unfall gebaut hat, ein Paar Federballschläger mit zerschlissenen Griffen, verstaubte Fotoalben, einige defekte Küchengeräte.

„Was kannst du nicht finden?" Roman fragt, obwohl er weiß, dass Karsten keine Antwort formulieren kann. Was immer „es" auch sein mag, es wird ewig unbenannt bleiben. Sein Freund sieht sich händeringend um und murmelt unverständliche Worte; seine Verzweiflung ist fast greifbar, er ist zu einem Getriebenen seiner Unzulänglichkeit geworden. Schließlich lässt er sich auf den Sessel fallen, den sie ausgemustert haben, weil die Sitzfläche von einem Rotweinfleck verschandelt und eine Armlehne abgebrochen ist.

„Mach es raus aus meinem Kopf", sagt er kläglich.

Roman kniet sich vor ihn und hält seine Hände. „Wenn ich es könnte, würde ich es tun."

„Ehrlich?"

„Ehrlich."

Beide schweigen und starren aus dem Taubenschlag, durch den sie ein Stück Himmel sehen können.

„Soll ich dir eine Geschichte vorlesen?“

„Welche Geschichte?“

„Spielt keine Rolle. Du kannst dir eine aussuchen.“

„Was steht denn zur Auswahl?“

Roman greift in den Karton und zieht die zwei obersten Bücher heraus. „Ein Krimi von Henning Mankell“, sagt er. „Oder ...“ Er wendet den Umschlag und überfliegt den Text auf der Rückseite. „Ein Märchen über einen bösen Drachen und einen mächtigen Zauberer, die das Land Zork unterworfen haben.“

„Was für ein Land?“

„Zork.“ Roman runzelt die Stirn. „Jetzt erinnere ich mich wieder! Marvin hat das Buch vor Jahren angeschleppt, als er seine Harry-Potter-Phase hatte. Wir haben noch in der alten Wohnung gewohnt, in der Innenstadt, und Marvin hat das ganze Wochenende versucht, Buddy mit einem selbstgebastelten Zauberstab in ein Kaninchen zu verwandeln.“

Karsten sieht ihn verständnislos an.

„Du erinnerst dich nicht? Ich bin zu dir gezogen, weil meine Wohnung so klein und deine so groß war. Nachdem wir uns ungefähr zwei Monate kannten.“

„Ich ...“ Karsten fährt nervös mit den Händen über seine Hose. Es muss etwas anderes sein, was ihn beunruhigt. Nicht immer weiß Roman seine Erinnerungslücken zu deuten.

„Wer ist Buddy?“, fragt Karsten schließlich.

„Oh, das ... ich dachte, wenigstens an ihn könntest du dich erinnern“, sagt Roman leise. „Er ... er war unser Hund. Er ist überfahren worden, kurz nachdem wir hierhergezogen sind.“

„Mein Gedächtnis ist wie ein Sieb“, erwidert Karsten plötzlich müde. „Es bleiben nur noch die großen Sachen drin hängen.“

„Aber Buddy war eine große Sache! Er war … eben unser Hund! Rotbraunes Fell, eins von seinen Schlappohren war kürzer als das andere, und er hat immer die Küchenstühle angenagt. Nein?“

Karsten schweigt, als wüsste er, dass jedes weitere Wort alles nur noch schlimmer macht.

„Aber wenn du Buddy vergessen kannst“, sagt Roman langsam mehr zu sich selbst, „dann … dann wirst du dich vielleicht eines Tages auch nicht mehr an mich erinnern! An uns!“

Die Erkenntnis verschlägt ihm beinahe die Sprache, und er muss an sich halten, um nicht aufzuspringen und Karsten allein auf dem Speicher zurückzulassen. Egal, wie viel Wissen Roman sich in den letzten Jahren über die Alzheimer-Krankheit angeeignet hat, wie viele Gespräche er geführt und wie viel Fachliteratur er auch gelesen hat – manchmal liegen Theorie und Praxis meilenweit voneinander entfernt. Es ist schlimm genug, Karstens schwindendes Gedächtnis Tag für Tag zu beobachten und sich mit all den Unwägbarkeiten abzustrampeln, die seine stetig kleiner werdende Welt mit sich bringt. Aber in nicht allzu ferner Zukunft vielleicht selber vergessen zu werden: Diese Möglichkeit hat er noch nie in Betracht gezogen.

„Roman?“ Karstens Hand tastet sich vorsichtig an ihn heran und bleibt auf seinem Oberschenkel liegen.

„Was ist?“

„Ich will dir keinen Kummer bereiten.“

Roman schießen plötzlich die Tränen in die Augen, und Karsten klopft ihm verlegen auf die Schulter, während sich sein Freund in seinem Schoß ausheult.

Lange Zeit verharren sie so, bis Roman sich beruhigt hat und sie beide nur noch das Atmen und den Herzschlag des anderen hören. Im Fenster des Speichers verrutscht das Blau des Tages zu einem schmierigen Grau, das sich an den Rändern immer dunkler färbt.

„Kann ich mir immer noch eine Geschichte wünschen?“, fragt Karsten schließlich.

Roman wischt mit den Händen durch sein Gesicht und räuspert sich. „Natürlich“, sagt er.

„Dann erzähl mir von uns.“

„Von uns? Keine Märchen mehr?“

„Nein. Unsere Geschichte.“

Trotz seiner Traurigkeit muss Roman lächeln. Unsere Geschichte. Etwas Großes, etwas von Bedeutung. „Ich bin schon dabei“, sagt er.

Tom und Roman suchen im Schuppen hinter dem Haus die Kartons, in denen die Lampions und Girlanden verpackt sind. Roman ist sicher, dass er sie irgendwo zwischen den Gartengeräten, dem Rasenmäher, verdreckten Gummistiefeln, alten Blumenkübeln und dem Grill verstaut hat. Aber es ist lange her, dass sie den Partyschmuck verwendet haben; erst, als ihre Hände vom Staub und Schmutz ganz schwarz sind, findet er die Sachen in der hintersten Ecke unter einem Stapel alter, zerlesener Zeitschriften.

„Wie viele Leute werden eigentlich heute kommen?“, fragt Tom und schiebt mit dem Fuß den Rechen beiseite, mit dem Karsten noch im Frühjahr das Laub zusammengekehrt hat. Es kommt Roman wie gestern vor.

„Um ehrlich zu sein, ich habe ein wenig den Überblick verloren.“ Der Staub kribbelt in seiner Nase, und er muss niesen. „Ich hab alle eingeladen, die mir einfielen. Vielleicht zwanzig oder dreißig?“

Ächzend zerren sie die Kartons ins Freie und breiten den Inhalt auf dem Rasen aus. Lichterketten mit kleinen LED-Lampen, papierne Laternen mit einem runden, lachenden Mondgesicht, farbenfrohe Wimpel. Große Fackeln, die man in die Erde stecken kann; sogar eine Schachtel mit bunten Luftballons.

„Das sind bestimmt hundert Stück“, sagt Tom entsetzt. „Müssen wir die etwa alle aufblasen?“

„Quatsch. Ich hab doch hier irgendwo noch …“ Roman kramt erneut in den Regalen und kehrt schließlich mit einem Aufblasgerät zurück, das er an die Steckdose im Geräteschuppen anschließt. „Ich glaube, Sandra und Rita haben uns das Ding geliehen, als wir geheiratet haben. Und wir haben vergessen, es zurückzugeben. Du musst nur das Mundstück des Ballons hier drüberstülpen und dann den Regler aufdrehen.“ Er demonstriert es mit einem roten Ballon, der sich in Windeseile mit Luft füllt und dann mit einem lauten Knall platzt. „Okay, und du musst den Ballon rechtzeitig abnehmen und verknoten“, fügt er hinzu.

Tom lacht und macht sich an die Arbeit, während Roman das Knäuel der Lichterketten entwirrt. Die Sonne steht fast im Zenit. Tom entledigt sich seines T-Shirts, und Roman bemüht sich, den muskulösen, tätowierten Oberkörper zu ignorieren. Trotzdem kann er den Gedanken nicht verscheuchen, wie es wäre mit Tom … Er bräuchte nur die Hand auszustrecken. Es ist lange her, dass er Sex hatte, viel zu lange. Aber der Junge ist der Freund von Marvin, und sogar in Romans Fantasie hat die ganze Sache den faden Beigeschmack von Inzest.

„Kann ich dich was fragen, Mann?“ Toms Stimme lässt ihn zusammenfahren. Er fühlt sich ertappt und wendet sich ab, um zu verbergen, wie ihm die Schamesröte ins Gesicht steigt.

„Klar“, brummt er.

„Bist du sicher, dass du das Richtige tust?“

Die Frage trifft Roman völlig unvermittelt, und sie kommt von jemandem, von dem er es nicht erwartet hat. Eher hätte er Hubert zugetraut, eine solche Frage zu stellen, oder Sandra. Hubert denkt immer negativ, und Sandra ist auf Introspektion abonniert; sie hat einen Beruf daraus gemacht, anderer Leute Seelen zu durchleuchten. Ihr hätte Roman auch eine kluge, durchdachte und einleuchtende Antwort geben können, mit Argumenten gespickt, wie er sie sich seit Wochen oder sogar Monaten zurechtgelegt hat. Aber aus Toms Mund klingt diese Frage so unschuldig, dass er nicht anders kann, als ehrlich zu bleiben.

„Nein", sagt er mit belegter Stimme und schüttelt den Kopf. „Ich bin mir nicht sicher. Aber ich weiß nicht, was ich sonst tun soll."

Tom kratzt sich am Kopf. „Also, wenn Marvin an Karstens Stelle wäre und ich an deiner, dann …"

„So ist es aber nicht! Niemand ist an meiner Stelle, und du hast keine Ahnung, wovon du sprichst!"

„Bleib cool, Alter", beschwichtigt Tom und zündet sich eine Zigarette an. „Ich wollte nur …"

„Schon gut." Roman atmet tief durch. Tom hat es nicht so gemeint. Im Grunde ist er noch ein Kind, er weiß nicht, was er sagt. „Kannst du mal nachsehen, ob im Schuppen irgendwo ein Sack mit Holzkohle herumliegt? Wir wollen heute Abend noch grillen."

Toms Suche gibt ihm die Möglichkeit, sich zu sammeln. Er war nicht darauf vorbereitet, wie sehr ihn die Frage aus der Fassung bringt. Dabei steht die Entscheidung seit Wochen fest. Es ist also nicht so, dass er keine Muße gehabt hätte, darüber nachzudenken. Im Gegenteil, er hat in letzter Zeit an kaum etwas anderes gedacht. Jedes Mal, wenn er Karsten ansieht, fragt er sich, wie er es aushalten soll, ihn nicht mehr ständig um sich zu haben. Wie er damit leben soll, die Verantwortung für Karsten abzugeben. Wenn er nachts nicht schlafen kann und die Decke anstarrt, drehen sich seine Gedanken im Kreis, bis ihm der Kopf wehtut. Dann kommt er sich vor wie ein Verräter, ein gefühlskalter Egoist, ein Arschloch. Aber die Wahrheit ist, dass er tatsächlich keinen anderen Ausweg weiß. Immer wieder hat er sich das Hirn zermartert, aber letztendlich kommt er einfach zu keiner anderen Lösung. Und dann gibt es diesen anderen Teil von ihm, das wahre Gesicht von Oscar Wildes Dorian Gray: die Fratze im Spiegelbild. Dieser Teil kann es nicht abwarten, bis Karsten aus dem Haus ist. Er wird drei Kreuze schlagen, wenn jemand anders sich um ihn kümmert und ihm die Last von den Schultern nimmt; er wird erleichtert aufatmen. Diesen Teil von sich betrachtet er nur höchst ungern, weil er ihn abscheulich findet. Und er macht ihn auch zu einem Arschloch. Wie Roman es dreht und wendet, er ist immer der Böse. Und er weiß nicht, wie er damit leben soll.

Das Klappern der Hintertür im Haus erlöst ihn von seinen düsteren Gedanken. Marvin läuft mit einem verstörten Gesicht auf ihn zu. „Kannst du mal eben kommen? Er wollte nur kurz auf die Toilette gehen, ehrlich! Ich hab doch nicht gewusst …"

„Was?", fragt Roman. Mit schnellen Schritten eilt er zurück ins Haus und steht gleich darauf vor der verschlossenen Tür des Gäste-WCs im Flur neben dem Hauseingang. „Karsten? Alles in Ordnung bei dir?"

„Das … Dings lässt sich nicht aufmachen!" Die Stimme seines Freundes klingt aufgebracht. „Lass mich gefälligst wieder raus!" Dann rüttelt er heftig an der Tür.

„Nicht!", sagt Roman durchs Schlüsselloch. „Nicht aufregen! Alles wird gut." Karsten darf nicht in Panik geraten, sonst wird alles nur noch schlimmer. Schon früher hat er an Klaustrophobie gelitten. Wenn sich jetzt die Furcht vor engen Räumen mit der Verwirrung darüber verbindet, weshalb er das kleine Bad nicht verlassen kann, wird seine Angst noch größer werden. „Kannst du den Schlüssel herumdrehen?"

Von der Innenseite der Tür wird der Schlüssel ein paarmal hin und her gedreht, dann wird die Klinke heruntergedrückt, aber die Tür bleibt verschlossen. „Lass mich hier raus!“, brüllt Karsten und hämmert gegen die Tür.

„Nach rechts drehen, nicht nach links!“, mischt sich Marvin ein.

„Wer spricht da?“, fragt Karsten wütend.

„Das hat keinen Sinn“, erklärt Roman leise. „Das ist zu schwierig.“

„Und was machen wir jetzt?“ Marvin sieht ihn ratlos an.

In diesem Moment gibt es einen heftigen Rums und die Tür erzittert im Rahmen. „Nicht!“, ruft Roman erneut. Im Badezimmer ist es plötzlich still, und dann hört man ein leises Schluchzen durch das Schlüsselloch. „Karsten, bitte!“, fleht ihn Roman an. „Du musst ruhig bleiben. Wir holen dich da raus.“ Marvin sieht ihn mit großen Augen an.

Auch Tom ist mittlerweile bei ihnen. „Ich könnte versuchen, die Tür einzutreten“, schlägt er vor.

„Quatsch! Karsten, siehst du das Badezimmerfenster?“, fragt Roman.

Das Schluchzen hört auf. „Natürlich“, erhält er nach einem Moment zur Antwort. Karsten klingt sogar ein klein wenig indigniert, was Roman als gutes Zeichen wertet. „Meine Schulter tut weh.“

„Um deine Schulter kümmern wir uns gleich. Kannst du das Fenster öffnen?“

Im Flur hört man, wie sich Karsten am Fenster zu schaffen macht. „Und jetzt?“, fragt er.

„Augenblick“, sagt Roman. Er läuft in die Küche, holt die kleine Trittleiter aus der Ecke und stellt sie vor dem Haus unter das Badezimmerfenster. Dann zwängt er sich durch das schmale Fenster ins Gäste-WC. Karsten sitzt auf dem Fußboden und reibt sich die schmerzende linke Seite. Roman hockt sich zu ihm und nimmt ihn in den Arm. „Alles okay?“, flüstert er.

Karsten schüttelt den Kopf. „Nichts ist okay“, murmelt er. „Gar nichts.“

Beginn Video / Marvin und Tom

Romans Stimme aus dem Off: „Ihr könnt jetzt anfangen. Band läuft."

Marvin: „Okay ... hallo, Onkel Karsten, wir sind's, Marvin und Tom!"

Tom: „Du sagst sonst nie ‚Onkel' zu ihm, Hasi."

Marvin: „Stimmt. Blöd. Also, noch mal ... Mann, musst du mich unbedingt ‚Hasi' nennen, so vor laufender Kamera? (räuspert sich) Hallo, Karsten. Ich bin Marvin, dein Neffe, und das ist Tom, mein Freund."

(Pause)

Romans Stimme: „Weiter! Einfach drauflos reden."

Marvin: „Ich komm mir so blöd vor."

Tom: „He, denk einfach dran, dass der Karsten nicht so gut drauf ist und deine Hilfe braucht."

Marvin: „Wie soll ich ihm denn damit helfen?"

Romans Stimme: „Das hab ich euch doch schon erklärt!"

Marvin: „Schon gut, schon gut ... also ... ähm ... (zu Tom) Das ist so krass! Mir fällt gerade nichts ein."

Tom: „Soll ich?"

Marvin (entschlossen): „Nein. Ich mach schon, sorry. (sieht in die Kamera) Okay ... was ich dir sagen wollte, Karsten ... vor drei Jahren, als ich mein Coming-out hatte, da war es klasse, als Roman und du für mich da wart, obwohl ihr schon selber genug Probleme hattet mit deiner Diagnose und so. Aber ich hätte das bestimmt nicht alleine auf die Reihe gekriegt. Ich meine ... ihr wart ja eigentlich immer für mich da, wenn meine Mutter rumgezickt hat ... und ich hab mich immer auf die Besuche und die Wochenenden bei euch gefreut, auch, als ich noch klein war, weil ... es war immer so cool bei euch ... so anders als zu Hause. Kein Stress und so. Ihr ... ihr habt mich immer ernst genommen ... und ihr habt mir vorgelebt, dass Schwulsein ganz normal ist. Deshalb war es dann auch okay, als ich das von mir selber wusste ... (zu Roman) Weißt du noch, wie ich euch das erzählt habe?"

Romans Stimme: „Ja. Aber erzähl es Karsten noch mal. Er weiß es vielleicht nicht mehr."

Marvin: „Na ja, das war irgendwann an einem Samstagabend, da war ich gerade sechzehn und hab euch übers Wochenende besucht. Ich bin schon am Freitag gekommen und war nicht besonders gut drauf. Weil mir einiges durch den Kopf gegangen ist und so ... war 'ne schwierige Zeit. Jetzt erinnere ich mich auch wieder: Roman hatte an dem Abend Lasagne gemacht. Hatte ich total vergessen. (zu Roman) Hab ich dir das schon mal gesagt, dass du die beste Lasagne machst, die ich kenne?"

Tom: „Du musst in die Kamera gucken!"

Marvin: „Ach so, ja ... Also, wir haben zusammen ‚Wetten, dass...?' gesehen, da war noch der Gottschalk Moderator. Eigentlich wolltet ihr mit mir ins Kino, aber draußen hatte es geschifft ohne Ende und ich hatte auch keinen Bock, weil ... ich wollte eben schon den ganzen Tag mit euch reden und euch sagen, was Sache ist, aber ich wusste nicht, wie. Das war irgendwie total schwer, trotz allem, ich meine, obwohl ihr ja nun auch schwul seid und so ... Einer von den Gästen war dieser Modefritze, Karl Lagerfeld, der war wirklich krass, und als der dann den ganzen Stuss gelallt hat, da ist es mir dann einfach so rausgerutscht, und ich hab gesagt, dass ich trotzdem nicht so bin wie der. Nicht so ... tuntig und überdreht. Und da war dann erst mal großes Schweigen ... ich glaub, du hast im ersten Moment gedacht, du hättest dich verhört, Karsten. Roman hat dann die Glotze abgeschaltet, und du hast gesagt: ‚Was?', und ich hab gesagt: ‚Ich bin auch schwul. Aber nicht so wie der Lagerfeld. Mehr so wie ihr.' Und dann hast du gesagt: ‚Na, super. Angelika macht mir die Hölle heiß.' Hat sie ja dann auch ... Tut mir leid übrigens."

(Pause)

Romans Stimme: „Und weiter?"

Marvin: „Ach so ... Ihr wart echt cool, wirklich, Karsten. Du hast dir sofort im Internet die Adresse vom ‚Anyway', dem Jugendzentrum, rausgesucht, weil ich keine Ahnung hatte, wo ich Jungs in meinem Alter treffen kann und so. Wir haben dann den ganzen Abend darüber geredet, ob ich mir wirklich sicher bin und so. Das war echt süß. Ich kam mir vor, als wäre ich schwanger ... (lacht) ... Den Donnerstag drauf bin ich mit einer blöden Ausrede wieder von Aachen zu euch gekommen und hab Freitag die Schule geschwänzt und du bist dann mit mir zum ‚Anyway' gefahren, weil die donnerstags da immer den Jungs-Tag hatten. Du hast im Auto gewartet, bis ich zur Tür rein bin. Weiß ich noch genau. Ich war so aufgeregt! Aber irgendwie war's auch nicht so schlimm, weil ich ja wusste, dass ihr für mich da seid, wenn das im ‚Anyway' scheiße gewesen wäre. Gibt das irgendeinen Sinn?"

Romans Stimme: „Klar."

Tom: „Ich würde auch gerne noch ... ist das okay? Nur ganz kurz."

Romans Stimme: „Natürlich."

Tom: „Also ... Hallo noch mal, Karsten! Ich kenne dich ja noch nicht so lange, Mann, erst seit ich mit Marvin zusammen bin, also knapp drei Jahre ... und ... du weißt ja auch, dass ich nicht so der große Redner bin, aber ... ähm ... was ich dir sagen wollte: Ich pass auf den Kleinen hier auf, den Marvin. Kannst du sicher sein. Ich meine, du kannst das ja jetzt nicht mehr so gut, und ... he, mach dir keinen Kopf, okay?"

Marvin (zu Tom): „Was soll denn das jetzt? Nur weil du dickere Muckis hast als ich? Ich kann total gut alleine auf mich aufpassen! Das haben mir die beiden beigebracht."

Tom: „Ich meine doch nur ..."

Marvin (zu Roman): „Können wir jetzt aufhören? Ich muss dringend mal pinkeln!"

Romans Stimme (seufzend): „Ist gut. Na klar."

Marvin: „Wir kommen dich auch ganz oft besuchen, Karsten. Versprochen!"

Ende Video / Marvin und Tom

Verdammt! Wo war bloß der idiotische Schlüssel? Er war sicher, dass er ihn am Abend an das Holzbrett neben der Tür gehängt hatte, wo er und Roman immer ihre Schlüssel aufbewahrten. Der für den Keller, der für den Briefkasten, der für den Heizungsraum, alle waren an ihrem Platz, nur sein Schlüsselbund war verschwunden. Herrgott noch mal! Krampfhaft versuchte sich Karsten an den letzten Abend zu erinnern, an Handlungen, die so selbstverständlich waren, dass sie ihm eigentlich in Fleisch und Blut übergegangen sein mussten. Nach Dienstschluss hatte er das Auto vor dem

Haus geparkt, dann hatte er den Mülleimer vom Bürgersteig gerollt, wo ihn die Müllabfuhr nach der Leerung am Morgen mal wieder hatte stehen lassen – dabei hatte er sich schon telefonisch beschwert! War es denn wirklich zu viel verlangt, dass die Müllmänner die Tonne in den kleinen Unterstand zogen, den er erst vor einer Woche mit schnell wachsenden Lorbeerbüschen umpflanzt hatte? Kurz darauf war er joggen gewesen, wie beinahe jeden zweiten Abend, seit sie hier wohnten. Nur ein paar Meter, und er konnte zwischen Wiesen und Feldern laufen, viel besser, als seine Gelenke auf den Straßen und asphaltierten Bürgersteigen der Innenstadt zu malträtieren, so wie früher. Und dann … weg. Alles danach war in einem schwarzen Loch verschwunden. In letzter Zeit passierte es häufiger, dass er nicht bei der Sache war. Dann fühlte er sich, als hätte er seine Gedanken wie eine Schaufel voller Sand in die Wüste gekippt und stünde vor der aussichtslosen Aufgabe, sie wieder zusammenzusuchen.

Die nächste Erinnerung war der Krimi im Fernsehen, den er sich mit Roman nach der Tagesschau angesehen hatte, irgendetwas mit rumänischen Kinderprostituierten, die in einer leerstehenden Fabrikhalle wie Sklaven gehalten wurden. Dazwischen klaffte eine Lücke von einer Stunde, die er einfach nicht mit Ereignissen füllen konnte. Hatte er etwas gegessen? Hatte er telefoniert? Das Badezimmer benutzt? Es war, als hätte er sechzig Minuten reglos in einer Art Schwebezustand irgendwo zwischen den Feldern und dem Fernseher verbracht. Wahrscheinlich der Stress des Umzugs. Oder er war einfach nur urlaubsreif.

„Hast du meine Schlüssel gesehen?"

Roman kam die Treppe herunter, frisch aus der Dusche, barfuß, ein Handtuch verführerisch um die Hüften geschlungen. „Was machst du noch hier?", fragte er verwundert. „Müsstest du nicht längst im Büro sein?"

„Ich kann meine verdammten Schlüssel nicht finden."

„Hast du am Holzbrett nachgesehen?"
„Natürlich. Sie sind nicht da."
„Dann schau in der Küche nach. Vielleicht liegen sie auf dem Küchentisch." Roman pulte mit dem Zeigefinger das Wasser aus dem rechten Ohr. Diese Ohren! Noch immer bekam Karsten weiche Knie, wenn er sie betrachtete, auch nach so langer Zeit. Sieben Jahre! Karsten war ziemlich stolz auf sich gewesen, dass er im Januar an ihren Tag gedacht hatte. Nicht wie zwei Jahre zuvor, als er ihn vergessen und Roman einen ganzen Abend nicht mit ihm gesprochen hatte. Und noch immer durchfuhr ihn ein Glücksgefühl, wenn er darüber nachdachte, dass jemand wie Roman mit ihm zusammen sein wollte.
„Oder auf deinem Schreibtisch?", sagte sein Freund.
Karsten starrte ihn verständnislos an. „Was?"
„Deine Schlüssel. Was bist du so abwesend in letzter Zeit? Hast du auf dem Küchentisch oder dem Schreibtisch nachgesehen?"
„Ach so. Nein, aber wieso sollten sie auf dem Tisch in der Küche liegen?", fluchte er. „Ich hänge sie immer ans Holzbrett."
Roman ging auf ihn zu und drückte seinen feuchten Körper an Karstens. „Komm, wir ficken noch 'ne Runde. Wenn du sowieso zu spät bist, ist es doch egal … Und du hast mir versprochen, dass wir es in jedem Raum im Haus treiben, sobald wir eingezogen sind. Wir haben noch den Keller und den Speicher auf der Liste. Ach ja, und das Bad."
„Das Bad hatten wir doch vorgestern", ließ sich Karsten ablenken und grinste. Er strich Roman durch die dichten, lakritzschwarzen Haare. Ein paar graue waren in letzter Zeit dazugekommen, etwas, das Roman zu schaffen machte.
„Das Bad zählt nicht! Das war ein Quickie, hat noch nicht mal fünf Minuten gedauert – Autsch!"
„Was denn?"

„Irgendwas hat mich in den Oberschenkel gepikt.“ Roman angelte in Karstens Hosentasche und hielt ihm gleich darauf einen klimpernden Schlüsselbund vor die Nase. „Ich glaube, du wirst alt, Brummbär.“

„Du sollst das nicht sagen. Dann fühle ich mich dick.“

„Du bist nicht dick.“

„Aber Brummbär hört sich dick an.“ Karsten nahm Roman den Schlüssel ab, schüttelte den Kopf und streifte sein Jackett über. „Kann etwas länger dauern heute Abend. Ich muss noch zu einem Meeting.“

„Nicht so tragisch. Ich hab sowieso Spätschicht.“

Beim Gehen blieb er mit dem Fuß an dem Kissen hängen, das in der Ecke auf dem Boden lag. Sie hatten es noch nicht über sich gebracht, es wegzuräumen. Buddys Lieblingsplatz neben der Lampe. Hierher hatte sich der Hund zum Schlafen und Dösen zurückgezogen, weil er von dort einen guten Überblick hatte. Ein paar Haare auf dem Kissen und ein paar zernagte Spielbälle waren alles, was von ihm zurückgeblieben war.

„Er fehlt mir“, sagte Karsten wehmütig.

„Ja. Mir auch.“

„Vielleicht sollten wir uns einen neuen Hund zulegen … irgendwann?“

„Irgendwann.“

Er nickte, drückte Roman einen flüchtigen Kuss auf die Lippen und verließ das Haus. Buddys Tod war seine Schuld. Wieso bloß hatte er den Stock Richtung Straße geworfen?

Es war alles so schnell gegangen. Der Hund war schwanzwedelnd hinter dem Stock hergejagt, dann das Quietschen von Bremsen, ein kurzes Aufjaulen und … Stille. Bis die Fahrerin des Autos die Tür aufriss und anfing zu schreien. Karsten erinnerte sich nicht einmal mehr daran, dass er den Arm gehoben und den Stock geworfen hatte. Wie war das nur möglich? Aber es nutzte nichts, über solche Dinge zu grübeln. Es war passiert. Ein Missgeschick, ein Unfall. Nur gut, dass Buddy nicht hatte leiden müssen. Dass ihn der Aufprall sofort getötet hatte. Trotzdem … Roman hatte geheult wie ein kleines Kind, war tagelang untröstlich gewesen, und er selbst hatte sich beschissen gefühlt. Sie hatten ihn hinten im Garten beerdigt. Er, Karsten, hatte Sonnenblumen auf das Grab gesät. Im Sommer würden die großen gelben Blüten sie an Buddy erinnern.

Karsten sah auf die Armbanduhr. Wenn er sich beeilte und es auf der Umgehungsstraße Richtung Innenstadt keinen Stau gab, würde er seinen ersten Termin vielleicht gerade noch einhalten können. Er fuhr durch die Vorstadtsiedlung, in der sie seit drei Wochen zu Hause waren. Der Weg zur Arbeit war noch immer ungewohnt: Die Straßen mit Bäumen bepflanzt, verwirrend viele kleine und mittelgroße Eigenheime mit Grünflächen, auf denen jetzt im Frühjahr Krokusse und die ersten Narzissen blühten. Welch ein Gegensatz zu ihrem ersten gemeinsamen Zuhause, der Mietwohnung in dem hässlichen Fünfziger-Jahre-Bau, die zu groß für ihn alleine gewesen und in die Roman dann mit eingezogen war. Jahrelang hatten sie im Schlafzimmer das Klingeln der Straßenbahn und den Fernseher der Nachbarn gehört und nachts das besoffene Grölen der Punks am Kiosk an der Ecke. Bis sie endlich dieses Haus am Stadtrand gefunden hatten, weit außerhalb, sicherlich, aber halbwegs erschwinglich und mit einem Garten. Ein Haus, das ihnen gehörte – wenn sie irgendwann einmal die Hypotheken abbezahlt haben würden – und in dem sie zusammen alt werden konnten. Karsten fand das einen schönen Gedanken. Roman belächelte ihn zwar, aber Karsten hatte ihm klargemacht, dass man in seinem Alter, wenn man auf die fünfzig zuging, an so etwas dachte.

Am Ende der Siedlung ein Kindergarten, ein Sportzentrum mit Tennisanlagen und Fußballplatz, daneben ein Supermarkt mit einem Parkplatz, auf dem man Woodstock wiederaufleben lassen könnte. Sämtliche Straßen waren verkehrsberuhigt, überall Tempo-30-Zonen, Stoppschilder und Blitzgeräte. Karsten knipste das Radio an. Der Oldie-Sender, den er programmiert hatte, spielte gerade *Nutbush City Limits*. Karsten summte ein paar Takte zusammen mit Tina Turner und grinste in sich hinein. Im Grunde war er mit siebenundvierzig Jahren dort angekommen, wo er mit zwanzig nie hatte sein wollen: in dem geordneten, erfolgreichen Leben, das seine Eltern von ihm erwartet hatten. Nur dass er ihren Traum ohne Frau und Kinder, dafür aber mit einem Mann verwirklicht hatte. Was sie wohl dazu sagen würden? Er hatte nie ein besonders enges Verhältnis zu ihnen gehabt. Zu viele unterschiedliche Ansichten, zu unterschiedliche Charaktere. Dabei hatte er zumindest als Kind eine Zeit lang zu seinem Vater aufgeblickt, hatte ihn bewundert. Erst später empfand er seine Gegenwart als unangenehm, dachte sogar heute noch mit einem Gefühl von vager Abneigung an ihn, auch wenn er den Grund dafür nicht benennen konnte. Vielleicht hatte es damit zu tun, dass sein Vater seine eigenen Träume aufgegeben, weggewischt hatte wie ein Hirngespinst, dessen man überdrüssig geworden ist. Doch Karsten hatte die Luftschlösser seines Vaters gemocht und war enttäuscht gewesen, als sie zerstoben.

Angelika war das Lieblingskind gewesen, in das die Eltern ihre Wünsche und ihre Hoffnungen investiert hatten. Die Prinzessin, die von Geburt an hofiert und umworben wurde, während er beiseitegeschoben worden war. Und seine Schwester hatte die Bevorzugung schon früh verinnerlicht, hatte instinktiv Distanz zu ihrem älteren Bruder gewahrt. Karsten erinnerte sich, wie sie als kleines Mädchen um die Aufmerksamkeit des Vaters gebuhlt hatte. Jedes Mal, wenn sie auf seinem Knie sitzen durfte, hatte sie Karsten einen triumphierenden Blick zugeworfen, versehen mit einem selbstgefälligen Lächeln, das Kinder manchmal aufsetzen, wenn sie einen kleinlichen Sieg feiern. So bald wie möglich war er diesem gleichgültigen Zuhause entflohen, anfangs durch den Zivildienst und das Studium, dann durch den ständigen, fast manischen Wechsel der Jobs und Städte, erst Brühl, dann Bamberg, später Berlin, Passau, Dresden und zum Schluss Köln. Städte, in denen er sich nie heimisch fühlte, immer auf der Suche, bis er Roman kennenlernte.

Natürlich war der Schock trotzdem groß, als seine Mutter vor sechzehn Jahren an Brustkrebs gestorben war, aber mehr als die Trauer um seine Mutter hatten ihn die Probleme umgetrieben, vor die ihn die Unselbstständigkeit seines Vaters gestellt hatte, der noch nicht einmal in der Lage gewesen war, sich eine Mahlzeit zuzubereiten. Wieso waren die Männer der Generation seines Vaters so hilflos, wenn es um die simpelsten Dinge der Haushaltsführung ging? Angelika hatte sich mit dem Hinweis auf ihre familiären Verpflichtungen aus der Verantwortung gestohlen. Obwohl ihre Familie damals nur aus ihrem Mann und ihrer Schwangerschaft bestanden hatte. Was konnte man da schon für Verpflichtungen haben? Aber vielleicht war das auch eine typisch schwule Sichtweise der Dinge.

Karsten erinnerte sich, wie er mit seinem Vater einkaufen gegangen war und sein Vater orientierungslos vor den überfüllten Lebensmittelregalen gestanden hatte, unfähig, Entscheidungen darüber zu treffen, was in den Einkaufswagen gehörte und was nicht. Weil diese Dinge immer seine Frau erledigt hatte. Als er bald darauf zögernd und mit gerötetem Kopf bekanntgab, dass er darüber nachdachte, mit Veronika zusammenzuziehen, einer Bekannten aus seinem Kegelclub, war Karsten regelrecht erleichtert gewesen. Eine Last weniger auf seinen Schultern. Danach hatte er seinen Vater nur selten gesehen, zum Geburtstag und zu Weihnachten, zu verkorksten Nachmittagen bei Kaffee und Kuchen, bei denen der schweigsame Vater und der schwule Sohn nicht wussten, worüber sie miteinander sprechen sollten. Und als sein Vater vor fünf Jahren überraschend einen Schlaganfall erlitt, von dem er sich nicht mehr erholte, und kurz darauf einen zweiten, der ihn schließlich umbrachte, war für Karsten das Kapitel „Eltern" abgeschlossen gewesen, wie ein etwas unbefriedigendes Buch, das man nur deshalb zu Ende gelesen hatte, weil man es einem guten Freund versprochen hatte.

Der Wagen vor ihm verlangsamte seine Fahrt und blinkte, als er auf die Umgehungsstraße abbog. Also doch Stau. Karsten seufzte und sah aus dem Seitenfenster. Die Schlange der wartenden Autos zog sich um die Kurve und verschwand hinter einem Gestrüpp dorniger Büsche am Straßenrand. Auspuffabgase verloren sich im bewölkten Himmel. Karsten kramte sein Handy aus der Hosentasche und wählte seine Büronummer. Noch bevor seine Sekretärin ihm einen guten Morgen wünschen konnte, begann er zu sprechen.

„Ich schaffe es nicht rechtzeitig ins Büro. Ich stehe im Stau, Frau …" Wieder ein Aussetzer. Er sah das Gesicht seiner Sekretärin deutlich vor sich, die dunkelblond gefärbten Haare zu einem praktischen Bubikopf frisiert, freundliche Augen und die schmale, am Kinn entlanglaufende Narbe, die von einem Sturz in ihrer Kindheit herrührte, aber er konnte sich nicht mehr an ihren Namen erinnern. Vielleicht etwas mit S oder D? War es ein langer oder ein kurzer Name? Ein deutsch klingender oder irgendwas, was sich nach Ausland anhörte? Und es war ja nicht so, dass er sie erst vorgestern eingestellt hatte. Die Frau saß schon seit mehr als vier Jahren vor seinem verglasten Büro in Rufweite. Er sprach jeden Tag Dutzende Male mit ihr, legte Wert auf ein freundschaftliches Arbeitsverhältnis. Roman und er waren zu ihrem einundvierzigsten Geburtstag eingeladen gewesen. Wie konnte ihm bloß ihr Name entfallen? Sie hatte einen Kater, der Kosmos hieß, und einen Ehemann und zwei … nein, drei Kinder. Aber der Name?

Hastig riss er das Handschuhfach auf und raschelte mit irgendwelchen Zetteln, murmelte undeutlich „Mist!“ ins Telefon, um den peinlichen Moment zu überspielen.

„Ist was passiert?“, fragte seine Sekretärin.

„Mir ist was runtergefallen“, log er. „Können Sie meinen ersten Termin verschieben? Der Lamperts aus der Buchhaltung wollte …“

„Ich weiß schon. Kein Problem. Ich sag ihm Bescheid.“

„Gut.“ Ohne sich zu verabschieden, drückte Karsten das Gespräch weg und starrte auf seine zitternden Hände. Hoffentlich hatte die … Dings nichts gemerkt. Er musterte sein Gesicht im Rückspiegel und sah deutlich die Panik in seinen Augen. So etwas war ihm noch nie passiert. Eigentlich hatte er ein gutes Namensgedächtnis. Erst der Schlüssel, jetzt das. Ob Männer auch so was wie Wechseljahre bekamen? Ach, Quatsch. Er war einfach überarbeitet. Zu viele Sachen auf einmal im Kopf. Nächsten Monat, wenn er mit Roman an einem Sandstrand auf den Malediven lag, einen Cocktail in der Hand und das blitzeblaue Meer vor den Augen, würde er sich erholen. Viel Schlaf, ein gutes Buch und leckeres Essen. Faulenzen. Das war es, was er jetzt brauchte.

Die Autokolonne setzte sich endlich in Bewegung, und er drückte energisch auf die Hupe, als sein Vordermann nicht sofort reagierte. „Fahr schon, du Idiot! Ich will hier nicht den ganzen Tag verbringen!“

Eine halbe Stunde später kam er endlich in der Firma an, stellte den Wagen auf dem Parkplatz ab und eilte ins Büro. Im Aufzug nickte er bekannten Gesichtern zu und wunderte sich über das allgemeine Schmunzeln. Vielleicht hatte jemand einen Witz erzählt, bevor er eingestiegen war? Aber auch seine Sekretärin, Frau Kanter, lächelte, als er auf sie zulief.

„Morgen, Herr Wollmann. Nicht gerade Ihr Tag, oder?“

„Wieso?“ Er folgte ihrem Blick, der an ihm hinunterglitt und an seinen Füßen hängenblieb. Anstelle seiner üblichen schwarzen Halbschuhe trug er zu der dunklen Hose und dem Sakko seine Pantoffeln.

Sie sitzen am Küchentisch. Karsten ist mitten in der Nacht aufgestanden und hat sämtliche Schränke ausgeräumt. Erst methodisch, dann immer hektischer werdend, hat er die Besteckschubladen auf dem Boden entleert, Töpfe und Pfannen aus den Regalen gezerrt, ebenso Teller, Tassen, Schüsseln und sogar die Plätzchenförmchen für das Weihnachtsgebäck, die Kochbücher, die Dose mit den Gewürzen. Weil das, was er sucht, ewig unerreichbar, für immer verschwunden scheint. Nur die Gläser hat er an ihrem Platz stehenlassen, weil er Respekt vor ihren Scherben hat.

„Es ist weg!"

„Hinsetzen!", hat Roman befohlen, als er aus dem Schlafzimmer gestolpert ist und das Chaos in der Küche gesehen hat. Erst durch den Krach ist er aufgewacht. „Verdammt noch mal, Karsten! Wie soll ich das denn alles wieder aufräumen?"

„Wirf es einfach weg", hat Karsten vorgeschlagen und auf den Füßen gewippt. „Es ist alles nicht zu gebrauchen."

„Für dich vielleicht nicht, für mich schon!" Jetzt sucht Roman in dem Durcheinander nach einem Topf und macht für sie beide heiße Milch mit Honig. „Hast du deine Tabletten genommen?"

„Woher soll ich das wissen?", gibt Karsten patzig zurück. „Ich bin durch den Wind, schon vergessen?"

Roman verkneift sich eine Antwort. Immer häufiger muss er in Momenten wie diesem an sich halten, muss sich am Riemen reißen, beherrschen. Muss sich sagen, dass Karsten nichts dafür kann. „Es ist wichtig, dass du deine Tabletten nimmst“, erklärt er schließlich.

„Warum?“

„Damit du dich erinnerst. Damit du nicht noch mehr vergisst.“

„Wenn nichts mehr da ist, kann man auch nichts mehr vergessen“, sagt Karsten. „Ist doch auch schön.“

„Aber für mich nicht“, sagt Roman leise. „Für mich ist das schwer auszuhalten.“

„Ich dagegen werde immer leichter“, erwidert Karsten.

„Du wirst leichter?“

Karsten tippt sich an den Kopf. „Nichts mehr drin“, sagt er. „Leichter. Wie ein …“ Er zieht angestrengt die Augenbrauen zusammen. „Wie ein … Schwebedings.“

„Ein Luftballon?“

„Nein. Ein … Schwebedings eben!“

„Ich weiß nicht, was du … oh! Ein Schmetterling?“

„Kann sein. Ja.“

„Trotzdem musst du deine Tabletten nehmen. Auch der Arzt hat gesagt, dass das wichtig ist.“

Karsten macht eine wegwerfende Handbewegung. „Diese Herren wissen nichts“, sagt er. „Nichts von Belang. Sie können es nicht … wegmachen.“

Eine Weile trinken sie beide ihre Milch und schweigen.

„Weiter mit einer Geschichte?“, fragt Roman. „Einem Stück von uns?“

Karsten brummt etwas Unverständliches.

„Gut, dann eben nicht.“ Roman sieht auf die Uhr am Herd. Kurz nach drei. Draußen ist es stockdunkel, und im Fenster spiegeln sich ihre fahlen Gesichter im Licht der Küchenlampe. Sie wirken alt und zerfurcht, sorgenbeladen, und

Roman ist erschrocken, wie sehr die Realität sie verändert hat.

„Doch!" Karstens Hand sucht zögernd die seines Freundes. „Erzähl was."

Roman wischt ihm mit dem Finger den Milchschaum von der Oberlippe, eine behutsame, fast zärtliche Handbewegung. „Ach, du", sagt er.

* * *

Er hat ihn mit nach oben ins Badezimmer genommen. Zuerst hat sich Karsten gesträubt wegen des Vorfalls im Gäste-WC, hat die Tür feindselig angestarrt und Flüche gemurmelt, als hätte sie ein persönliches Interesse, ihm zu schaden, aber es geht nicht anders.

„Du kannst nicht den ganzen Tag im Bademantel und Pantoffeln herumlaufen, wenn wir eine Party feiern", hat Roman argumentiert.

„Eine Party?" Karsten sieht ihn staunend an. Die Erklärungen am späten Vormittag waren umsonst; es ist, als hörte er davon zum ersten Mal.

„So ist es."

„Wer kommt denn alles?"

Roman zählt die Namen einiger Freunde auf, aber Karsten schüttelt den Kopf. „Diese Menschen sind mir nicht bekannt."

„Du wirst dich an sie erinnern, wenn du sie siehst. Können wir uns jetzt mal ein bisschen wasch..." Er hält inne. Immer wieder muss er sich bei solchen Hilfestellungen daran erinnern, Karsten nicht als Pfleger gegenüberzutreten. Im Krankenhaus sagen er und seine Kollegen häufig „wir", wenn sie „du" oder „Sie" meinen: „Wie geht es uns denn heute?", fragen sie am Morgen, wenn sie ein Patientenzimmer betreten und die Gardinen zurückziehen. „Haben wir gut geschlafen?

Sollen wir mal zur Toilette gehen?" Als ob Nachtruhe und die Verrichtung der Notdurft tatsächlich gemeinschaftliche Unternehmungen wären. Auf seiner Station haben sie einen eigenen Ausdruck dafür gefunden: den Pflege-Plural. „Soll ich dir jetzt mal beim Waschen helfen?", sagt er schließlich.

Karsten verzieht das Gesicht. „Muss das sein?" Je verwirrter er wird, desto häufiger muss man ihn zur Körperpflege anhalten. Wenn es nach ihm ginge, würde er um jeden Wasserhahn einen großen Bogen machen. „Die Haare hier gefallen mir." Er deutet im Spiegel auf seine Bartstoppeln.

„Wirklich?" Solange Roman ihn kennt, hat sich Karsten nie einen Bart stehen lassen, nicht einmal im Urlaub. „Von mir aus. Aber die Stoppeln am Hals müssen ab. Das sieht sonst scheiße aus."

„Das sieht sonst scheiße aus", stimmt Karsten zu und lacht. „Scheiße, scheiße, scheiße."

Roman zieht den Hocker unter dem Waschbecken hervor und setzt Karsten hin, dann seift er ihn ein und rasiert ihn vorsichtig am Hals. Immer wieder muss er seinen Freund bitten, still zu sitzen, den Kopf ruhig zu halten; Karstens Aufmerksamkeitsspanne ist im Laufe der Zeit immer geringer geworden. Als es gar nicht mehr geht, knipst er das Radio auf dem Fensterbrett an, es ist auf den gleichen Sender wie das Autoradio eingestellt. Karsten entspannt sich und summt leise die Lieder mit.

Nach der Rasur füllt Roman das Waschbecken mit warmem Wasser, legt ein großes Handtuch auf den Boden und zieht Karsten aus. Er wäscht ihn von oben bis unten und frottiert ihn ab, zieht ihm Unterwäsche, Socken, eine Jeans und ein T-Shirt an. Er hat das so oft getan, hier und im Krankenhaus, wahrscheinlich würde er sogar im Schlaf alles richtig machen.

„Okay so weit?", fragt er, als sie fertig sind und Karsten sich im Spiegel betrachtet.

„Was ist mit dem … Dings … dem Schaum?“
„Dem Schaum?“
„Du machst mir im Bad immer Schaum in den Mund. Zahn… Dings.“
Roman lächelt. „Zähneputzen? Du hast recht. Das kommt immer zum Schluss. Hast du dir gut gemerkt.“
Es ist das schwierigste Stück Arbeit bei der Pflege. Karsten kann die kreisenden Bewegungen der Bürste nicht mehr koordinieren. Manchmal schluckt er die Zahnpasta auch einfach herunter. Seit er begonnen hat, sich vor dem Geräusch der elektrischen Zahnbürste zu fürchten, hat ihm Roman eine Handzahnbürste besorgt. Trotzdem muss er ihm immer wieder die Hand führen, korrigierend eingreifen. Am besten klappt es, wenn sich Roman ebenfalls die Zähne putzt; dann kann Karsten ihn beobachten und seine Bewegungen nachahmen – als brächte man einem Kind Mundhygiene bei. Das Ergebnis seiner Bemühungen ist dennoch meist bescheiden. Karsten ist zu ungeduldig und verliert schnell die Lust. Roman muss schon zufrieden sein, wenn er das Zähneputzen eine Minute durchhält. Zum Glück hat Karsten gute Zähne. Es wäre ein Albtraum, wenn er zum Zahnarzt müsste.
„Welcher Tag ist heute?“, nuschelt Karsten.
„Samstag“, klärt ihn Roman zum wiederholten Mal auf.
„Aha.“ Karsten beäugt im Spiegel, wie er sich die Zähne putzt. „Und welcher Tag ist heute?“
„Samstag. Hab ich dir mindestens schon dreimal gesagt.“
„Gar nicht wahr.“
„Wohl wahr.“ Gespräche mit Karsten sind wie endlose Karussellfahrten, man dreht sich im Kreis, ununterbrochen. „He – hierbleiben!“, hält ihn Roman zurück, als Karsten ausgespuckt, sich den Mund abgetrocknet hat und das Bad verlassen will. „Da fehlt noch was.“ Sein Freund sieht sich überrascht um. „Haare kämmen.“

Karsten streicht hastig mit der Handfläche über seine dünnen Haare und sagt: „Fertig."

„Von mir aus", gibt Roman nach. „Dann zisch ab. Marvin und Tom sind unten. Aber halt dich am Geländer fest."

„Marvin und …"

„Die Kleinen."

„Oh. Die Kleinen!"

Roman horcht Karstens Schritten auf der Treppe hinterher. Manchmal hat sein Freund Koordinationsschwierigkeiten, stolpert über Teppiche und seine eigenen Füße, insbesondere abends, wenn sein Geist und seine Reflexe müde sind. Vor ein paar Wochen hat er sich die Rippen geprellt, als sie von einem Spaziergang zurückkamen und er die Schwelle an der Haustür verfehlt hat und hingefallen ist. Die Stelle an seiner linken Seite ist noch immer etwas empfindlich. Auch das ist eine Folge seiner Erkrankung – als ob es nicht genug wäre, dass er immer mehr vergisst. Roman muss sich zwingen, ihm nicht ständig beizustehen, ihn am Arm zu führen, um weitere Unglücke zu vermeiden. Karsten wird dann böse, schüttelt Romans helfende Hand ab. „Lass das", sagt er dann. „Bin kein Schaf."

Ein Krankengymnast, der einmal die Woche kommt, kämpft gegen die motorischen Störungen an. Er macht Gleichgewichtsübungen mit Karsten, sensibilisiert die Extremitäten, bewegt Muskelgruppen, die nicht verkümmern dürfen. Roman hat sie beobachtet, Karsten und Karl, den stämmigen Physiotherapeuten, der Mitglied bei Greenpeace ist und einmal im Jahr seinen Urlaub opfert, um im Pazifik oder vor den Färöer-Inseln das Abschlachten der Wale zu verhindern. Sie haben sich im Wohnzimmer auf dem Boden mit ausgebreiteten Beinen gegenübergesessen und sich einen Ball zugerollt. Hin und her, hin und her, immer wieder. Jedes Mal, wenn es Karsten gelang, einen Ball zurückzuschicken, hat Karl die Hand zu einer Faust geballt und „Bravo!" gerufen und „Super!“. Doch wie sein Einsatz gegen das brutale Hinmetzeln der Wale sind Karls Bemühungen um Karstens Reflexe ein Kampf gegen Windmühlen – weil die Ursache der Defizite in Karstens Kopf zu finden ist und nicht in seinen Armen oder Beinen. In einigen Monaten, vielleicht einem halben Jahr, wird er die meiste Zeit im Rollstuhl sitzen. Er wird keine Treppen mehr steigen können, und sogar Selbstverständlichkeiten, wie einen Fuß vor den anderen zu setzen, werden immer seltener gelingen, weil er die einfachsten Bewegungsabläufe verlernt haben wird. Bei dieser Krankheit ist vieles vorherbestimmt, unabänderlich, aussichtslos. Sie ist unbarmherzig und ohne Maß. Sie lässt nicht mit sich verhandeln.

Als er hört, dass Karsten die Treppe bewältigt hat, räumt Roman das Badezimmer auf, hängt Handtücher und Waschlappen zum Trocknen über die Heizung, verstaut die Rasierklinge vor Karstens Zugriff in einer Plastikdose auf dem obersten Regal und öffnet das Fenster. Das Thermometer an der Außenwand zeigt schon jetzt über fünfundzwanzig Grad an, und das, obwohl die Kastanie vor dem Haus Schatten spendet. Für den Nachmittag sind erneut Temperaturen über dreißig vorhergesagt worden.

Wenn er nach links sieht, kann Roman die Straße überblicken: Sophies Haus schräg gegenüber, die kleinen Vorgärten der anderen Einfamilienhäuser. Ein Nachbar wäscht seinen Wagen auf dem Seitenstreifen, zwei Kinder düsen auf Fahrrädern über den Bürgersteig. Der Geruch frisch gemähten Grases liegt in der Luft. Vorstadtidylle. Roman hält inne und genießt den Augenblick. Es gibt vieles, was für das Leben am Rande der Stadt spricht: die Überschaubarkeit, die Langsamkeit, der fehlende Lärm und natürlich der Garten. Sie mögen es beide hier, Karsten und Roman, aber immer häufiger hat Roman den abstrusen Gedanken, dass vielleicht alles anders gekommen wäre, wenn sie nicht hierhergezogen wären. Vielleicht wären sie verschont geblieben, wenn sie die Geräusche aus der Nachbarwohnung in der Innenstadt weiter ertragen hätten, vielleicht wäre Buddy nicht von einem Auto überfahren, vielleicht wäre Karsten nicht krank geworden. Aberglaube als Fluchtburg. Trotzdem kann Roman die Gedanken nicht abschütteln, weil es doch kein Zufall gewesen sein kann, dass die ersten Anzeichen der Demenz auftauchten, kurz nachdem sie ihre Zelte hier aufgeschlagen hatten. Aber vielleicht waren die Hinweise auch schon früher da, und er hat sie nur übersehen, vielleicht hat er seine Augen erst geöffnet, als es nicht mehr anders ging.

Im Erdgeschoss geht die Haustür auf, und Roman beobachtet, wie Karsten nach draußen tritt, nach links und rechts schaut, als müsste er sich vergewissern, dass ihn niemand bemerkt hat. Die Sonne scheint auf die kahlen Stellen unter seinen Haaren, und er hat ein großes Buch in der Hand. Roman ist schon auf dem Sprung, ihm hinterherzulaufen, als er sieht, dass Karsten nur die Bank vor dem Haus ansteuert. Ächzend lässt er sich nieder und schlägt das Buch auf. Es ist ein Kochbuch, und Karsten blättert durch die Seiten und betrachtet die bunten Fotos der Gerichte.

„Roulade“, hört er ihn sagen, während er auf die Bilder tippt. „Spaghetti.“

Roman lehnt den Kopf an den Fensterrahmen und schließt die Augen.

⁂

Karsten überprüfte, ob alles den Weg in seinen Koffer gefunden hatte, was er mitnehmen musste: Oberhemden, Kulturbeutel, Firmenunterlagen. Saubere Unterhosen und Strümpfe, eine Krawatte zum Wechseln. Er hatte schon vor Tagen zu packen begonnen, hatte den Koffer abends vom Schrank gewuchtet und eine Liste angefertigt, die er nur abzuarbeiten brauchte, sicherheitshalber. Roman hatte ihn ausgelacht und er hatte mitgelacht, auch sicherheitshalber. Damit Roman gar nicht erst auf die Idee kam, dass etwas nicht stimmte.

Denn dass etwas nicht richtig war, diese Ahnung verdichtete sich von Woche zu Woche, auch wenn Karsten noch nicht den Mut besaß, es sich einzugestehen. Erst gestern hatte er seine Geldbörse im Kühlschrank gefunden, neben der Butterdose und den Möhren, letzte Woche seine Handschuhe versteckt zwischen den zusammengefalteten Handtüchern im Badezimmerregal, und davor war es sein MP-3-Player gewesen, der verschwunden und erst nach längerer Zeit wieder aufgetaucht war. Es kam ihm vor, als entwickelten diese Dinge des täglichen Gebrauchs ein unerklärliches Eigenleben, als wüchsen ihnen Füße, sobald er nicht hinsah, und begäben sich an Plätze, an denen sie nichts zu suchen hatten. Als bereitete es ihnen Spaß, ihn vor das Rätsel zu stellen, wie sie dort hingekommen waren. Es wurde immer schwerer, diese Dinge vor Roman geheim zu halten.

Karsten hatte nicht die geringste Lust auf die Dienstreise. Drei Tage Karlsruhe, nur um aufgeplusterten Vorstandsmitgliedern des Mutterkonzerns über die Arbeit in seiner Filiale Bericht zu erstatten. Diese Treffen waren nervenaufreibend, zeitraubend und völlig überflüssig. Dieselben Informationen ließen sich viel effektiver per Telefon, Videokonferenz und E-Mail abrufen. Geradezu absurd, dass veraltete Kommunikationswege wie Meetings ausgerechnet bei einer europaweit agierenden Zeitarbeitsfirma noch Bestand hatten.

Karsten ging nach unten in die Küche und warf die Kaffeemaschine an. Die letzte Nacht hatte er wieder kaum ein Auge zugemacht; eigentlich hatte er seit Wochen nicht mehr durchgeschlafen. Kaum berührte sein Kopf das Kissen, schaltete sein Gehirn auf Hochtouren. Dabei hätte er noch nicht einmal sagen können, woran er dachte. Mal ging er den verstrichenen Tag in allen Einzelheiten durch, mal verbiss er sich in ein Problem in der Firma, mal hing er dem Fernsehprogramm nach. Nur an Schlaf war dann nicht mehr zu denken. Immer öfter fand er sich daher im dunklen Wohnzimmer wieder, mit einer Tasse Tee oder Kakao in der Hand, aus dem Fenster in den Garten starrend. Dann beobachtete er selbstvergessen den Wind in den Bäumen, den Regen, der leise auf den Rasen tropfte, oder den Sonnenaufgang. Kein Wunder, dass er übermüdet und zerstreut war.

Eigentlich hatte er gehofft, dass sich alle Symptome seiner Überarbeitung mit dem Urlaub auf den Malediven in Luft auflösen würden, aber dann hatte er sich dort eines Nachmittags in der Hotellobby wiedergefunden, ohne auch nur die geringste Erinnerung daran zu haben, wie er zurück zum Zimmer kam. Schlimmer noch, ein anderes Mal, nach einem Nickerchen unter dem Strohschirm am Strand, war er mit einem unerklärlichen Blackout aufgewacht, völlig desorientiert. Jeder Bezugspunkt zu diesem weißen Sandstrand und den Palmen hatte gefehlt, als hätte ihn jemand mit einem Sack über dem Kopf entführt und ohne Erklärungen an einem wildfremden Ort abgesetzt. Nicht einmal das Land, in dem er sich befand, hatte er benennen können. Das Einzige, das er mit Sicherheit wusste, war, dass er nicht zu Hause war. Wenn er den Mut aufgebracht hätte, wäre er zu den anderen Urlaubern auf den Strandliegen gelaufen und hätte sie gefragt: „Wo bin ich?“ und „Warum bin ich hier?“ Es war eine verstörende Erfahrung gewesen, einschüchternd und Angst auslösend. Erst als Roman mit zwei orangefarbenen und mit Schirmchen bestückten Cocktails auf ihn zukam, hatten sich die verkanteten Zahnräder seines Gedächtnisses wieder in Bewegung gesetzt. Malediven, natürlich! Kuramathi, eine der Touristeninseln westlich der Hauptstadt Malé. Am Tag zuvor waren sie schnorcheln gewesen und hatten Kugel- und Papageifische gesehen und am Rande des Atolls sogar eine Meeresschildkröte. Erleichtert hatte er aufgeatmet und versucht, sich Roman gegenüber nichts anmerken zu lassen, auch wenn er den Rest des Tages nervös und reizbar war. Vielleicht hatte er sich einfach nur zu lange in der Sonne aufgehalten. Und so waren die Ferien gekommen und gegangen, und er fühlte sich noch immer nicht wieder wie der alte. Na ja, sei's drum. Er konnte im Zug ein Nickerchen machen.

Zurück im Schlafzimmer überprüfte er die Liste, die er sich extra für diese Dienstreise gemacht hatte. Oberhemden, Unterhosen, die Firmenunterlagen. Kulturbeutel, eine zusätzliche Krawatte … aber die Salz- und Pfefferstreuer, die zwischen den Strümpfen lagen, standen nicht auf seiner Liste. Wieso hatte er die eingepackt? Und wann? Unwirsch stellte er sie auf seinen Nachttisch, sperrte den Koffer zu und schleppte ihn nach unten, durch die Küche in den Flur, um Schuhe und Mantel anzuziehen. Im Vorbeigehen fiel sein Blick auf die Kaffeemaschine. Das rote Lämpchen blinkte und Karsten schüttelte den Kopf. Wenigstens war er nicht der Einzige, der vergesslich war. Roman musste heute morgen sehr in Eile gewesen sein, als er zum Dienst ging. Nicht mal getrunken hatte er den Kaffee, den er gekocht hatte. Eine saubere Tasse und das Kännchen mit der Kondensmilch standen neben der Zuckerdose. Karsten schaltete die Maschine aus, zog sich an und verließ das Haus.

In der Nähe des Bahnhofs parkte er den Wagen in einer Tiefgarage; in der Haupthalle überprüfte er an der Anzeigetafel die Pünktlichkeit seines Zuges. Prima, bisher war noch keine Verspätung angekündigt, aber er hatte noch über eine Stunde Zeit. Kurzentschlossen drängelte er sich durch die Menschenmenge und deponierte seinen Koffer in einem Gepäckfach. Er hatte keine Lust, im Bahnhof herumzustehen. Die Wartezeit konnte er genauso gut zu einem kleinen Schaufensterbummel nutzen. Seit Roman und er in der Vorstadt wohnten, kamen sie kaum noch ins Stadtzentrum.

Der Duft aus einer Bäckerei zog ihn an. Er kaufte ein Croissant und Kaffee zum Mitnehmen und schlenderte durch die Einkaufsstraßen, genoss den klaren, spätsommerlichen Vormittag. Die meisten Geschäfte öffneten gerade ihre Türen, und er blieb in einer Buchhandlung hängen, durchstöberte die Regale mit der Belletristik. Der neueste Roman von John Irving, den er schon länger hatte kaufen wollen, fiel ihm ins Auge, und er griff zu. Die Rezensionen waren gemischt gewesen, aber er mochte Irvings Stil, die absurde Situationskomik, das Drama und die ausschweifenden Handlungsstränge seiner Romane. Der Mann verstand es, eine gute Geschichte zu erzählen.

„Hallo!“, rief ihn die Kassiererin zurück, als er die Buchhandlung verlassen wollte. „Sie haben Ihre Kreditkarte liegen lassen!“

Zwei Ecken weiter stieß Karsten auf ein Café, dessen grün lackierte Fensterläden und mit wildem Wein umrankte Hauswand einladend wirkten. Er setzte sich draußen an einen der kleinen Holztische, ließ sich die Sonne ins Gesicht scheinen, bestellte einen weiteren Kaffee und ein Glas Wasser und begann zu lesen. Als es ihm zu warm wurde, zahlte er, packte das Buch in die Seitentasche seines dünnen Mantels und setzte seinen Weg fort.

In einem Schuhgeschäft probierte er Joggingschuhe an – in letzter Zeit kam er viel zu selten zum Laufen, vielleicht wären neue Laufschuhe ein Anreiz, sich mehr um seine Fitness zu kümmern. Die Verkäuferin war sehr gesprächig, und als sie das Buch aus seiner Manteltasche herausragen sah, verwickelte sie ihn in eine Unterhaltung über die Vor- und Nachteile von E-Book-Readern.

„Die Dinger sind einfach praktisch im Urlaub“, erklärte sie und strich eine dunkle Haarsträhne aus ihrem Gesicht, während sie Karstens Fuß in einen Schuh zu zwängen versuchte und dann lächelnd aufgab. „Man hat viel mehr Platz im Koffer und in der Strandtasche. Für Frauen ist das ein entscheidendes Argument."

„Aber Sie können die Bücher nicht mehr ins Regal stellen!", entgegnete Karsten. „Für mich haben Bücher auch etwas mit Besitz zu tun. Ich will sie anfassen und betrachten können. Ich will sie ansehen können und stolz darauf sein, dass sie mir gehören."

Die Verkäuferin zuckte mit den Schultern. „Kommt wahrscheinlich auf die Bücher an, die man liest. Um ehrlich zu sein, ich lese am liebsten Sachen, die mich entspannen, bei denen ich nicht viel nachdenken muss. Aber ob ich die dann unbedingt zur Schau stellen möchte ... in 45 hab ich den leider nicht mehr da. Wollen Sie noch nach anderen Modellen schauen?"

Karsten sah sie zögernd an. Auf einmal hatte er das beunruhigende Gefühl, unter Zeitdruck zu stehen, irgendetwas zu verpassen, aber er hätte nicht sagen können, woher dieses Gefühl stammte. Ob er mit Roman verabredet war? Aber Roman war im Krankenhaus, hatte die ganze Woche Frühdienst.

„Nein", entschied er. „Bei dem schönen Wetter gehe ich lieber noch etwas spazieren."

Er schlenderte weiter durch die Innenstadt, probierte in einem Kaufhaus heruntergesetzte Pullover an und aß bei einem Italiener zu Mittag, trank einen trockenen Weißwein zu seinen Nudeln. Die Nervosität, die ihm im Schuhgeschäft zu schaffen gemacht hatte, war einer großartigen Entspannung gewichen. Er fühlte sich sorglos wie schon lange nicht mehr und genoss es, von seinem Tisch im Freien den vorbeilaufenden Menschen nachzusehen: ein junges Pärchen, der Mann schob mit der rechten Hand sein Fahrrad, während er mit der linken die Hand seiner Freundin hielt; eine ältere Frau mit einer straffen Dauerwelle, die ihren Dackel vor dem Tchibo-Laden gegenüber anband, bevor sie das Geschäft betrat; zwei

Jungen, die mit vollgepackten, neonbunten Schulranzen an ihm vorbeischlurften und aufgeregt ihre Handy-Displays verglichen. Der Tag fühlte sich ein bisschen wie Urlaub an; er sollte das öfter machen, einfach mal eine Auszeit nehmen. Vielleicht konnte er Roman überreden, dies demnächst mit ihm zu wiederholen. Durch die Stadt laufen, irgendwo eine Kleinigkeit essen, ein Glas Wein trinken, einfach abschalten. Genau wie er arbeitete Roman zu viel. Zwölf Tage Dienst am Stück waren keine Seltenheit – Schichtdienst wohlgemerkt! –, dann zwei Tage Pause, dann wieder von vorne. Und pünktlich Feierabend machen konnte er meist auch nicht, ganz zu schweigen von den Überstunden, wenn irgendwo Not am Mann war. Das ganze Gesundheitssystem litt unter einem Mangel an Fachkräften, und die, die es gab, wurden wie sein Freund hemmungslos ausgebeutet, bis sie mit vierzig oder fünfzig an einem Burn-out litten und arbeitsunfähig wurden.

Als er satt war und der Himmel sich langsam zuzog, beschloss Karsten spontan, ins Kino zu gehen. Roman erwartete ihn sowieso nicht vor dem frühen Abend zurück; er konnte sich problemlos noch die erste Nachmittagsvorstellung anschauen. Seit er mit Roman zusammen war, war er zu einem regelrechten Filmfan geworden, anfangs nur murrend, aber mit der Zeit hatte er Gefallen daran gefunden, für zwei Stunden in völlige Dunkelheit und eine andere Realität abzutauchen. Meist trafen sie sich mit Freunden wie Christian und Jörg; es kam aber auch vor, dass sie allein ins Kino gingen. Roman bevorzugte noch immer Fantasyfilme und Science-Fiction-Blockbuster, Karsten dagegen mochte vor allem Liebeskomödien. Beide Genres hatten so gar nichts mit der Wirklichkeit zu tun, in der Roman und Karsten lebten, eine Tatsache, auf die Karsten in den ersten Monaten ihrer Beziehung nicht müde wurde hinzuweisen.

„Und wenn schon", hatte Roman erwidert, als sie eines Abends in der Schlange für den neuesten Streifen mit Julia

Roberts – oder war es Gwyneth Paltrow gewesen? – anstanden. „Jeder Mensch braucht eine Auszeit. Aber es gibt bestimmt auch ein Programmkino, in dem gerade das Drama eines iranischen Exilregisseurs über die Unterdrückung unter den Ayatollahs läuft, im Original mit deutschen Untertiteln. Wäre dir das lieber?“

Karsten hatte sich mit einem Grinsen geschlagen gegeben. „Bloß nicht. Und denk dran, dass wir noch Popcorn kaufen wollen.“

An diesem Tag hatte Karsten die Auswahl zwischen dem letzten *Harry-Potter*-Streifen, *Hangover 2*, und, im kleinsten Kino, *The King's Speech*, dem englischen Filmhit, den er bisher verpasst und von dem er angenommen hatte, dass er schon längst abgesetzt war. Da war die Wahl einfach, und als die ersten Gewitterwolken die Stadt erreichten und die Restaurantbesitzer hastig die aufgespannten Sonnenschirme auf ihren Terrassen zuklappten, befand sich Karsten schon in einem bequemen Kinosessel und verfolgte das Drama über den stotternden Georg VI. und seinen Sprechlehrer, das Colin Firth einen Oscar eingebracht hatte.

Eine Hand an seiner Schulter rüttelte ihn wach. „Wir sind kein Obdachlosenasyl. Gehen Sie woanders schlafen!“ Karsten sah verwirrt zu dem Angestellten hoch, dessen T-Shirt das Logo des Filmtheaters trug. Das Licht im Saal war angegangen, die Leinwand dunkel, und die letzten Zuschauer verließen gerade das Kino.

„Ich bin eingeschlafen?“, fragte Karsten und rieb sich die Augen.

„Sie haben geschnarcht, Mann. Mich persönlich langweilen diese Sachen ja auch zu Tode. Besser, wenn's ballert und kracht. Aber erklären Sie das mal meiner Freundin.“ Der Angestellte hielt einen Besen in der Hand. Vor ihm auf dem Boden lag der zusammengekehrte Unrat der beendeten Vorstellung.

Karsten rappelte sich auf, nahm seinen Mantel vom Stuhl und schob sich eine Entschuldigung murmelnd an dem Angestellten vorbei. Draußen hatte sich das Unwetter verzogen und erneut einem blauen Himmel Platz gemacht. Nur im Westen waren noch einige Wolken zu erkennen. Karsten fühlte sich desorientiert und hätte sich am liebsten kaltes Wasser ins Gesicht gespritzt. In der Nähe des Kinos lag eine U-Bahn-Station, er stieg in die nächste Bahn Richtung Vorstadt und sah auf seine Armbanduhr. Es war doch später geworden, als er gedacht hatte. Roman würde sich fragen, wo er bliebe. Vielleicht wartete er schon mit dem Abendessen.

Aber als er zu Hause die Tür aufschloss, lag sein Freund in Jogginghose und T-Shirt auf der Couch vor dem Fernseher, zappte durch die Programme und sah ihn erstaunt an.

„Was machst du denn hier?“

„Ich wohne hier, falls es dir recht ist“, grinste Karsten und ließ sich neben ihn auf die Couch fallen. „Und ich hatte einen wunderbaren Tag. Zuerst war ich …“

„Was ist denn mit Karlsruhe?“, unterbrach ihn Roman. „Ich denke, du bist auf einer Dienstreise! Und wo ist dein Koffer?“

⁂

„Hat er sich ein bisschen beruhigt?“ Marvin taucht in der Küche auf, als Roman damit beschäftigt ist, die Zutaten für einen Nudelsalat zusammenzusuchen. Gestern Abend schon hat er die Nudeln gekocht, jetzt fügt er Mayonnaise und Joghurt, Tomaten, Erbsen und hartgekochte Eier hinzu, schmeckt mit Salz und Pfeffer ab. Zwar hat er für den heutigen Tag eine Catering-Firma beauftragt, aber irgendetwas wollte er selber zur Feier beitragen. Außerdem mag Karsten nur den selbstgemachten Nudelsalat.

Roman deutet mit dem Kopf auf die Bank vor dem Haus. „Er sitzt draußen in der Sonne. Wenn du willst, kannst du ihm Gesellschaft leisten." Das Messer in seiner Hand zerkleinert Gewürzgurken. Mit Schwung sammelt er die Stücke auf und befördert sie in die Schüssel zu den anderen Zutaten.

„Eigentlich ..." Marvin zögert, und Roman lässt das Messer sinken.

„Er ist immer noch Karsten", sagt er und sieht den Jungen an. „Er ist immer noch derselbe Mensch."

„Aber er ist so ... unselbstständig geworden."

„Das ist die Krankheit. Du darfst ihn nicht danach beurteilen, was in seinem Kopf nicht mehr funktioniert." Er sieht nach draußen, wo die Sonne noch immer auf Karstens Hinterkopf scheint. Wahrscheinlich wäre es besser gewesen, ihn mit Sonnencreme einzureiben.

Roman ist es mittlerweile gewohnt, Ratschläge über den Umgang mit seinem Freund zu erteilen, um Verständnis für sein Verhalten zu werben, Richtlinien aufzustellen. Er ist darin mittlerweile richtig gut geworden. Wie ein erfahrener Zirkusdompteur, der neuen Assistenten erste Verhaltensmaßregeln beim Umgang mit einem Raubtier beibringt: Unter allen Umständen ruhig bleiben, keine unüberlegten, überraschenden Schritte tun, vorhersehbar agieren. Dabei ist er manchmal so wütend auf Karsten. Wie um alles in der Welt ist es so weit gekommen? Was ist aus ihnen geworden? Manchmal, wenn alles zu viel ist, wenn das Leben mit Karsten seine Kräfte übersteigt, möchte er ihn schütteln und schlagen, in der Hoffnung, dass Karsten im wahrsten Sinn des Wortes wieder zur Besinnung kommt, wieder zu dem Mann wird, in den er sich verliebt hat. Nicht dieses hilflose Wrack, das nicht einmal alleine auf die Toilette gehen kann oder seinen Namen vergisst. So hat er sich ihre Beziehung nicht vorgestellt, nicht in seinen schlimmsten Albträumen.

Doch dann zwingt er diese Momente der Bestürzung zur Seite. Er kann sich nicht einfach abwenden.

Gegenüber, in Sophies Haus, geht die Tür auf, und Ellen steigt in ihr Auto, hebt kurz die Hand zum Abschiedsgruß. Karsten rutscht auf der Bank in die äußerste Ecke und dreht den Kopf weg, ein sichtbares Zeichen, dass er Sophies Schwiegertochter nicht mag. Erst als Ellen ihre Sonnenbrille aufgesetzt hat, der Wagen um die Ecke gebogen ist und die Autoabgase sich in der Luft verflüchtigt haben, steht Karsten unsicher auf und bewegt sich auf Sophies Haustür zu.

„Soll ich …?", fragt Marvin, aber Roman hält ihn zurück.

„Er kann bei Sophie ein- und ausgehen, wie er will", sagt er. „Sie kommt mit ihm klar."

Kaum ist Karsten im Haus ihrer Nachbarin verschwunden, parken zwei Autos auf dem Seitenstreifen neben dem Unterstand für die Mülltonnen. Das erste ist ein Lieferwagen mit dem Firmenlogo des Caterers, das zweite Auto ist zitronengelb, völlig verrostet und besitzt einen knatternden Auspuff. Es gehört Rita und Sandra, die vor einigen Jahren aufs Land gezogen sind und dort ein altes Bauernhaus bewohnen, zusammen mit einer Menagerie aus zwei Hunden, drei Katzen und einem tauben Meerschweinchen. Der Eifelflecken, an dessen Rand sie siedeln, hat gerade mal dreiundfünfzig Einwohner, und Rita und Sandra sind nach eigenen Angaben die einzigen Lesben in einem Radius von hundert Kilometern.

Damals fand Roman ihren Abschied von der Stadt zu radikal und hat ihnen prophezeit, dass sie schon nach wenigen Monaten reumütig zurückkehren würden, aber sie haben ihn eines Besseren belehrt. Entgegen allen Erwartungen sind sie in der Diaspora heimisch geworden und haben die alteingesessenen Bewohner davon überzeugt, dass Lesben weit weniger exotisch sind als befürchtet. Mittlerweile bekleidet Rita sogar das zugegebenermaßen nicht besonders aufreibende Amt der Dorfvorsteherin, dessen Verpflichtungen sie in einem kleinen Büro nachkommt, das sie sich im Schuppen neben ihrem Steinmetzbetrieb eingerichtet hat. Sandra hingegen muss für ihren Broterwerb als Supervisorin jeden Tag kreuz und quer durch die Eifel fahren. Sie betreut die Mitarbeiter in Seniorenzentren, die in der Eifel wie Pilze aus dem Boden schießen, und veranstaltet Workshops für leitende Angestellte in Solarenergiebetrieben, einer Düngemittelfabrik und dem Tourismusverband.

In ihrem Garten bauen die beiden Gemüse für den Eigenbedarf an, und im Frühsommer können Wochenendausflügler von ihnen Erdbeeren zum Selberpflücken kaufen. Rita und Sandra betonen immer wieder, dass sie glücklich sind, aber Roman weiß nie, ob er ihren Beteuerungen tatsächlich Glauben schenken kann. Für ihn wäre ein Leben in solcher Abgeschiedenheit nicht erstrebenswert – aber andererseits hat er sich auch nie vorstellen können, einen Mann mit Alzheimer zu betreuen.

„Sie haben das Essen bestellt?" Der Mann vom Catering, Schweißperlen auf der Stirn und rot im Gesicht, fängt Roman ab, bevor er Rita und Sandra begrüßen kann. Über seinen ausladenden Bauch ist eine weiße Schürze gespannt, und mit dem Daumen deutet er auf die Platten und Schüsseln, die im Laderaum seines Lieferfahrzeugs gelagert sind. „Familie Tresnow?"

Roman nickt und winkt Sandra zu, die aus ihrem Auto klettert. „Ich komme gleich zu euch!"

„Wo soll ich das Essen hinbringen?"

„Können Sie es in der Küche abstellen? Wir kümmern uns dann später. Haben Sie auch an die Warmhalteplatten gedacht?"

„Alles dabei. Keine Sorge. Ich mach das nicht zum ersten Mal." Der Mann vom Catering wischt sich die Hände an der Schürze ab, balanciert gleich darauf zwei Tabletts mit Häppchen auf den Armen und läuft Richtung Haus. „Die kalten

Sachen müssen möglichst schnell in den Kühlschrank. Bei der Hitze … Ihre Frau kann mir ja zeigen, wo ich alles hinstellen soll."

„Ähm … Hier gibt's keine Frau", erwidert Roman und fühlt sich plötzlich unbehaglich.

Die Politik mag in den letzten Jahren und Jahrzehnten die gesellschaftliche Toleranz gegenüber Schwulen und Lesben gefördert haben, es gibt ein Antidiskriminierungsgesetz, Gleichstellungsbeauftragte und Runde Tische, aber nichts schützt Roman davor, sich noch immer vor Ablehnung und Anfeindungen zu fürchten, vor hochgezogenen Augenbrauen, angewiderten Mienen und geballten Fäusten. Karsten hat ihn früher eine moderne Kassandra gescholten, aber Roman kann sich nicht helfen: Er glaubt einfach nicht an die von oben verordnete Toleranz, hält die solidarischen Reden der Politiker für reines Zuckerwerk, ein liberales Lüftchen, das jederzeit in einen reaktionären Sturm umschlagen kann. Es ist nicht so, dass er den Entscheidungsträgern den guten Willen abspricht, aber die Entwicklung der letzten Jahrzehnte hat sein Misstrauen nicht beruhigen können. Da war zu viel Taktieren und zu viel schrittweises Zurückweichen – das noch dazu den Anschein einer erteilten Gnade erweckte – im Spiel. In seinen Albträumen sieht er eine unheilige Allianz zwischen bajuwarischen Stammtischen und islamischen Moscheen heraufziehen, die alles hinwegfegt, was Schwule und Lesben erreicht haben.

Doch der Caterer zumindest gehört nicht zu dieser Allianz, denn er zuckt nur gleichgültig mit den Schultern und setzt seinen Weg ins Haus fort.

„Du siehst einfach zu schwarz!" Sandra umarmt Roman zur Begrüßung und lacht ihm ins Ohr. Sie kennt seine Zweifel. „Dem Mann geht es am Arsch vorbei, ob ein paar Schwuppen oder eingefleischte Heten seine Lachsschnittchen bestellen. Hauptsache, die Kohle stimmt."

Roman atmet einmal tief durch und zwingt ebenfalls ein Lachen auf seine Lippen. „Wahrscheinlich hast du recht", murmelt er. „Aber erst neulich habe ich auf Facebook einen Artikel über einen homophoben amerikanischen Politiker gelesen, der …"

„Erstens sind wir nicht in Amerika, und zweitens werden die Informationen auf Facebook schon allein durch die Auswahl der Freunde verzerrt, mit denen du verlinkt bist."

„Wie bitte?"

„Hör nicht auf sie", mischt sich Rita ein und drückt Roman einen Strauß Margeriten in die Hand. „Meine Frau ist noch im Supervisoren-Modus. Stell lieber die Blumen ins Wasser."

„Was ich damit sagen wollte", fährt Sandra fort und wirft Rita einen vernichtenden Blick zu, „ist, dass du in den sozialen Netzwerken wahrscheinlich hauptsächlich mit homosexuellen Menschen und Organisationen befreundet bist, oder?"

„Ja, und?"

„Und natürlich richtet sich deren Interesse bei der Auswahl der Nachrichten, die sie posten, auf Informationen, die ihr Leben als Schwuler oder Lesbe berühren: fortgesetzte Diskriminierungen, Gewalt gegen Homosexuelle, politische Entwicklungen, die sie betreffen. Über die neuesten Hungerkatastrophen in Afrika oder Kriegshandlungen im Nahen Osten wirst du eher weniger lesen. Das verzerrt natürlich die Wahrnehmung."

„Meine Freunde posten eigentlich hauptsächlich Fotos von irgendwelchen Mahlzeiten, die sie gerade einnehmen", wendet Roman ein. „Oder Katzenvideos."

Rita lacht, fährt sich durch ihre kurzen, dunklen Haare und geht an ihnen vorbei ins Haus. „Gibt's schon irgendwas zu trinken? Einen Sekt oder so?"

„Eines Tages werde ich sie umbringen", murmelt Sandra und schüttelt den Kopf. „Ehrlich, wenn du in der Zeitung mal was über ein Kapitalverbrechen zwischen zwei Lesben in der Eifel liest, dann weißt du Bescheid. Ich habe sie dann in einem Maarsee ertränkt oder mit einem ihrer Werkzeuge erschlagen."

Inzwischen kennt Roman die beiden lange genug, um zu wissen, dass abschätzige Bemerkungen und Streitereien zu ihrer Beziehung gehören. Früher war das anders. Als er erst ein paar Wochen mit Karsten zusammen war und ihm gerade Sandra und Rita vorgestellt hatte, erzählte er ihm von seiner Angst, dass die Frauen kurz vor einer Trennung stünden. Abends im Bad, als er seine Kontaktlinsen reinigte, hatte er den beiden nur noch wenige Tage gegeben. „Sie liegen sich ständig in den Haaren und nörgeln aneinander herum."

Doch Karsten hatte ihn beruhigt. „Ich kenne diesen Typ Beziehungen", hatte er gesagt, während er sich die Zahnzwischenräume mit Zahnseide säuberte. „Die sind immer so. Ich wette, sie haben sich vom ersten Tag an gestritten, oder?"

„Stimmt", sagte Roman nachdenklich. „Sie waren noch nie einer Meinung."

„Und sie haben sich bisher immer wieder vertragen?"

„Soweit ich weiß …"

„Manche Paare brauchen das. Du machst dir zu viele Gedanken, kleiner Rabe."

„Kleiner was?"

„Rabe." Karsten hatte verlegen aus der Wäsche geschaut. „Wegen der Haare. So schwarz und dicht wie die Federn eines Raben."

„Und ich dachte, weil du mich für einen Schwarzseher hältst."

„Das auch." Dann hatte Karsten Roman einen Klaps auf den Hintern gegeben. „Komm ins Bett."

Später, als sie schweißüberströmt und schläfrig nebeneinander lagen und der Wind mit der Gardine im geöffneten

Fenster tanzte, hatte Karsten gefragt: „Weißt du eigentlich, warum der Rabe schwarz ist?“

„Nein.“

„Ovid zufolge, einem römischen Dichter, besaß der Rabe eigentlich weißes Gefieder, aber als er eines Tages dem Gott Apollon eine schlechte Nachricht überbrachte, wurde er mit einem schwarzen Federkleid bestraft.“

„Also doch“, hatte Roman schläfrig gemurmelt. „Worum ging es in der Nachricht?“

„Habe ich vergessen. Aber so wie ich die antiken Götter kenne, hatte es irgendwas mit Sex zu tun.“

Gedankenverloren steht Roman mit den Margeriten im Arm auf dem Bürgersteig, und Sandra muss ihn zweimal auf die Schulter tippen, bevor er auf ihre Frage reagiert, wie es Karsten geht.

„Wenn mich das jeder fragt, der heute noch kommt, fange ich irgendwann an zu schreien“, antwortet er. „Mal hat er gute Tage, mal weniger gute. Aber die miesen Tage fangen an zu überwiegen. Reicht das als Auskunft?“ Plötzlich hat er schlechte Laune, es ist, als verdunkelte unerwartet eine Regenwolke den strahlend blauen Augusthimmel. „Ich will ihn zurück“, flüstert er. „Ich will den alten Karsten zurück.“

Wortlos nimmt ihn Sandra in den Arm.

Sie sitzen in der Küche um den großen Tisch, der vom Fenster in die Mitte des Raum gerückt worden ist, damit alle Platz haben: Sandra und Rita, Marvin und Tom, Roman, Karsten und auch Sophie. Mojo, ihr Hund, liegt unter dem Tisch zwischen ihren Füßen, die Schnauze auf die Pfoten gebettet. Roman hat das Fenster weit geöffnet, und der Duft des frisch gemähten Grases mischt sich mit dem Geruch der Kartoffelsuppe, die Rita in einem riesigen Topf aus der Eifel mitgebracht hat.

„Lecker“, sagt Marvin undeutlich und kaut ein Stück Wurst.

„Man spricht nicht mit vollem Mund“, sagt Sophie. „Manieren haben noch keinem geschadet.“ Marvin verdreht die Augen. „Das habe ich gesehen, du kleine Rotznase!“ Sie droht ihm mit ihrem Löffel, aber alle wissen, dass sie es nicht ernst meint.

Karsten kichert in regelmäßigen Abständen, während die anderen mit Tellern und Besteck klappern und Sandra von einem ihrer Klienten erzählt, dem Leiter einer Pflegestation, der Probleme mit seinen Mitarbeitern hat.

„Was ist los?“, fragt Roman. Er hat Karsten ein Lätzchen umgebunden.

„Mojo. Er wedelt mit dem … und kitzelt dabei meine … Dings.“ Karsten legt die Stirn in Falten. „Die … was an meinen Knien dranhängt.“

„Was an deinen Knien …? Beine? Füße?“

Karsten verneint ungeduldig und wird rot. „Die … Dings!“ Er schämt sich, dass die anderen Zeugen seiner vergeblichen Bemühungen sind, das richtige Wort zu finden.

„Waden!“, sagt Rita, die neben ihm sitzt, und Karsten nickt erleichtert. „Er kitzelt deine Waden!“

Sandras Stimme wird lauter, als Tom eine Frage stellt, und alle fangen an zu lachen, nur Karsten wischt nervös über seine Oberschenkel und schaut angestrengt auf seinen Teller.

„Was ist los mit ihm?“, fragt Rita leise.

„Zu viele Stimmen, die durcheinander reden“, erklärt Roman und legt seine Hand auf die von Karsten. „Er kann dann die einzelnen Stimmen nicht unterscheiden.“ Er hilft Karsten beim Essen; Suppe zu löffeln ist für ihn inzwischen eine zu große Herausforderung. Ohne Unterstützung würde alles wieder auf den Teller schwappen. Roman taucht den Löffel in die Suppe und führt ihn zu Karstens Mund. Er muss nur die Lippen öffnen und schlucken.

Aber nach ein paar Löffeln sagt Karsten: „Genug!" und schiebt den Teller weg.

„Du hast kaum etwas gegessen! Ich glaube dir nicht, dass du keinen Hunger mehr hast."

„Ich will nicht mehr!"

„Komm, noch drei Löffel."

„Ich will nicht mehr!", schreit Karsten. Plötzlich schießen seine Hände nach vorne, ergreifen den Teller und werfen ihn in hohem Bogen vom Tisch. Die Kartoffelsuppe landet auf dem Boden, und der Teller zerbricht in viele Teile. Es herrscht auf einmal Totenstille, alle sind von Karstens Wutausbruch überrascht worden.

Romans Miene verfinstert sich. „Karsten", sagt er, „du bist ein Arsch."

Sein Freund springt auf; sein Stuhl kippt nach hinten, und er rennt aus dem Zimmer. Die anderen sehen sich ratlos an. Roman macht Anstalten, hinter ihm herzulaufen, aber Sophie winkt ab. Seelenruhig nimmt sie einen neuen Teller aus dem Schrank, füllt ihn mit Suppe, greift einen neuen Löffel und macht sich auf die Suche nach Karsten.

„Aber er will nichts mehr essen", sagt Marvin leise.

„Doch", sagt sie.

Beginn Video / Sandra und Rita

Rita: „Können wir jetzt?"

Romans Stimme aus dem Off: „Von mir aus kann's losgehen."

Sandra: „Ja, dann ... Hallo, Großer! Hier sind Sandra und ..."

Rita: „Das ist doch total affig! ‚Hallo, Großer!' Sprich ihn mit seinem Namen an; er ist doch kein kleines Kind."

Sandra: „Hallo, Karsten! Ich bin Sandra, und die nervige Frau neben mir ist Rita, meine derzeitige Lebensabschnittsgefährtin, wobei ich die Betonung auf derzeitig legen möchte ..."

Romans Stimme: „Nein, so nicht. Reißt euch zusammen, okay? Ich schneide das sonst raus."

Sandra und Rita: „Sorry!"

Rita (zu Sandra): „Also willst du jetzt, oder soll ich? Ich fang einfach an, in Ordnung?"

Sandra: „Mach doch, was du willst!"

Rita: „Was soll denn das jetzt schon wieder? Ich hab doch nur ..."

Romans Stimme (energisch): „Hallo!"

Rita: „Okay, okay ... also, Karsten. Wir kennen uns, seit du mit Roman zusammen bist, das ist jetzt ..."

Sandra: „2004."

Rita: „Was?"

Sandra: „Roman und Karsten sind seit 2004 zusammen."

Rita: „Ehrlich? Ich hätte schwören können, dass es noch nicht so lange her ist. Kommt mir viel kürzer vor. Woher weißt du das?"

Sandra: „Weil ich mich im Gegensatz zu dir an solche Dinge erinnere."

Romans Stimme: „Sandra hat recht. Januar 2004. Jörg und Christian haben uns verkup..."

Sandra: „Sag ich doch."

Rita: „Müsst ihr mich andauernd unterbrechen? Da kann man ja keinen klaren Gedanken ..."

Sandra: „Du solltest von dem Darlehen erzählen."

Rita: „Eigentlich wollte ich erzählen, dass ich anfangs gedacht hab, er wäre zu alt für Roman."

Sandra: „Na, das wird ihn sicherlich aufmuntern."

Rita: „Wieso? Soll das denn hier so 'ne Art Therapiesitzung sein?"

Sandra: „Nein, aber ..."

Rita: „Schön, dann erzähle ich eben vom Darlehen."

Sandra: „Du musst nicht, wenn du nicht willst."

Rita: „Du machst mich alle, Frau, weißt du das? (zu Roman) Kannst du mich nicht getrennt von ihr interviewen? Sie fällt mir dauernd ins Wort ... Roman?"

Roman (seufzt, kommt kurz ins Bild und spricht zur Kamera): „Karsten, sie sind immer so. Und du hast von Anfang an gewusst, dass es so sein muss."

Rita: „Hat er das gesagt? Ehrlich? (Sandra und sie sehen sich an und fangen an zu lachen.) Okay. Das Darlehen. Das war ... ich weiß nicht mehr genau ..."

Sandra: „2007."

Rita: „Kann sein. Ja. 2007. Wir wollten raus aus der Stadt, Sandra und ich. Zu hektisch, die Luft so schlecht, der Lärm, zu wenig Grün. Wir sind ja beide auf dem Land aufgewachsen. Ich glaube, wir haben das immer vermisst ... die Natur, meine ich."

Sandra: „Ich hatte immer diese Migräneattacken. Seit wir in der Eifel leben, sind die weg."

Rita: „Na ja, dafür hast du jetzt Allergien. Gegen Haselnuss, Birke, Kampfer, Erle ... hab ich was vergessen?"

Sandra: „Bestimmte Konservierungsstoffe in Kosmetika."

Rita: „Das ist aber neu, oder?"

Sandra: „Was glaubst du, wieso ich immer nur diese eine Hautcreme nehme? Seit Jahren!"

Rita: „Ich dachte, weil du die magst."

Sandra: „Ja, das auch. Aber hauptsächlich, weil sie halt nicht diese Konservierungsstoffe hat."

Rita: „Ich musste diesen Haselnussstrauch hinter dem Gemüsegarten rausreißen, weil Sandra in jedem Frühjahr Asthmaanfälle bekam ... Jetzt hab ich den Faden verloren." (Pause)

Romans Stimme: „Das Darlehen?"

Rita: „Oh, genau: Wir hatten also das Grundstück mit dem Haus gefunden, und wir haben dir und Roman davon vorgeschwärmt. Ich konnte da meinen Steinmetzbetrieb vergrößern, wir hatten diese Pläne mit den Erdbeeren zum Selberpflücken ..."

Sandra: „Gar nicht wahr. Zuerst hatten wir ein Feld mit Blumen zum Selberpflücken. Dahlien, Anemonen, Lilien und so was. War aber zu unrentabel. Die Leute haben so eine miserable Zahlungsmoral! Sie pflücken, und dann hauen sie ab, ohne zu zahlen. Oder sie werfen ausländische Münzen in die aufgestellten Geldboxen."

Rita: „Einer hat mal den Aschenbecher aus seinem Auto da leergemacht. Da war dann Schluss mit Blumen ... jedenfalls, wir wollten dieses Haus irre gerne kaufen, Karsten. Wir sind dann mit dir und Roman an einem Samstag in die Eifel gefahren, um es euch zu zeigen. War natürlich alles ein bisschen runtergekommen, weil es schon ein Jahr leer stand. Kaputte Fensterscheiben, das Dach war an zwei Stellen undicht, die Stromleitungen marode, aber es hatte eben diesen Charme, den alte Fachwerkhäuser nun mal haben."

Sandra: „In den Wiesen hinterm Haus gab es eine Maulwurfplage. Das war die reinste Invasion."

Rita (zu Sandra): „Stimmt. Das hatte ich total vergessen. Mensch, die waren hartnäckig ... (wieder in die Kamera) Roman war ziemlich skeptisch. Er wollte uns das ausreden und hat nur die Arbeit gesehen, die uns bevorstand, bis wir alles saniert und instandgesetzt hatten. Aber du nicht, Karsten ... oh! (Sie schlägt Sandra auf den Oberschenkel) ... die Treppenstufe! Weißt du noch?"

Sandra: „Richtig! Da hab ich auch nicht mehr dran gedacht. (lacht laut) Wir sind mit euch ins Obergeschoss gegangen, und diese Holztreppe nach oben war ... na ja, du bist durch eine Treppenstufe durchgebrochen, Karsten. Es hat einen Rums gegeben und eine Staubwolke, und dann hingst du bis zum Knie in der Treppe fest. (lacht erneut) Rita hat sofort ein Foto geschossen ... dein Gesichtsausdruck! ... Irgendwo müssten wir das Bild doch noch haben, oder? Wir bringen es mal bei Gelegenheit mit und zeigen es dir. Das war wirklich komisch."

Rita: „Es hängt bei uns am Kühlschrank. Du siehst bloß nicht mehr hin."

Sandra: „Wirklich?"

Rita: „Wenn ich es dir doch sage! ... (in die Kamera) Na ja, und nach der Besichtigungstour haben wir vor dem Haus auf alten Stühlen gesessen und ein paar Bierchen gezischt, und auf den Feldern hat der Raps geblüht ..."

Sandra: „Dagegen bin ich übrigens nicht allergisch."

Rita: „... und dann haben wir uns über die Finanzierung unterhalten. Sandra und ich, wir hatten beide was gespart, und wir hatten uns ja auch schon mit der Bank über ein Darlehen unterhalten, aber ..."

Sandra: „Es reichte eben nicht. Du hast uns gefragt, wie viel denn noch fehlen würde, und wir haben gesagt: 50.000 Euro. Und da hast du uns angegrinst und gesagt, dass du uns das Geld geben würdest. Einfach so ..."

Rita: „Also, nicht geschenkt oder so, es war ein zinsloses Darlehen, das wir dann in Raten an dich zurückgezahlt haben. Wir wollten dein Angebot zuerst nicht annehmen, weil, ich meine, 50.000 sind ja nun keine Kleinigkeit und schon gar nicht unter Freunden, aber ..."

Sandra: „Wir waren sprachlos anfangs. Das war ... das war wirklich unglaublich großzügig von dir. Ich hab erst gedacht, du machst Witze, aber du hast es wirklich ernst gemeint. Du hast uns erklärt, dass du noch einiges an Aktien besitzt, was du verkaufen könntest ..."

Rita: „Hinterher warst du sogar ziemlich froh, weil du die Aktien kurz vor der Bankenkrise losgeworden bist. Ein Jahr später wären sie viel weniger wert gewesen."

Sandra: „Darum geht es doch jetzt gar nicht."

Rita: „Na ja, kann man doch trotzdem mal sagen? Aber Sandra hat recht. Das war ... klasse von dir, Karsten. Du hast dieses verschmitzte Grinsen im Gesicht gehabt und uns einfach die Kohle versprochen. Ohne die geringste Gegenleistung einzufordern. Ich glaube, ich hab sogar ein paar Tränchen vergossen vor Rührung."

Sandra: „Jetzt übertreib nicht. Außerdem bekommt er sehr wohl eine Gegenleistung. Bis heute."

Rita: „Das ist wahr. Seitdem wir die Erdbeeren anbauen, bekommt ihr jedes Jahr zwei Eimer Erdbeeren von uns. Aber die hätten wir euch auch so mitgebracht." (Pause)

Romans Stimme: „Jetzt bin ich selber ein bisschen gerührt. Okay, war's das, oder wollt ihr noch mehr loswerden?"

Rita: „Ich weiß nicht. Reicht das nicht fürs Erste?"

Sandra: „Ich glaub schon, oder?"

Rita: „Ja. Obwohl wir natürlich noch mehr erzählen könnten. (Sie reibt sich feixend die Hände) Zum Beispiel, dass du der miserabelste Minigolfspieler bist, den ich kenne, Karsten. Du brauchst für jede Bahn mindestens zehn Schläge, bis du das Loch getroffen hast. Wirklich peinlich. Oder dass du dich weigerst, mit einem Navi Auto zu fahren und auf Straßenkarten bestehst, weil dir die Stimme des Navis auf die Nerven geht. Oder dass du ..."

Sandra: „Lass gut sein jetzt, Gattin."

Rita: „Wieso? Ich hab doch nur ..."

Romans Stimme: „Okay. Ich glaube, ist gut jetzt. Danke."

Rita: „Ehrlich? Soll ich nicht noch ...?"

Sandra und Roman: „Nein."

Ende Video / Sandra und Rita

Es war einer von den Tagen, an denen Karsten im Nachhinein wünschte, er wäre nicht aufgestanden. Schon im Büro war so ziemlich alles schiefgelaufen. Erst hatten sich zwei Mitarbeiter krank gemeldet, dann war der Computer abgestürzt, und der IT-Techniker hatte das Ding erst nach drei nervenaufreibenden Stunden wieder zum Laufen gebracht. Währenddessen hatte natürlich ununterbrochen das Telefon geklingelt. All das hatte zur Folge gehabt, dass Karsten den ganzen Tag nervös und missgelaunt seinen Terminen hinterhergehetzt war und nicht einmal Zeit zu einem hastigen Mittagessen gehabt hatte. Dann war er im Treppenhaus der Firma mit einer Hand an der Tür hängengeblieben und hatte sich den Finger eingeklemmt. Den Rest des Arbeitstages hatte er im Büro mit einem dumpfen, pochenden Schmerz im Mittelfinger verbracht. Am Nachmittag hatte er eine Nachricht von Roman auf der Mailbox vorgefunden, der für eine Kollegin einspringen musste; folglich oblag es ihm, Karsten, nach Feierabend mit Buddy zum Tierarzt zu gehen, weil er an einer eiternden Augenentzündung litt. Und Buddy hasste Besuche beim Tierarzt, roch die Absicht schon zehn Meilen gegen den Wind und sträubte sich mit allen Kräften, ins Auto zu springen; in seiner Angst hatte der Hund sogar nach Karsten geschnappt, was er sonst nie tat. Zurück zu Hause hatte sich Buddy beleidigt hinter das Sofa verkrümelt, und Karsten musste feststellen, dass der Kühlschrank fast leer war. Fluchend war er erneut aufgebrochen, um im Supermarkt kurz vor Ladenschluss noch Milch, Obst, Brot, Käse und ein paar Eier zu kaufen, doch das Kartenlesegerät an der Kasse hatte sich geweigert, seine EC-Karte zu akzeptieren, und er hatte nicht genug Bargeld in der Tasche gehabt, um alle Einkäufe zu bezahlen. Am liebsten hätte er um sich geschlagen, um seinem Frust Luft zu verschaffen.

Früher hätte er solche Desaster mit einem Schulterzucken abgetan, mit einem Mantra, einem innerlichen Annehmen-und-Loslassen an sich abperlen lassen, aber wann war früher gewesen? Er konnte sich kaum erinnern. In letzter Zeit überkamen Karsten immer wieder Stimmungsschwankungen, Zornesausbrüche, denen Lappalien zugrunde lagen: ein versehentlich zerbrochenes Glas, der verlegte Abholzettel für die Hemden in der Reinigung, die vergessene Rechnung des Zahnarztes. Kleinigkeiten, von denen er sich zu wüsten Flüchen und Schimpftiraden hinreißen ließ und die Roman mit hochgezogenen Augenbrauen und missbilligender Stille quittierte. Dann versteckte Karsten seine zitternden, aufgeregten Hände in den Hosentaschen und ging in den Garten, vors Haus, irgendwohin, wo seine unverständliche Wut sich abkühlen konnte. Erst wenn er sich wieder unter Kontrolle hatte, kehrte er zurück und tat, als wäre nichts passiert.

Und was hätte er zu seiner Verteidigung auch vorbringen können? Dass ein kaum fassbares Gefühl der Unsicherheit an ihm nagte, ihn immer häufiger die Befürchtung beschlich, dass ihm der Alltag entglitt? Zu oft fühlte er sich unzulänglich, überfordert, ohne dass er genau hätte sagen können, wofür und womit. Ein vages Empfinden in seinem Bauch oder seinem Hinterkopf, eine Art Warnsignal, welches er zu deuten nicht imstande war und deshalb so weit wie möglich zu ignorieren suchte.

In letzter Zeit erwischte er sich immer wieder, dass er gedankenverloren aus dem Fenster starrte, und wenn er dann auf die Uhr sah, erschrocken feststellen musste, dass mehr als eine Stunde, mehr als zwei Stunden vergangen waren, ohne dass er hätte sagen können, worüber er nachgedacht hatte. Diese Momente waren geradezu furchteinflößend, als erwachte er aus einer Art Dämmerzustand, einer Trance, und manchmal glaubte er, verrückt zu werden, buchstäblich seinen Verstand zu verlieren. Es half, wenn er seinen Namen flüsterte und die Grundpfeiler seines Lebens wie einen Rosenkranz herunterbetete: „Mein Name ist Karsten Wollmann, ich bin siebenundvierzig Jahre alt und lebe in einer Beziehung mit Roman Tresnow. Ich leite die Filiale einer Zeitarbeitsfirma. Ich wohne in einem Haus mit Garten am Rande der Stadt." Daran konnte man sich orientieren, diese Eckdaten seiner Existenz bildeten das Geländer, an dem er sich entlanghangeln konnte, bis der Rest seiner Erinnerungen wiedergekehrt war. Zum Glück waren solche Aussetzer nicht passiert, wenn Roman dabei war. Karsten hätte nicht gewusst, wie er sie seinem Freund erklären sollte.

Nachdem er die Einkäufe in der Küche verstaut hatte, beschloss er spontan, wenigstens eine halbe Stunde zu joggen. Nicht weit weg, nur einmal durch die Siedlung. Die Sonne stand zwar schon tief am Horizont, und er hatte neuerdings eine unerklärliche Abneigung entwickelt, sich nach Anbruch der Abenddämmerung außerhalb des Hauses aufzuhalten, aber vielleicht würde das Laufen seine Aggressionen abbauen, seinen Kopf frei machen. Vorher noch schnell eine Maschine Wäsche anstellen, Roman und er hatten kaum noch saubere Socken. Und den Müll konnte er auf dem Weg nach draußen rausbringen.

„Willst du mitkommen, Buddy?" Aber der Hund rührte sich nicht, verhielt sich mucksmäuschenstill; wahrscheinlich misstraute er dem aufmunternden Tonfall und witterte erneuten Verrat. „Schön, dann eben nicht!", erklärte Karsten grimmig, zog sich um und schloss die Haustür hinter sich.

Die alte Hexe von gegenüber beobachtete ihn, er konnte ihre Umrisse hinter der Gardine im Wohnzimmer erkennen. Karsten hatte sie im Verdacht, heimlich die Mülltonnen zu kontrollieren, ob sie die Abfälle auch wirklich korrekt trennten. Roman hatte ihn ausgelacht, als er seine Vermutung äußerte, hatte ihm an die Stirn getippt und einen Kuss auf die Lippen gedrückt, als litte er unter einer nicht ernstzunehmenden, eher amüsanten Form von Paranoia. Aber Roman war zu sanftmütig, er glaubte noch immer an das Gute im Menschen. Wahrscheinlich musste er das als Krankenpfleger. Ein Helfersyndrom war in Sozialberufen ja beinahe Einstellungsvoraussetzung. Mit einem Knall schlug Karsten die Tür des Müllunterstandes zu. Als er einen weiteren Blick zum Haus gegenüber riskierte, war der Umriss der Nachbarin hinter der Gardine verschwunden.

Links abbiegend schob er sich die Kopfhörer seines MP-3-Players ins Ohr und setzte sich in Bewegung. Ein Mückenschwarm tanzte in der lauen Luft des Sommerabends, und er wedelte mit der Hand, um die Insekten zu verscheuchen. *„I'm fixing a hole where the rain gets in, and stops my mind from wandering where it will go …"* Sein Atem ging stoßweise im Rhythmus der Laufschritte, während er zusammen mit Paul McCartney ein Lied aus dem Sgt.-Pepper-Album sang. Die Beatles hätten sich niemals trennen dürfen. McCartney hatte in den darauffolgenden Jahrzehnten fast nur Mist produziert, und John Lennon war erschossen worden. Karsten gab noch immer Yoko Ono die Schuld an der Trennung. Auch so eine alte Hexe …

Den Kindergarten mit dem Sandkasten und der Rutsche ließ er links liegen und passierte erneut den Supermarkt. Die Beleuchtung im Laden erlosch in dem Moment, als er die Einfahrt überquerte. Komischer Zufall. Geisterstunde … Die Gegend sah im Zwielicht ganz anders aus als am helllichten Tag. Jetzt rechts abbiegen … nein, doch lieber links

… wenn er sich rechts hielt, würde er bald zur Autobahnauffahrt gelangen, und da konnte man nicht gut laufen.

„I saw a film today, oh boy, the English army had just won the war …" Es war besser, wenn er aufhörte mitzusingen, sonst hatte er gleich Seitenstiche. Dabei sang er gerne, nicht so gut wie sein Vater damals, zugegeben; bei ihm reichte es leider nur für lautstarke Einlagen unter der Dusche. Gleichmäßig ein- und ausatmen, ein, aus, ein … er erinnerte sich, dass er in der Oberstufe im Leistungskurs Englisch den Text von *A Day in the Life* besprochen hatte. Mehr als dreißig Jahre musste das jetzt her sein. Genauso Don McLeans *American Pie*, das Lied, das Madonna dann später in einem Remake verschandelt hatte. Sein Englischlehrer hatte sich deswegen für besonders progressiv gehalten. Ein kleiner, dicker Mann mit trüben Augen und einem pechschwarzen Vollbart, der schon damals die Raute perfektioniert hatte. Als Karsten das Markenzeichen der Kanzlerin das erste Mal gesehen hatte, war ihm sofort wieder Herr Färber eingefallen. Der hätte sich das damals patentieren lassen sollen. Ob der noch lebte? Zumindest war er seit Jahren pensioniert. Jetzt erinnerte sich Karsten auch, dass es damals einen regelrechten Skandal gegeben hatte, weil sich herumgesprochen hatte, dass der Färber eine wilde Ehe führte. Elternpflegschaftsvorsitzende hatte sich empört, und der Schulrat war eingeschaltet worden. Dagegen hatten sich seine Mitschüler und er nur gefragt, welche Frau bescheuert genug war, ihr Leben freiwillig mit dem Färber zu verbringen. Komisch, es kam ihm vor, als wäre das erst gestern gewesen. Das Ganze war dann natürlich im Sande verlaufen. Ach ja, die frühen Achtziger … und von den Textinterpretationen hatte er nicht das Geringste behalten.

Karsten bog schnaufend um eine Ecke und passierte eine Bushaltestelle, deren Seitenwände großflächig für ein neues Herrenparfüm warben. Natürlich mit einem halbnackten

Kerl mit Sixpack, Dreitagebart und laszivem Grinsen. Unwillkürlich trabte Karsten auf der Stelle und betrachtete das Model eingehender. So wie der würde er niemals aussehen. Nicht mal bei zwanzig Stunden Joggen in der Woche. Total demotivierend. Karsten schüttelte verärgert den Kopf und setzte seinen Weg fort. Wozu machte er sich solche Gedanken? Roman war zufrieden mit ihm, oder? Und wenn er an Romans Ohren dachte, fühlte er noch immer, wie das Blut in seinen Schwanz rauschte.

Wie merkwürdig! Jetzt wohnten sie schon drei Monate in der Vorstadt, und die Villa mit den verwitterten Erkern und den Jugendstilfenstern auf der rechten Straßenseite war ihm noch nie aufgefallen. Ansonsten gab es hier doch nur ziemlich gleichförmige Eigenheime, so wie ihres … hübsch … und dann die schmiedeeiserne Laterne im Vorgarten … Na ja, wahrscheinlich unbezahlbar, zumal die Anlage ein größeres Grundstück hinter dem Haus vermuten ließ.

Gott sei Dank! Der Ärger und die Anspannung verebbten langsam. Darauf konnte er sich immer verlassen beim Laufen. Keine Computerabstürze, kein Tierarzt, keine Kartenlesegeräte. Nach spätestens zehn Minuten war sein Kopf frei, und die Gedanken, die sich in seinem Gehirn zu einem Gewitter zusammengeballt hatten, stoben auseinander und zogen als harmlose, träge Sommerwölkchen durch sein Bewusstsein. Wie Schafe auf einer Wiese, gemütlich grasend … er hatte doch neulich so einen Krimi gelesen, in dem Schafe die Hauptrolle spielten und den Mord an ihrem Schäfer aufklärten … eigentlich ganz witzig … wie hieß das wichtigste Schaf? Es lag ihm auf der Zunge … so ähnlich wie die ältliche Ermittlerin bei Agatha Christie … Marge? Maisy? Verdammt! Auch weg! Roman zog ihn gerne auf wegen seiner Gedächtnislücken. „Du wirst eben alt, Brummbär. Wird wohl Zeit, dass ich mir was Jüngeres suche!" Sie waren ja auch nicht ständig da, die Lücken. In letzter Zeit allerdings …

Mit einem unruhigen Flackern schaltete sich die Straßenbeleuchtung ein, und Karsten lief weiter über Bürgersteige, deren Pflastersteine von den Wurzeln angrenzender Bäume angehoben wurden, vorbei an parkenden Autos und angeketteten Fahrrädern. Ein Mann und eine Frau schleppten Sperrgut auf die Straße: ein altes Bettgestell, eine fleckige Matratze, einen abgenutzten, weißen Küchenschrank. Der Mann trug eine blaue … Dings … auf dem Kopf … wie nannte man das noch? Mütze? Nein … anders … Base … genau: Baseballkappe! Und die Frau hatte ihre Haare zu einem Pferdeschwanz geknotet. Als hinter ihm ein Junge auf einem Kinderfahrrad klingelte, schrak Karsten zusammen.

„Kleine Mistkröte! Das ist ein Bürgersteig!"

Der Junge zeigte ihm im Vorbeifahren den Stinkefinger.

Karsten fühlte den Schweiß seinen Hals hinunterrinnen, über die Brust. Er wischte sich die Schweißtropfen von der Stirn. Vielleicht sollte er jetzt besser umdrehen, sein Atem ging auch schon recht schwer … nein, hier noch mal rechts, ein paar Minuten noch, bis zu dem großen Baum an der Straßenecke. Es war wichtig, den inneren Schweinehund …

Plötzlich hielt er an und drehte sich einmal im Kreis. Wo war er? Wie kam er von hier wieder nach Hause? Konnte es sein, dass er noch nie hier gewesen war? Aber er nahm fast immer denselben Weg oder zumindest einen ähnlichen. Seitdem er nach einem Regenguss mit dem Schuh im Matsch eines Feldwegs steckengeblieben war, lief er doch lieber die asphaltierten Straßen der Nachbarschaft ab. Völlig unmöglich, dass er sich verlaufen hatte! Es war fast so wie im Urlaub auf den Malediven, ein Gefühl der völligen Desorientierung, und sein Herz begann schmerzhaft in seiner Brust zu hämmern.

„Bitte", flüsterte er. „Nicht."

Verwirrt suchte er die Umgebung nach Gebäuden ab, die ihm bekannt vorkamen, ging ein Stück der Strecke zurück, die er gekommen war. Da, den Haufen mit Sperrgut, den erkannte er wieder, an dem war er gerade vorbeigekommen. Gott sei Dank, wenigstens etwas sah vertraut aus. Nur das Pärchen war nirgendwo mehr zu sehen. Aber wo musste er jetzt lang? Geradeaus? Links? Rechts? In welcher Richtung lag sein Zuhause? Es war, als hätte sich sein innerer Kompass einfach abgeschaltet. Es gab keinen Anhaltspunkt, an dem er sich hätte orientieren können, der ihm hätte sagen können, wo er relativ zu ihm gesehen wohnte. Ein Gefühl der Beklemmung machte sich in ihm breit und schnürte ihm die Kehle zu. Jetzt ein Herzinfarkt, das hätte ihm gerade noch gefehlt!

Sein Blick fiel auf eine Hauswand mit dem Schild einer Zahnarztpraxis: Dr. Axel Kabusch. Fast wie ein Déjà-vu. Auch der Weg zur Praxis mit den unregelmäßigen Steinplatten und den Rhododendronbüschen an der Seite war ihm irgendwie geläufig. Ob er schon mal hier gewesen war? Vor einigen Wochen hatte er Zahnschmerzen gehabt, an einem Backenzahn und … genau! Das Wartezimmer war pastellgrün gehalten, in einer Ecke hatte ein großer Ficus gestanden, und aus einem Lautsprecher über der Tür war während der Wartezeit das Radioprogramm eines Schlagersenders auf die Patienten gerieselt. Abends hatte er Roman davon erzählt: Helene Fischer, Jürgen Drews und Andrea Berg – als ob der Arzt die Patienten schon vor der Behandlung betäuben wollte.

Aber selbst die Erkenntnis, dass er sich an einem bekannten Ort befand, half Karsten nicht weiter, weil ihm noch immer völlig schleierhaft war, in welche Richtung sein Haus lag. Die Straße hoch oder runter? Wieso konnte er sich nicht erinnern, wie er hierhergekommen war? Diese Gegend war quasi sein Revier! Ein albtraumartiges Gefühl, kaum zu beschreiben. Als wäre die Welt buchstäblich aus den Fugen geraten. Ihm war schwindelig, und sein Mund war plötzlich ganz trocken.

Panik machte sich in ihm breit, lief in Wellen durch seinen Körper, und er erinnerte sich plötzlich an eine Begebenheit aus seiner Kindheit. Er musste vier oder fünf Jahre alt gewesen sein; er war mit seiner Mutter im Zoo gewesen, und sie hatte ihm ein paar Groschen für den Eismann in die Hand gedrückt. Doch als er mit der Waffel zurückkam, war seine Mutter verschwunden; so sehr er sich auch bemühte, sie inmitten all der Tiergehege ausfindig zu machen, der Affen, der Erdmännchen, der Zebras und exotischen Vögel, sie blieb wie vom Erdboden verschluckt. Hilflos und verängstigt war er in der Nähe der Eisbären stehengeblieben; die Welt war zu groß, zu unübersichtlich ohne seine Mutter und er zu klein, um sie zu verstehen und sich darin zurechtzufinden. Er hatte angefangen, nach ihr zu rufen, hatte begonnen zu weinen, bis sie plötzlich aus der Richtung der Toiletten kommend vor ihm auftauchte. Seit Jahren, ach was, seit Jahrzehnten hatte Karsten nicht mehr daran gedacht. Hatte nicht gewusst, dass er diese Erinnerung überhaupt besaß.

Hinter ihm hupte ein Auto, und Karsten sprang zur Seite zurück auf den Bürgersteig, hatte in seiner Verwirrung nicht einmal gemerkt, dass er auf die Straße gelaufen war. Tief durchatmen! Das Zittern der Hände unterdrücken, die Panik unter Kontrolle bringen. Man geht nicht einfach verloren!

Auf gut Glück und mit weichen Knien ging er die Straße hinunter. Sein Blick streifte fremde Häuser, kleine Eigenheime mit blumenbepflanzten Vorgärten, alle irgendwie gleich, austauschbar, mit langgezogenen Terrassenfenstern; hinter den heruntergelassenen Jalousien drang gedämpftes Licht nach draußen. Ein Labyrinth aus Gleichförmigkeit und kleinen Straßen, überall verkehrsberuhigte Zonen und Schilder, die vor spielenden Kindern warnten. Alles bekannt und unbekannt zugleich, weil er es nicht zuordnen konnte, weil die Gebäude ihren festen Platz im Universum verloren hatten.

Es half auch nicht, dass es mittlerweile dunkel war: Der schwarze Abendhimmel und die magere Straßenbeleuchtung verstärkten Karstens Orientierungslosigkeit, ließen alles noch ungewohnter und fremder aussehen. Etwas zurückgesetzt von der Straße eine Villa mit verwitterten Erkern ... Er war ziemlich sicher, dass er hier noch nie vorbeigekommen war. Wenn er doch bloß sein Handy mitgenommen hätte! Er hätte seine Adresse eingeben, einen Routenplan erstellen können. Er hätte Roman anrufen können. Das wäre ein bizarrer Anruf geworden: „Hallo, Schatz, ich habe mich verirrt. Ein totaler Blackout! Kannst du mich abholen? Nein, ich weiß nicht, wo ich bin, aber es muss in der Nähe sein!"

Er fand sich an einer Bushaltestelle wieder, ließ sich auf einen der schmalen Sitze fallen. Pudding in den Beinen, klopfender Puls am Hals. Trotz der warmen Temperaturen an diesem Sommerabend begann er zu frieren. Wie konnte ihm das schon wieder passieren? Das war nicht mehr normal! Der Zwischenfall auf den Malediven war nur ein kurzer Moment gewesen, vergleichsweise ein Wimpernschlag. Das hier war schlimmer, weil es nicht aufzuhören schien. Was, wenn er jetzt ewig in dieser Orientierungslosigkeit gefangen bliebe?

Sein Blick streifte das Plakat an der Seite der Haltestelle. Werbung für ein Herrenparfüm, ein muskulöser Kerl mit Sixpack und Dreitagebart – und plötzlich fiel alles wieder an seinen Platz, wie ein Kaleidoskop, dessen wild durcheinander wirbelnde Glassteinchen sich nach einem Drehmoment wieder strukturieren. Vom Chaos zur Ordnung: Er musste hier um die Ecke biegen, die nächste Straße dann rechts, dann links, und schon befand er sich auf der Hauptstraße, an der der Supermarkt lag. Von da waren es nur noch ein paar Ecken bis nach Hause. Nichts einfacher als das! Der innere Kompass war plötzlich wieder da, das Labyrinth besaß auf einmal einen Wegweiser aus unsichtbaren Kieseln, die ihn auf dem kürzesten Weg zurückführen würden, nach Hause, in Sicherheit. Ein Stein fiel ihm vom Herzen, ach was, ein ganzer Steinbruch, der halbe Grand Canyon!

Kurz darauf sah Karsten die Umrisse ihrer Wohnung am Straßenrand auftauchen, Licht in der Küche und im Wohnzimmer. Roman war also schon aus dem Krankenhaus zurück. Er würde ihm nichts von seinem Aussetzer erzählen, würde seine Panik, sein Versagen für sich behalten. Nicht nötig, seinen Freund damit zu behelligen.

„Sag mal, hast du noch alle Tassen im Schrank?" Roman stand knöcheltief in verdrecktem, übel riechendem Wasser in der Küche und hantierte mit Putzlappen, Wischmopp und Eimer, als Karsten die Haustür aufschloss. „Du bist doch nicht mehr ganz dicht!"

„Was ist denn passiert?"

„Die Waschmaschine ist ausgelaufen. Sieh dir die Sauerei doch an! Wie kann man nur so bescheuert sein?"

„Wieso? Ich hab doch nur …"

„Du hast den Müll in die Maschine gegeben! Das ist doch nicht mehr normal! Die Maschine kannst du vergessen, wir werden eine neue kaufen müssen!" Roman deutete auf den triefenden und stinkenden Müllsack in der geöffneten Wäschetrommel, aus dem Bananenschalen, Hühnerknochen und Kaffeefilter herausquollen. „Wo hast du bloß deinen Kopf gehabt?"

Karsten wurde blass und schlich nach draußen, wo er in der Tonne für den Verpackungsmüll die Ladung schmutziger T-Shirts, Unterhosen und Socken fand, die er hatte waschen wollen.

„Scheiße", murmelte er. Er lief zurück ins Haus und fragte: „Wo ist eigentlich Buddy?"

Roman richtete sich langsam auf, ließ den Mopp sinken und starrte ihn an. „Was?"

„Wo ist Buddy? Ich war doch vorhin mit ihm beim Tierarzt und …"

„Was redest du denn da? Buddy ist seit sechs Wochen tot! Er ist vor ein Auto gelaufen!"

„Aber …" Wie in Trance suchte Karsten sein Handy und checkte die Nachrichten auf seiner Mailbox. Dort war tatsächlich ein Anruf von Roman aufgezeichnet, in dem er Bescheid gab, für eine Kollegin im Spätdienst einspringen zu müssen. Kein Wort von Buddy oder einem Tierarztbesuch. Verwirrt ließ sich Karsten auf einen Küchenstuhl sinken. Es war alles so real gewesen: Romans Anruf, Buddys Sträuben, als er begriff, dass er zum Tierarzt musste, die Fahrt zur Praxis … wie konnte er sich das denn alles nur eingebildet haben? Der Hund hatte doch zugeschnappt, den Schmerz in der Hand hatte er wirklich gespürt! Später hatte er Buddy sogar hinter dem Sofa liegen sehen, hatte mit ihm gesprochen. Das war doch nicht möglich! Und dann erinnerte sich Karsten an eine zufallende Tür im Treppenhaus in der Firma, an seine eingeklemmten Finger. Er musste etwas durcheinandergebracht haben, Fantasie, Erinnerung und Wirklichkeit waren für einen Moment in seinem Kopf kollidiert und hatten eine neue Realität kreiert. Unheimlich. Irgendwas stimmte nicht mit ihm.

Später, als sie den Dreck einigermaßen beseitigt hatten und sich mit einem Seufzer im Wohnzimmer auf das Sofa fallen ließen, entschuldigte sich Karsten. „Ich weiß auch nicht, wo ich mit meinen Gedanken war. Es tut mir leid. Der Tag war einfach scheiße heute. Fing schon heute Morgen an, als …"

„Du musst zum Arzt", unterbrach ihn Roman.

„Was? Wieso?"

„Weil das heute nicht der erste Vorfall ist. Ich mache mir Sorgen."

„Quatsch."

„Du bist vergesslich. Du verlegst Sachen. Dir fallen manchmal die Namen von Gegenständen oder Personen nicht ein. Dann sagst du einfach ‚Dings'."

„Das stimmt doch gar nicht!" Karsten wollte es nicht hören, und er wollte nicht wahrhaben, dass Roman es gemerkt hatte.

„Das Portemonnaie im Kühlschrank? Der MP-3-Player im Wäschekorb?", erinnerte ihn Roman. „Und jetzt die Sache mit Buddy ... Das macht mir Angst."

„Na schön, dann hab ich halt hin und wieder ein paar Aussetzer. Kann jedem mal passieren."

„‚Hundert Dings von dem Dings da'", sagte Roman.

„Was?"

„Als wir letzte Woche einkaufen waren und an der Käsetheke standen. Das hast du gesagt. ‚Hundert Dings von dem Dings da'."

„Blödsinn!" Karsten konnte sich weder an die Situation erinnern noch daran, dass er letzte Woche mit Roman im Supermarkt gewesen war.

Sein Freund seufzte. „Als Marvin vor ein paar Tagen angerufen hat, hast du ihn die ganze Zeit Markus genannt."

„Woher willst du das wissen? Du warst doch gar nicht dabei!" Diesmal erinnerte sich Karsten genau an die Situation, an das Gespräch mit seinem Neffen. Marvin hatte sich über seine Mutter beschwert und erzählt, dass er am Wochenende zuvor bei einem Spiel seines Lieblingsvereins, Alemannia Aachen, gewesen war. Und Roman konnte von dem Telefonat gar nichts wissen, weil er zu dem Zeitpunkt mit Arbeitskollegen beim Italiener gewesen war.

„Marvin hat mich später angerufen und es mir erzählt. Er hat sich auch Sorgen gemacht."

Karsten verzog verärgert das Gesicht. „Werde ich jetzt von allen kontrolliert, oder was? Schnüffelt ihr mir hinterher?" Ohne dass er es beabsichtigt hatte, war seine Stimme laut geworden und sein Tonfall aggressiv.

Roman sah ihn befremdet an. „Hörst du dich eigentlich selber reden? Niemand schnüffelt dir hinterher. Aber merkst du nicht, dass da irgendwas nicht stimmt?"

„Mit mir ist alles in Ordnung! Ich bin nur hin und wieder in Gedanken!“

„Karsten …“

„Das ist doch lächerlich! Ich lasse mir so einen Scheiß nicht einreden! Auch nicht von dir. Gerade nicht von dir!“

„Aber …“

„Nein!“ Er sprang auf und lief auf die Terrasse. Es war immer noch warm. Beim Joggen hatte er die Hitze des vergangenen Hochsommertages vergessen, war zu sehr in Gedanken versunken gewesen, um auf den Schweiß aufmerksam zu werden, der in sein T-Shirt rann. Erst als er zu Hause war, hatte er den unangenehm klammen, kalten Stoff auf seiner Haut gespürt. Aber dann war da das Chaos in der Küche gewesen, und er hatte keine Zeit gehabt, zu duschen oder zumindest das Shirt zu wechseln.

Wie konnte er nur vergessen, dass Buddy tot war? Wie hatte er sich die ganze Tierarztaktion einbilden können? Die Fingernägel seiner rechten Hand bohrten sich in seinen Unterarm und hinterließen blutige Druckstellen.

In der Dunkelheit waren die Umrisse der Birke hinten im Garten nur zu erahnen. Karsten hatte es Roman nie gesagt, aber die Birke war einer der Gründe, warum er dieses Reihenhaus unbedingt hatte haben wollen, als sie sich vor einigen Monaten zu einem Umzug entschlossen hatten: Weil er sich beim ersten Blick auf den Baum selbst gesehen hatte, als alter Mann in zwanzig oder dreißig Jahren, in einem Gartenstuhl sitzend mit einem Buch in der Hand, während sich über ihm die Zweige der Birke nach ihm streckten und die Blätter in einer leichten Brise raschelten. Jetzt war er auf einmal nicht mehr sicher, ob er all das jemals so erleben würde. Wenn er in die Nacht starrte und sich das Bild in Erinnerung rief, lag plötzlich kein Buch mehr auf seinem Schoß, die Lippen des Alten sabberten unverständliche Wortfetzen, und sein Blick glotzte reglos ins Leere, die Schönheit und die Friedlichkeit des Augenblickes nicht mehr wahrnehmend.

In der Nähe des Schuppens raschelte etwas im Gras, vielleicht eine Maus oder ein Kaninchen. Roman legte eine Hand um seine Hüfte, und Karsten schrak zusammen, weil er seinen Freund nicht hatte kommen hören.

„Ich hab im Krankenhaus schon häufiger mit Patienten gearbeitet, die ähnliche Symptome hatten wie du", sagte Roman. Er klang bedrückt.

„Und … was hatten die für eine Diagnose?" Plötzlich hatte Karsten einen Kloß im Hals, und für einen Moment flatterte das Wort, vor dem sie sich beide fürchteten, vor ihnen in der Luft wie der dunkle und doch fast transparente Flügel eines Nachtfalters. Dann zerstob die Illusion, und sie atmeten erleichtert auf, weil keiner das Wort hatte laut sagen wollen, aus Angst, es durch das Aussprechen erst zur Realität werden zu lassen.

Roman schüttelte den Kopf und klopfte seinem Freund beruhigend auf die Schulter. „Dafür bist du zu jung", sagte er.

* * *

Karstens Handy klingelt. Es liegt neben dem leeren Suppenteller auf dem Stuhl und spielt immer wieder den Anfang von *Satisfaction*. Sophie sieht Karsten erwartungsvoll an, aber er starrt nur auf seine Finger, die den Takt von Keith Richards' Gitarrenriff trommeln, und summt mit.

„Willst du nicht rangehen?", fragt sie schließlich.

Er sieht überrascht aus. „Wo ran?"

„An dein Telefon."

Sophie ist Karsten nach dem Zwischenfall in der Küche bis ins Schlafzimmer gefolgt. Sie hat seinen Wutanfall weggelächelt, und er hat mit ihrer Hilfe den ganzen Teller leergegessen, Löffel für Löffel, als wäre nichts passiert.

Karsten blickt sich um. „Hier ist kein Telefon. Ein Bett, ein Regal mit … Dings drauf, an der Wand hängen zwei … von diesen …"

„Bildern", hilft Sophie aus.

Karsten nickt. „Die Installation einer Telefonanlage steht noch bevor." Es gibt kein Regelwerk, das erklärt, welche Worte Karsten abhanden kommen und welche nicht. Sophie hat aufgehört, sich darüber zu wundern.

„Aber nicht doch", erwidert sie und drückt ihm das Smartphone in die Hand, das ihm Roman vor vier Jahren zu Weihnachten geschenkt hat.

Karsten bricht in schallendes Gelächter aus. „Darauf falle ich nicht herein! Das hat ja nicht einmal einen Hörer. Das ist ein …" Er wendet das flache Gerät hin und her und zieht die Stirn kraus. „Das ist ein …"

„Ich weiß. Neumodischer Firlefanz." Sophie hat ein Gespür dafür, wann es notwendig ist, seine Unzulänglichkeiten zu überspielen, und wann sie ihn anspornen kann, sich trotz allem zu bemühen. Sie will Karsten nicht wie ein Kind behandeln; aus Erfahrung weiß sie, dass er darauf allergisch reagiert. Sie will ihm – bei allem, was er schon verloren hat – nicht auch noch seine Würde nehmen. Fast immer hat sie mit dieser Gratwanderung Glück; Karstens Zuneigung ist ihr der beste Beweis. Wie schade, dass er sie eigentlich gar nicht mag, dass erst das Versagen einiger Synapsen in seinem Gehirn ihn umgänglich gemacht hat.

Zu den jungen Familien, die in den anderen Häusern der Straße wohnen, hatte Sophie nie ein besonderes Verhältnis entwickelt. Jemand, der morgens um zehn Tai-Chi im Vorgarten praktizierte und nachts um drei auf die Idee kommen konnte, Marmelade einzukochen – bei geöffnetem Fenster, sodass der Duft von Himbeeren und Rhabarber die Straße entlangtrieb und die Träume der Nachbarn versüßte –, galt als verschroben, ein wenig wunderlich. Ihr demonstratives

Rauchen, ihre altmodischen Hosenanzüge und ihr verwilderter Garten ließen sie abseits stehen; ihre Weigerung, sich einen Fernseher anzuschaffen, machte sie zu einer aus der Zeit gefallenen Figur, die man bestenfalls belächelte. Das Relikt einer Epoche, die man nur aus Erzählungen der Großeltern kannte, aus Zeitungsartikeln und Büchern. Ihre unverblümten Beschwerden über das schlechte Benehmen der Nachbarskinder, die Abfälle über ihren Gartenzaun warfen und obszöne Graffiti an ihre Hauswand malten, machten sie einsam. Daher hatte sie sich gefreut, als ein schwules Pärchen im Haus gegenüber einzog. Ein wenig mehr Unangepasstheit, ein wenig mehr Außergewöhnlichkeit in ihrer Nähe.

Zu Roman hatte sie von Anfang an ein gutes Verhältnis gehabt, hatte mit ihm über das Wetter oder Mojo und Buddy schwatzen können, die sich schnell anfreundeten. Ein freundlicher, junger Mann, der vielleicht – nein, sogar mit Sicherheit – zu viel arbeitete; sie konnte es an den angestrengten Augen ablesen, wenn er ihr nachmittags nach dem Ende eines Frühdienstes über den Weg lief. Ein Mann, der ihre Eigenarten amüsiert zur Kenntnis nahm.

Karsten jedoch, den gesunden, funktionierenden Karsten, hatte sie nicht besonders leiden können. Seine offensichtliche Abneigung, sich mit ihr auf nachbarschaftliche Plaudereien einzulassen, seine knappen, abwehrenden Antworten, wenn sie ihn beim Spazierengehen mit dem Hund traf, hinterließen bei ihr ein Gefühl der Demütigung – als wäre sie eine lästige Fliege, die es zu verscheuchen galt. Sein kurzes Nicken anstelle eines Grußes empfand sie als herablassend, sein Bemühen um Distanz als arrogant. Ein Macher, ein Manager des Lebens, unzugänglich, desinteressiert. Erst die frühen Anzeichen seiner Erkrankung hatten ihre Antipathie weichen lassen, und als sie ihn eines Tages in Romans Abwesenheit vor ihrer Haustür stehend vorfand, offensichtlich verwirrt und bejammernswert hilflos, hatte sie ihn hereingebeten, ihm Kaffee und Kekse angeboten. Er hatte mit Mojo herumgetollt und sich so wohl gefühlt, dass sie ihm nicht länger böse sein konnte.

Danach hatte sie Roman ihre Hilfe bei Karstens Betreuung angeboten, hatte erst Marvin und Tom und später auch Sandra und Rita kennengelernt und all die anderen, die zum erweiterten Freundeskreis um Karsten und Roman zählten. Eine bislang unbekannte Parallelwelt hatte sich ihr erschlossen, von der sie kaum etwas gewusst hatte; eine Welt, in der Freunde wie selbstverständlich als Familie fungierten, in der genauso geliebt, gestritten, gelacht und geweint wurde, und jetzt hat sie manchmal ein schlechtes Gewissen, dass ihr der neue, der kranke Karsten besser gefällt als der gesunde.

Inzwischen ist der Klingelton verstummt. Sophie wischt Karstens Mundwinkel mit einer Serviette sauber, und dann suchen sie gemeinsam Roman, der sich mit Marvin und Tom wieder an der Dekoration des Gartens zu schaffen macht. Die Mittagssonne wird von ein paar Wolken verdeckt, und im Schatten kann man die Hitze gut aushalten.

„Jemand hat versucht, Karsten anzurufen“, erklärt Sophie. „Aber wir hatten keine Ahnung, wie man den Anruf entgegennimmt. Ich glaube, wir bevorzugen beide Telefone mit Hörern. So wie früher.“

Roman steht auf der obersten Sprosse der Leiter, die am Stamm der Birke lehnt, und versucht, eine der Lichterketten in den Ästen des Baumes zu befestigen. Sein Kopf ist rot vor Anstrengung. „Kannst du mal nachsehen?“, fragt er Marvin. „Ich hab beide Hände voll.“

„Es war Hubert“, erwidert Karstens Neffe nach einem kurzen Blick auf die Anrufliste des Handys.

Roman seufzt. „Der ist auch zu nichts zu gebrauchen. Wahrscheinlich hat er wieder meine und Karstens Nummer verwechselt. Ich hab ihm schon ein paarmal gesagt, dass es keinen Sinn macht, Karsten anzurufen." Schon oft hat er mit dem Gedanken gespielt, Karstens Handyvertrag zu kündigen. So viel Geld nutzlos zum Fenster herausgeworfen! Aber es käme ihm vor wie eine Beschneidung von Karstens Freiheit, ein weiterer Schritt in die Unselbstständigkeit. Lieber zahlt er weiterhin die monatlichen Gebühren. Mit Schwung wirft er die Lichterkette über einen Ast und kramt aus der Hosentasche sein eigenes Handy heraus. „Hubert", sagt er nach einem Moment. „Ich hab schon versucht, dich zu erreichen! Wo bist du?"

„Am Hauptbahnhof", ertönt eine nörgelnde Stimme am anderen Ende der Leitung. „Endlich. Irgendwo nördlich von Wuppertal hat eine Schafherde die Zuggleise blockiert. Hat mehr als eine Stunde gedauert, bis die Tiere Platz gemacht haben. Ich weiß gar nicht, wieso die Bahn das Viehzeug nicht einfach plattfährt. Bescheid sagen konnte ich auch nicht, weil es kein Netz gab."

„Und jetzt? Kannst du die Straßenbahn nehmen?"

„Bist du bescheuert?", erwidert Hubert. „Von öffentlichen Verkehrsmitteln habe ich für heute die Schnauze voll. Ich checke schnell im Hotel ein und nehme dann ein Taxi."

„Wir sind hier", sagt Roman unnötigerweise. Als würden sie irgendwo anders hingehen!

„Wie ist die Lage?"

Roman zieht verärgert die Augenbrauen zusammen. Hubert hat es sich angewöhnt, in Euphemismen über Karstens Zustand zu reden. Als wäre die Erwähnung der Erkrankung unangebracht und irgendwie obszön. Darin ähnelt er Angelika, die sich auch nicht überwinden kann, die Worte „Alzheimer" oder „Demenz" in den Mund zu nehmen. Karstens Schwester geht allerdings noch einen Schritt weiter: Es ist ihr unangenehm, sich mit ihrem Bruder zu unterhalten; lieber redet sie über ihn als mit ihm. Roman hat sie gebeten, es zu unterlassen, denn er weiß, dass Karsten es als unhöflich empfindet, auch wenn er es nicht mehr artikulieren kann, aber wie so oft beißt er damit bei Angelika auf Granit.

„Es geht ihm wie immer“, antwortet er kurz angebunden. „Bis gleich dann, Hubert.“

„Oh“, sagt Sandra erfreut, die gerade ein Tablett voller Kaffeetassen in den Garten trägt und auf dem Tisch ablädt, der neben dem Goldfischteich steht. Karsten nennt ihn den „Draußen-Tisch“, im Gegensatz zu dem Tisch in der Küche, der ja ein festes Dach über dem Kopf hat. „Fatty kommt auch?“

Sie reibt sich scheinheilig die Hände, und Roman sagt: „Untersteh dich!“

Huberts Leben wird von Phobien, Komplexen und Depressionen bestimmt, und niemand kann sagen, ob sie eingebildet sind oder echt. Sandra bereitet es diebische Freude, die Leiden Huberts zu sezieren und deren psychologischen Ursachen nachzuforschen. Für sie ist er das Paradebeispiel eines egozentrischen Hypochonders, die Inkarnation westlicher Dekadenz.

Eine Stunde später steht er mit ihnen im Garten: Ein für seine Größe von 1,75 Meter viel zu fetter, schnaufender und verschwitzter Mann mit grauem Gesicht und Geheimratsecken, ein Fleischklops mit wässrigen, blauen Augen hinter den dicken Gläsern einer schwarz umrandeten Brille. Den Spitznamen Fatty schleppt Hubert zusammen mit seinem Übergewicht seit der Schulzeit mit sich herum. Damals haben ihn seine Klassenkameraden gezwungen, Westernhagens Schmählied über Dicke lautstark auf dem Pausenhof zu singen, und Roman war der Einzige, der Mitleid mit dem Außenseiter hatte. Seitdem zählt er ihn irgendwie zu seinem Freundeskreis, obwohl er Hubert eigentlich gar nicht leiden kann. Denn Hubert hat sich im Laufe der Jahre eine ausgesprochen unsympathische Persönlichkeit zugelegt, um seine Defizite zu überspielen, vor allem aber, um es der Welt heimzuzahlen. Er ist zynisch, unverschämt und angriffslustig, ein wahres Ekelpaket.

Mit dreißig hat er einen kurzen Moment der Selbstbestätigung erlebt, als er seinen autobiographischen Roman *Fatty muss sterben* veröffentlichte, in dem er mit den Peinigern seiner Kindheit abrechnete. Der Roman wurde überraschend ein Bestseller, und Hubert tingelte eine Zeitlang durch die Talkshows der Republik, in denen er seine Fettleibigkeit, seine Fresssucht und seine schlechten Manieren bestaunen ließ sowie Moderatoren und Publikum beleidigte. Noch heute gibt es auf YouTube den legendären Ausschnitt einer TV-Runde zu sehen, in der Hubert umständlich von einer offen lesbisch lebenden Gesprächspartnerin gefragt wird, ob sein unmäßiges Äußeres nicht einfach nur selbstverschuldet und auf fehlende Disziplin bei der Nahrungsaufnahme zurückzuführen sei. Er antwortet darauf mit einem süffisanten Grinsen und dem Satz, dass er sich nicht daran störe, dass sie Muschis lecke, also solle sie ihn gefälligst so leben lassen, wie er es für richtig halte. Diesen Eklat nahm der Bayerische Rundfunk zum Anlass, dem Intendanten der ARD eine Protestnote über die Auswahl der Gäste zukommen zu lassen.

Doch nach einer gewissen Zeit verloren die Medien das Interesse an Hubert und seiner Unflätigkeit, was seinem Hass auf die Welt neue Nahrung gab. Nur zu Roman pflegt er ein mehr oder weniger enges Verhältnis, als hätte er noch immer eine Schuld zu begleichen. Wie ein Klotz am Bein lässt er sich durch Romans Leben schleifen, wie eine Klette, die sich nicht abschütteln lässt, und Roman kann es nicht über sich bringen, den Kontakt abzubrechen. Eine Schwäche, um die Hubert weiß und die er schamlos ausnutzt.

„Na“, sagt Roman, „haben wir uns mal wieder in Schale geschmissen?“

„In meiner Größe gibt es nur hässliche Klamotten“, antwortet Hubert mit leidvoller Miene und sieht auf sein überproportioniertes Hawaiihemd hinunter, auf dem sich buntgefiederte Papageien tummeln. „Es ist eine Verschwörung der Modebranche. Wenn mir eines Tages Wolfgang Joop oder Heidi Klum über den Weg laufen, bringe ich sie um. Ich setze mich einfach in die Schminke auf ihren Gesichtern und lasse sie unter meinem fetten Arsch langsam und genüsslich ersticken."

„Du musst einfach nur mal flachgelegt werden", sagt Rita kopfschüttelnd. „Das würde dir guttun, ehrlich!" Sie hat bis eben in der Küche die großen Töpfe gespült, die nicht in die Spülmaschine passten, und trocknet sich die Hände an einem Geschirrtuch, das sie durch die Gürtelschlaufe ihrer Jeans gezwängt hat.

Hubert grinst anzüglich. „War das ein Angebot?"

„O bitte!", erwidert Rita und boxt ihn auf den Arm. „So viel Geld hast du im Leben nicht, um mich dafür zu bezahlen!"

„Für diese Erfahrung würde ich sogar einen Kredit aufnehmen", schießt Hubert zurück.

Alle lachen, sogar Karsten, obwohl er nicht begriffen hat, worum es geht. Aber ihm gefällt die ausgelassene Stimmung um ihn herum, das warme Gefühl in seinem Bauch, das das Gelächter verursacht. Doch er kann diese Leute nicht alle zuordnen. Es sind einfach zu viele Gesichter, die nicht in seinem Gedächtnis haften bleiben wollen. Sie scheinen wie Pilze aus dem Boden zu schießen, fallen wie Regentropfen vom Himmel. Ständig werden es mehr. Da sind Sophie und Peter und Marvin und … der Neue, der gerade dazugestoßen ist. Irgendetwas an ihm ist ihm vertraut. Und die anderen scheinen ihn auch alle zu kennen. Vielleicht ein Bekannter der alten Frau? Niemand scheint es für nötig zu halten, ihm den Neuankömmling vorzustellen.

Die Sonne, die wieder zwischen den Wolken hervorkommt, scheint Karsten ins Gesicht, und er schließt träge die Augen. Am liebsten würde er ein Nickerchen machen. Die Gesprächsfetzen der anderen wehen um ihn herum, werden zu einem unverständlichen Hintergrundrauschen, wie das Brummen von Insekten auf einer Sommerwiese. Dann schreckt er hoch. Es beunruhigt ihn plötzlich, dass er keine Erklärung für die Anwesenheit all dieser Leute hat. Vielleicht hat er sie eingeladen? Er kann sich nicht erinnern, so sehr er sich auch das Hirn zermartert. Aber wenn er sie eingeladen hat, aus welchem Grund auch immer, dann ist er auch für ihre Verpflegung zuständig. Kaffeetassen, Milch und Zucker stehen schon auf dem Tisch; er muss all das schon in den Garten getragen haben. Aber hat er auch Kuchen da? Was für ein miserabler Gastgeber er doch ist!

So leise wie möglich steht Karsten auf und stiehlt sich in die Küche. Die anderen haben nicht gemerkt, dass er sich fortgeschlichen hat … gut! Er reißt die Schränke auf, die Kühlschranktür, durchstöbert die Regale. Nirgendwo Kuchen zu sehen. Wie peinlich! Was soll er denn jetzt bloß machen? Nicht mal eine Packung Kekse kann er finden. Es wird ihm nichts anderes übrig bleiben: Er wird noch schnell einen Kuchen backen müssen. Wieder sucht er die Schränke ab, diesmal nach Zutaten, schüttet hektisch Mehl und Eier in eine Schüssel … oh, sie werden alle schimpfen, wenn der Kuchen nicht rechtzeitig fertig ist! Und er hat einfach vergessen zu backen! So was Blödes!

Diese Küche ist auch nicht seine! Sie ist viel zu groß! Er weiß genau, dass die Küche in seiner Studentenwohnung so schmal ist, dass man kaum drin sitzen kann; er und Peter essen immer auf Hockern an der Theke, weil es keinen Platz für einen Tisch gibt. Und sein Herd hat auch nur zwei Platten, nicht vier wie dieser hier … trotzdem, er könnte schon mal den Ofen vorheizen, dann kann er den Teig gleich reinschieben. Aber Zucker fehlt, er braucht doch auch Zucker! Wieso hat er keinen Zucker im Haus? Verdammt, wieso hat Peter nicht eingekauft? Er kann doch nicht alles alleine machen! Vorlesungen, Seminare, mit Buddy Gassi gehen, einkaufen und eine Party vorbereiten! Es ist tatsächlich kein Zucker da! Wo soll er heute am Sonntag Zucker herkriegen? Er könnte einen der Nachbarn fragen, sich etwas Zucker borgen … ja, das ist eine gute Idee.

Karsten schüttet das Mehl und die rohen Eier achtlos auf die Arbeitsfläche und eilt mit der leeren Schüssel zur Tür hinaus. Im Vorbeigehen greift er sich noch den Mantel, der über einem der Küchenstühle hängt, obwohl ihm schon der Schweiß über die Stirn perlt … mein Gott, was für ein scheußliches Muster! Schwarz-rot gestreift. Das kann nicht sein eigener sein … egal, erst muss er sich um den Zucker kümmern … die Straße entlang, das nächste Haus ist nicht weit entfernt, nur ein paar Schritte. Nervös und atemlos drückt er die Klingel, bis ihm geöffnet wird.

„Karsten … ähm … Karsten …“, stellt er sich ungeduldig vor. In der Hektik ist ihm sein Nachname entfallen, und er überspielt seine Verwirrung, indem er mit den Fingern auf der Schüssel trommelt. Vielleicht war er auch eine Spur zu barsch, denn die junge Frau an der Tür schreckt überrascht zurück. Im Hintergrund kann er eine Kinderstimme hören. Das würde die pinkfarbenen kleinen Gummistiefel vor dem Eingang erklären, über die er beinahe gestolpert wäre. „Wir … ich wohne nebenan. Haben Sie vielleicht etwas … etwas … Dings für mich? Peter … also mein Freund, er hat vergessen einzukaufen, und jetzt haben wir … da sind Leute … und ich möchte noch schnell einen Kuchen …“ Er hält der jungen Frau die Rührschüssel entgegen, aber sie starrt ihn nur entgeistert an, als wäre er ein Gespenst. „Herrgott noch mal“, sagt er böse, „rede ich chinesisch oder was?“

„Wo ist eigentlich Karsten?“, fragt Sandra, während sie den Kaffeetisch im Garten mit dem blauen Geschirr eindeckt, das sich Roman und Karsten vor Jahren bei Ikea gekauft haben.

Sophie dreht sich um. „Ich habe ihn mitge… gerade war er noch hier!“

„Vielleicht ist er zurück ins Haus gegangen?“ Rita ist die Erste, die sich auf die Suche begibt, gefolgt von Marvin, Roman und Sophie. In der Küche entdecken sie den geöffneten, heißen Ofen und die Arbeitsplatte, auf die Mehl und rohe Eier geschüttet wurden. Das Eiweiß ist zerlaufen und tropft die Schränke herunter, die Eierschalen liegen auf dem Boden, der Mixer rotiert eingeschaltet in der Luft.

Roman stößt einen unterdrückten Fluch aus, als er die offene Haustür bemerkt, und rennt nach draußen. „Karsten!“, ruft er in einer Mischung aus Verzweiflung und Wut. „Karsten!“ Eben war doch noch alles in Ordnung! Wie kann es sein, dass sich alles in Sekundenschnelle in einen Albtraum verwandelt? Eigentlich müsste er daran gewöhnt sein, aber er hält das nicht mehr aus, es ist einfach zu viel.

Schließlich entdeckt er seinen Freund vor der Haustür der Nachbarn ein Stück die Straße hinunter, und er rennt los, während im gleichen Moment ein Polizeiauto um die Ecke biegt und vor dem Haus der Nachbarn hält.

„Peter!“, sagt Karsten, als Roman ihn eingeholt hat. „Ich wollte mir … Dings … ausleihen. Aber sie will mir keinen geben!“ Anklagend zeigt er auf die junge Frau in der Tür, die zornig den Weg ins Haus versperrt und ihm mit ausgestreckter Hand ihr Handy entgegenhält, als wäre es ein Kruzifix, mit dem man den Teufel in Schach hält.

„Schaffen Sie mir den Irren hier vom Hals!“, fährt sie Roman an. „Er hat mich mit dieser verdammten Rührschüssel bedroht!“

Tatsächlich sieht Karsten zum Fürchten aus; seine dünnen Haare sind zerzaust, und er hat Mehlstaub im Gesicht und an den Händen, noch dazu hat er seinen schwarz-rot gestreiften Bademantel übergezogen, den Roman heute Morgen vergessen hat wegzuräumen und der nun ebenfalls mit Mehlspuren übersät ist.

„Es tut mir leid", versucht er die Situation zu entschärfen und lächelt verkrampft auch der kleinen Tochter seiner Nachbarin zu, die mit großen Augen das Geschehen aus sicherer Entfernung verfolgt. „Er meint es doch nicht so. Er ist nur verwirrt!"

Doch die Nachbarin will sich nicht beruhigen. „Es ist mir egal, wie er es meint! Sperren Sie ihn von mir aus weg, aber sorgen Sie dafür, dass er nicht unbeaufsichtigt durch die Gegend läuft und fremde Leute belästigt!" Die Familie ist neu in der Straße, sonst wüsste die Frau, wie es um Karsten steht. Vor einigen Wochen hat Roman Möbelpacker den Wagen einer Umzugsspedition vor dem Haus entladen sehen. Ein graues Sofa stand auf der Straße, eine Waschmaschine und mehrere große Kartons. Er weiß nur, dass die Familie aus Lübeck stammt, dass sie zwei kleine Kinder haben und dass die Eltern beide berufstätig sind – aber selbst diese Informationen hat er aus zweiter Hand, von Sophie.

„Ich habe niemanden belästigt!", brüllt Karsten plötzlich. „Und ich bin auch nicht verwirrt!" Er hebt die Rührschüssel über seinen Kopf, und für einen Moment sieht es so aus, als wollte er damit zuschlagen. Die Nachbarin macht einen Schritt nach hinten, und Roman hält Karsten am Arm fest.

„Reiß dich zusammen!", schnauzt er ihn an. „Du machst doch alles nur noch schlimmer!" Manchmal kann er spüren, wie sich seine Liebe zu Karsten verändert, jeden Tag ein Stückchen mehr, wie sie von der Last der Krankheit zermahlen wird wie Korn von einem steinernen Mühlrad. Tief in sich drin fühlt er, wie Hass auf Karsten sich bereit macht zum Sprung, wie er lauert, um der Liebe endgültig den Garaus zu machen, in einer nicht allzu fernen Zukunft, wenn Karstens Zustand sich weiter verschlechtert und er nicht mehr die Kraft hat, sich dem Verfall entgegenzustemmen. Roman hat Angst vor diesem Tag.

Der scharfe Tonfall lässt Karsten augenblicklich in sich zusammensacken; er reagiert sehr empfindlich, wenn sein Freund ihn anschreit.

„Ich will nur Zucker!“, sagt er weinerlich. Die Rührschüssel fällt aus seiner Hand und poltert zu Boden.

„Jetzt lass doch mal den blöden Zucker“, sagt Roman. „Wozu brauchst du den überhaupt?“

„Zum Kuchenbacken natürlich. Ich habe keinen Kuchen für unseren Besuch!“

Roman atmet tief durch. „Sophie hat Pflaumenkuchen gebacken.“ Seine Stimme ist betont gelassen, aber es kostet Kraft, ruhig und verständig zu sein, so viel Kraft. „Das habe ich dir doch heute Morgen erzählt!“

„Hast du nicht. Ich würde mich erinnern.“ Karsten ist störrisch. Wenn er sich auf etwas versteift, ist es sinnlos, mit ihm zu argumentieren.

Roman versucht es trotzdem, aber er klingt resigniert. „Nein, das würdest du nicht. Du hast es vergessen.“

Karsten versucht eine andere Taktik. Er ist sich keines Fehlers bewusst. „In der Küche war aber kein Pflaumenkuchen. Ich habe alles abgesucht.“

„Weil er im Garten steht. Auf dem Draußen-Tisch.“

Zwei Polizisten, ein Mann und eine Frau, sind inzwischen aus dem Auto gestiegen und erkundigen sich, warum sie gerufen wurden. Mit gerunzelter Stirn nehmen sie Karstens Erscheinungsbild zur Kenntnis.

„Gehört der Herr zu Ihnen?“ Die Beamtin ergreift die Initiative; sie hat dunkle Augen, strahlend schöne Zähne und zwei kleine, weiße Perlen als Ohrringe. Roman meint so etwas wie Mitleid in ihrem Blick zu erkennen.

„Ja“, erwidert er. „Er ist mein Mann. Wir wohnen da hinten.“

Während ihr Kollege sich um die verärgerte Nachbarin kümmert, überprüft sie Namen und Adresse, die Roman angibt. Sophie, die inzwischen dazugestoßen ist, nimmt Karsten an die Hand und redet beruhigend auf ihn ein.

„Ist so was schon öfter vorgekommen?", fragt die Polizistin.

„Ich …" Roman erinnert sich an einen Samstagvormittag, als sie zum Einkaufen in die Stadt gefahren waren. Im Nachhinein machte er sich Vorwürfe, aber Karsten hatte seit Wochen keine Episode mehr gehabt, und er brauchte dringend neue Schuhe und eine neue Hose. Das Wetter war mild gewesen an diesem Herbsttag im Oktober, und Roman hatte Tagträumen nachgehangen, hatte sich vorgestellt, dass sie anschließend irgendwo im Freien einen Kaffee trinken konnten. So wie früher.

Aber solche Ausflüge strengten Karsten an. Zu viele Menschen, die sich durch die Einkaufsstraßen drängten und sie in den Geschäften anrempelten. Zu viele Eindrücke, zu viele Stimmen, die er nicht verarbeiten konnte. Zu viel Nervosität, die sich auf ihn übertrug, ihn verunsicherte, seine Bewegungen fahrig werden ließ, seine Konzentrationsfähigkeit überstieg. Und Roman war abgelenkt gewesen, hatte die Warnsignale übersehen.

„Ich muss mal", hatte Karsten gesagt.

„Ja, gleich."

Nur einen Moment hatte er seinen Freund aus den Augen gelassen, hatte in einem Bekleidungsgeschäft eine Hose von der Stange genommen und sie kritisch begutachtet: Karsten hatte etwas Gewicht verloren in letzter Zeit, wahrscheinlich würde ihm eine kleinere Größe als sonst besser passen. Die Farbe war auch okay.

„Komm, wir probieren die mal an", hatte er gesagt. „Die Umkleidekabinen sind …"

Dann erst hatte er die empörten Ausrufe vernommen. Menschen blieben stehen und flüsterten, zeigten mit dem Finger und schüttelten den Kopf, jemand lachte gehässig.

Karsten stand neben einem Sonderangebot karierter Hemden. Sein Hosenschlitz war offen, er hatte seinen Schwanz herausgeholt und pinkelte auf den Teppichboden des Kaufhauses.

„Was tust du denn da?", fuhr ihn Roman entgeistert an, ließ die Tüten fallen, stellte sich schützend vor seinen Freund.

„Ich musste dringend … und es gab keine Toiletten." Karsten packte seelenruhig wieder ein, als verstünde er gar nicht, was die Aufregung sollte.

„Aber du kannst doch nicht einfach hier hinpinkeln!" Noch nie in seinem Leben war Roman etwas so Peinliches passiert, am liebsten hätte er sich umgedreht und wäre weggelaufen. Am liebsten hätte er Karsten eine Ohrfeige verpasst. Am liebsten hätte er all die Gaffer angeschrien und niedergeschlagen, die nichts Besseres zu tun hatten, als sich an ihrem Unglück zu weiden. Sogar ein gezücktes Handy hatte er in der Menschenmenge entdeckt, das seine Scham auf Video festhielt.

Natürlich war der Geschäftsführer gekommen und hatte Hausverbot erteilt, natürlich hatte Karsten eine Anzeige erhalten, und natürlich hatten sie für die Reinigung des Teppichbodens aufkommen müssen. Aber das Schlimmste war die Demütigung gewesen, die Roman empfunden hatte, als sie sich durch die Traube der Schaulustigen zum Ausgang drängelten, das Tuscheln hinter seinem Rücken, die anzüglichen Kommentare, die halblaut seine Ohren erreichten. Es war ein Spießrutenlauf gewesen. Nur in zwei oder drei Gesichtern hatte er Verständnis entdecken können. Erst auf der Straße hatte er festgestellt, dass Karsten in seiner Not den Hosenschlitz nicht richtig geöffnet hatte und seine Hose ein dunkler Urinfleck zierte.

„Ich … ja", muss Roman jetzt zugeben. „Es kommt manchmal vor. Ich bemühe mich nach Kräften, aber …"

„Demenz?", unterbricht ihn die Polizistin.

Er nickt. „Alzheimer." Er versucht sich zusammenreißen, um nicht in Tränen auszubrechen.

„Hatte meine Schwiegermutter auch", seufzt die Beamtin. „Sie haben meine Sympathie. Aber Sie wissen, dass es nicht besser werden wird? Und dass das so nicht geht?"

Roman nickt erneut. „Am Montag … am Montag bringe ich ihn weg. Betreutes Wohnen. Es … es ist sein letztes Wochenende hier … zu Hause. Wir … wir feiern eine Party heute Abend. Eine Abschiedsparty."

„Verstehe. Wir schauen mal, ob Ihre Nachbarin Anzeige erstattet, und dann sehen wir weiter. Nehmen Sie Ihren Partner und gehen Sie nach Hause."

Während Roman, Sophie und Karsten zurückkehren, vernimmt Roman das Knacksen eines Funkgerätes, und er hört die Stimme der Polizistin, die der Zentrale eine kurze Rückmeldung gibt. „Nachbarschaftsstreit … verwirrte Person … nein, alles im Griff."

Auf halber Strecke werden sie von der Nachbarin eingeholt, die die Rührschüssel in der Hand hält. „Ist schon gut", sagt sie. „Ich werde keine Anzeige erstatten. Ich war einfach nur erschrocken."

„Danke", antwortete Roman.

„Aber ich will nicht, dass er noch mal bei uns klingelt. Das müssen Sie verstehen … wegen der Kinder."

Zu Hause stehen Hubert und Sandra im Eingang; sie haben die Ereignisse aus der Ferne beobachtet. „Mann, ist der durch den Wind", sagt Hubert undiplomatisch.

Es ist der Tropfen, der das Fass zum Überlaufen bringt und Roman explodieren lässt. „Was bildest du dir eigentlich ein, du Arsch?", schreit er Hubert an. „Was glaubst du denn, was hier so abgeht? Bist du nur gekommen, um dich am Unglück anderer zu weiden? Ihr habt doch alle keine Ahnung, was ich hier jeden Tag erlebe!"

Die anderen schauen sich an. „Stimmt", erwidert Sandra, „niemand kann das beurteilen, aber …"

„Ach, leck mich doch! Dein Psychogefasel hilft mir auch nicht weiter! Begreift ihr nicht, was ich verliere?"

„Was *du* verlierst? Ich dachte, hier geht es um Karsten!"

„Karsten?" Romans Antwort ist bitter. „Der will nur noch Kuchen backen. Den Karsten, den ich kannte, gibt es nicht mehr."

Beginn Video / Hubert

Romans Stimme aus dem Off: „Und … Action!"

Hubert (zerrt an seinem Hemdkragen): „Ist nur mir so warm? Wann kauft ihr euch endlich eine Klimaanlage, Roman? Ich schwitze wie ein Schwein."

Romans Stimme: „Das liegt daran, dass du mindestens fünfzig Kilo Übergewicht hast. Kannst du dich bitte auf das Wesentliche konzentrieren?"

Hubert: „Ja, schon gut. Spiel dich nicht so auf … Hallo, Karsten … (räuspert sich) … Roman hat mich gebeten … (zu Roman) Das ist doch Scheiße. Ich weiß überhaupt nicht, was ich sagen soll. Das fühlt sich an wie eine Trauerrede. Und ich bin wirklich der Letzte, der so was halten sollte."

Romans Stimme: „Jetzt hab dich nicht so. Stell dir einfach vor, du wärst im Fernsehen. Du hast doch Erfahrung damit."

Hubert: „Im Fernsehen gab es jemanden, der Fragen gestellt hat. Auch wenn die Fragen meist dämlich waren. Aber okay … (räuspert sich erneut und sieht widerwillig in die Kamera) … Hallo, Karsten, ich bin Hubert, der älteste Freund deines Mannes. Also platonisch natürlich ... ich steh ja nicht auf Schwanzlutschen ... kann ich nicht drauf ... obwohl, wenn sich so 'ne Tussi vor mich hinknien würde, dann wäre das natürlich was an..."

Romans Stimme: „Lass es bleiben, Hubert. Musst du unbedingt vulgär werden? Den Macker kauft dir sowieso niemand ab."

Hubert (grinsend): „Ich kenn auch keine Frau, die freiwillig vor so einem Fettsack wie mir in die Knie ... na, egal. Was ich sagen wollte, Karsten: Roman und ich kennen uns schon seit der Schulzeit."

Romans Stimme: „Du sollst nicht von mir erzählen, sondern von Karsten."

Hubert (zu Roman): „Da gibt es nichts zu erzählen, das hab ich dir schon gesagt, als du mich gefragt hast, ob ich bei diesem Video mitmache. Ich glaub, er mag mich noch nicht einmal sonderlich. Aber das bin ich gewöhnt. Stört mich auch nicht. Kennst das ja vielleicht: Ist der Ruf erst ruiniert, lebt's sich gänzlich ungeniert. Hehehe!"

Romans Stimme (mahnend): „Hubert!"

Hubert: „Ja ja, schon gut ... (in die Kamera) Die Sache ist die, Karsten: Ich hab keine Ahnung, was du für ein Mensch bist, weil ich dich viel zu selten erlebt habe, und wenn, dann immer nur zusammen mit Roman. Also kann ich mir da eigentlich auch kein Urteil anmaßen. Aber bevor du gaga geworden bist ..."

Romans Stimme: „Hubert!"

Hubert: „Lass mich gefälligst ausreden! Willst du ehrliche Statements oder ein paar Lobhudeleien? ... (in die Kamera) Also, bevor du gaga geworden bist, habe ich dich als einen sehr verschlossenen Menschen erlebt, der nur wenige Personen an sich heranlässt, und ich gehörte da mit Sicherheit nicht zu. Ist ja auch okay. Bin halt nicht der Typ, der zu Vertraulichkeiten einlädt. Dass ich Zeuge wurde, wie eure Beziehung begonnen hat, war ja eher ein Zufall und dir später wohl auch immer peinlich. Eigentlich hast du mich nur geduldet ... nein, kein Grund, das abzustreiten; ich hab die Blicke noch sehr gut im Gedächtnis, mit denen du mich gemustert hast, wenn wir uns gesehen haben, die schmalen Lippen, mit denen du meine Gegenwart ertragen hast, die gezwungene Höflichkeit. Das hat sich erst gebessert, als du ... du weißt schon ... (Hubert tippt sich mit dem Zeigefinger an die Stirn) ... Aber die alte Hippe von gegenüber hat ja wohl ähnliche Erfahrungen gemacht ..."

Romans Stimme: „Das stimmt doch gar nicht."

Hubert: „Hat sie aber durchblicken lassen. Frag Sophie doch selber ... ähm, wo war ich?"

Romans Stimme: „Du hast Karsten schlechtgemacht."

Hubert: „Hab ich gar nicht. Ich hab nur gesagt, wie ich ihn erlebt habe. Das ist was völlig anderes ... ähm ... (in die Kamera) ... aber trotz deiner Abneigung habe ich eine ziemlich hohe Meinung von dir, Karsten. Und zwar deshalb, weil du der Richtige für Roman bist. Das ist mir vor ein paar Jahren klar geworden, ich weiß nicht mehr genau, wann. Vorher hatte ich ... na ja, ich hatte dich nicht wirklich ernst genommen. Hab immer gedacht: Was will Roman mit dem? Zehn Jahre älter, langweiliger Job, langweiliges Leben. Und, na ja, du musst zugeben, dass es viele Kerle gibt, die besser aussehen als du. Nichts für ungut. Ich kenne das. Also ... Roman und ich hatten uns irgendwo in der Stadt in der Nähe vom Bahnhof zum Essen verabredet, ich war auf der Durchreise nach ... nach ... Basel, glaube ich. Oder war es Zürich? Da war 'ne Produktion von irgendeiner dämlichen Kochshow, und ich war als Gast eingeladen. Dabei hasse ich Kochen, wurde aber gut bezahlt. Von irgendwas muss man ja leben. Ist ja auch egal ... jedenfalls, ich hatte keine Ahnung, dass Roman sich ein paar Wochen zuvor den Fuß gebrochen hatte und noch auf Krücken herumhumpeln musste ... wobei hast du dir den Fuß gebrochen, Roman?"

Romans Stimme: „Ich bin falsch aufgetreten, als ich eine Leiter heruntergestiegen bin. Und er war auch nicht gebrochen, sondern nur angebrochen."

Hubert (zu Roman): „Jedenfalls war ich ziemlich erstaunt, als du da mit Krücken aufgetaucht bist ... (in die Kamera) Aber was ich eigentlich erzählen wollte, war, dass du Roman zu unserem Treffen gebracht hast. An sich ja nichts Bedeutsames. Nur ... ich hab euch durch das Fenster des Restaurants beobachtet. Wie du Roman aus dem Wagen geholfen hast, ihm die Tasche über die Schulter gehängt und die Krücken angereicht hast. Zum Schluss hast du ihm über die Wange gestrichen. Da war ... so viel Zärtlichkeit, so viel Liebe in diesen Gesten; das ... das fand ich ... Das hat mich neidisch gemacht. Das wollte ich dir sagen ... (räuspert sich) ... Ja, okay. Also ... (zu Roman) Reicht das jetzt oder muss ich noch dicker auftragen?"

Romans Stimme: „Mach es nicht kaputt, Hubert. Lass es einfach so stehen. Du kannst doch nett sein, wenn du willst. Danke."

Hubert: „Will ich aber meistens nicht. Dann wird mir vor mir selber speiübel."

Roman (seufzt).

Ende Video / Hubert

Als es passiert, zum ersten Mal, geschieht es so plötzlich, dass Roman völlig unvorbereitet ist.

Mitten in der Nacht wird das Licht im Schlafzimmer angeknipst. Es ist so hell, dass er für einen Moment geblendet ist.

„Wer sind Sie? Und was machen Sie in meinem Bett?"

Karsten steht im Schlafanzug vor ihm, mit nackten Füßen, und hält drohend einen hölzernen Kleiderbügel in der Hand.

„Herrgott, Karsten", murmelt Roman. „Weißt du eigentlich, wie spät es ist?" Verschlafen setzt er sich auf.

„Wie kommen Sie in meine Wohnung? Los, raus hier! Oder ich rufe die Polizei!" Sein Freund stupst ihn unsanft mit dem Kleiderbügel an.

„Lass das", sagt Roman. „Du tust mir weh!"

„Sie sollen verschwinden!"

„Karsten, ich bin's: Roman!"

„Ich kenne keinen Roman. Weg hier! Raus aus dem Bett!" Karsten zieht energisch die Bettdecke fort und greift nach dem Arm seines Freundes.

„He, was soll denn das? Lass das gefälligst!"

„Sind Sie ein Obdachloser oder ein Einbrecher? Das hat mir gerade noch gefehlt! Diese ganzen Sozialschmarotzer, dieses Hartz-IV-Gesocks … mit denen will ich nichts zu tun haben!"

Karsten redet sonst nie so abfällig, im Gegenteil. Er hat sich immer über die Ungerechtigkeiten der Sozialgesetzgebung beklagt, den Zynismus einer Politik angeprangert, die Menschen nur noch als Störfaktor bei der Bereinigung von Arbeitslosenstatistiken betrachtet. In seiner Firma hat er die Gründung eines Betriebsrates unterstützt, obwohl ihm das Ärger mit der Chefetage eingebracht hat, und er hat die Einführung eines Mindestlohns in der Zeitarbeit begrüßt, weil er gehofft hat, dass damit das schlechte Image der Branche verändert wird.

„Ich bin kein Einbrecher! Ich bin dein Mann. Erkennst du mich nicht?" Roman angelt nach der Bettdecke, aber Karsten schlägt mit dem Kleiderbügel auf seine Finger. „Verdammt! Bist du irre? Das tut richtig weh!"

Er sucht in Karstens Gesicht nach einem Funken Erkenntnis, einem Aufflackern von Realität, aber da ist nichts, gar nichts. Jekyll ist von Hyde übermannt worden. In diesem Moment glaubt Karsten tatsächlich, einen Fremden vor sich zu haben, jemanden, der in sein Haus eingedrungen ist, um ihn zu bedrohen. Es würde überhaupt nichts nützen, ihn darauf aufmerksam zu machen, dass sich ein Einbrecher wohl kaum neben ihn ins Bett legen würde. Zum ersten Mal begreift Roman, was es heißen kann, wenn jemand seinen Verstand verliert.

„Los, raus jetzt!", brüllt Karsten.

Sein Griff um Romans Handgelenk ist eisern und schmerzhaft. Er zerrt seinen Freund aus dem Bett und schert sich auch nicht daran, dass Roman stolpert und mit dem Rücken gegen die Tür fällt, als er nach draußen geschubst wird. Roman versucht sich zu wehren, aber Karstens Aggressivität hat er nichts entgegenzusetzen. Sein Freund ist sowieso größer und kräftiger als er. Die Tür des Schlafzimmers knallt hinter ihm zu, und Roman hört, wie Karsten den Schlüssel im Schloss umdreht.

Am ganzen Körper zitternd geht Roman nach unten ins Wohnzimmer, dann läuft er in die Küche und kramt im Dunkeln nach den Zigaretten, die Tom und Marvin bei einem ihrer letzten Besuche vergessen haben. Eigentlich ist er Nichtraucher, aber jetzt braucht er etwas, das seine Nerven beruhigt, das ihn wieder zu sich kommen lässt. Er würde gerne jemanden anrufen, mit jemandem reden, mit Sandra oder Rita oder Jörg. Aber es ist zehn nach vier, er würde allen nur einen Schreck einjagen. Und was sollen sie schon sagen? Sie würden glauben, dass er übertreibt oder überfordert ist. Immerhin ist er Krankenpfleger – wenn er nicht mit der Situation umgehen kann, wer dann? Mit der brennenden Zigarette kehrt er zurück ins Wohnzimmer, setzt sich mit angezogenen Beinen aufs Sofa und starrt in die Nacht. Irgendwo in der Nachbarschaft klappert eine Tür im Wind; in der Ferne bellt ein Hund.

Nach einer halben Stunde hört er, wie der Schlüssel der Schlafzimmertür erneut gedreht wird, hört nackte Füße auf dem Dielenboden. Kurz darauf steht Karsten vor ihm, und Roman spürt, wie sich unwillkürlich seine Muskeln anspannen, sich bereit machen zur Flucht.

„Wieso sitzt du mitten in der Nacht auf dem Sofa und rauchst?", fragt Karsten verdutzt. „Und wieso liegt der Kleiderbügel auf unserem Bett?"

„Erinnerst du dich nicht?"

„Woran?"

„Du hast mich aus dem Zimmer geworfen. Du hast gedacht, ich wäre ein Einbrecher."

„Blödsinn."

Roman zeigt ihm sein Handgelenk und die Flecken auf der Haut, die sich langsam verfärben.

„Das … das war ich?" Karsten sackt zusammen, schlägt die Hände vors Gesicht und bricht in Tränen aus. Sein ganzer Körper bebt. „Schließ … schließ mich weg", bringt er heraus und: „Mach, dass es weggeht. Bitte!"

Später liegen sie eng aneinandergekuschelt im Bett. Roman hört Karstens tiefe, regelmäßige Atemzüge, aber er selbst kann nicht mehr schlafen. Was, wenn Karsten beim nächsten Mal ein Messer in der Hand hält? Vorsichtig löst er sich aus der Umarmung, nimmt seine Bettdecke und schlägt sein Nachtlager auf dem Sofa im Wohnzimmer auf.

❧ ❧ ❧

„Wo ist er?“, fragt Sandra.

„Oben, im Schlafzimmer“, erwidert Roman. „Er sitzt auf dem Stuhl und starrt die Wand an.“ Müde fährt er sich mit den Händen durch die Haare. „Wenn er eine Episode hatte, passiert das öfter.“ Es ist ein fast katatonischer Zustand; Karsten ist dann nicht ansprechbar, sein Blick verirrt sich nach innen, als suchte er sein verlorengegangenes Ich, und gleichzeitig ist er fixiert auf einen unsichtbaren Punkt in der Ferne, den nur er sehen kann. Manchmal verharrt er Minuten in diesem Zustand, manchmal sind es Stunden. Anfangs hat Roman diese Abwesenheit Angst eingejagt, und er hat Karsten geschüttelt und seinen Namen gerufen, um ihn zurückzuholen; in den letzten Monaten empfindet er solche Momente als Atempause, als Erholung, und er kümmert sich nicht um Karsten, ist beinahe froh, wenn die Stille sich ausdehnt und sehnt sie herbei, wenn sie ausbleibt.

„Eine Episode?“, wiederholt Sandra.

„Einen Zwischenfall, einen Aussetzer. Nenn es, wie du willst. Wenn er wieder Scheiße gebaut hat.“

Die anderen sitzen im Garten, trinken Kaffee und essen Sophies Pflaumenkuchen, aber Roman ist der Appetit vergangen. Er sieht in Gedanken noch immer Karsten mit der erhobenen Rührschüssel vor der Nachbarin stehen, kurz davor zuzuschlagen. Noch immer kann er die Aggressionen seines Freundes spüren, nur mühsam unter der Oberfläche zurückgehalten, bereit, aus ihm herauszubrechen. Ein kritischer Moment. Wenn Karsten seinem Zorn nachgegeben oder Roman ihn nicht im Zaum hätte halten können, wäre den Polizisten keine Wahl geblieben. Sie hätten Karsten mitnehmen müssen, und am Ende des Tages wäre er in der geschlossenen Abteilung einer Psychiatrie gelandet, ruhiggestellt, abgeschaltet, im Zweifelsfall sogar am Bett fixiert. Roman weiß, wie in Krankenhäusern mit solchen Fällen umgegangen wird. Er kennt die Zwänge des Systems.

Zurück zu Hause hat Roman die fragenden Blicke von Marvin und Tom ignoriert, hat Huberts fleischige Hand von seiner Schulter geschüttelt und sich in die Küche zurückgezogen. Durchatmen, wegschieben, nicht nachdenken. Funktionieren, damit das wackelige Gerüst, auf dem ihr Leben aufgebaut ist, nicht vollständig zusammenbricht. Sandra ist ihm gefolgt, hilft ihm, das Chaos auf der Arbeitsplatte und dem Boden zu beseitigen.

„Bald hast du es hinter dir", sagt sie und wringt den Putzlappen in einem Eimer Wasser aus. „Dann bist du aus dem Schneider." Sie vermeidet es, ihn anzusehen.

„Bitte?" Roman wischt angestrengt die klebrige Pampe aus Mehl und Eiern von der Arbeitsfläche. Was für eine Sauerei! Wegschieben. Funktionieren.

„Wenn du ihn am Montag zu diesem betreuten Wohnen bringst."

„Ach so. Ja." Roman hält inne und schaut aus dem Fenster, betrachtet die leere Parkbank im Schatten der Kastanie vor ihrem Haus. „Es wird mir fehlen, wenn ich ihn da nicht mehr sitzen sehe", sagt er.

„Ich dachte, du kannst ihn stundenweise nach Hause holen?"

„Ja … schon. Aber es ist nicht dasselbe."

„Es geht nicht anders."

„Verdammt noch mal, Sandra!“, brüllt er plötzlich und schlägt mit der flachen Hand auf die Arbeitsplatte. „Das weiß ich selber! Niemand weiß das besser als ich!“

Sandra schweigt. Dann sagt sie: „Und trotzdem hast du ein schlechtes Gewissen.“

„Natürlich habe ich das. Stell dir vor, du müsstest Rita in so ein Heim abschieben.“

„Führe mich nicht in Versuchung“, grinst sie, aber Roman ist zu sehr mit sich beschäftigt, um auf ihre Bemühung einzugehen, die Situation zu entschärfen.

„Ist es nicht absurd?“, fragt er leise.

„Was?“

„Wir haben nie geraucht und immer viel Sport gemacht, sogar Aids haben wir unbeschadet überlebt – und was ist der Dank? Eine Krankheit, die ihm das letzte bisschen Würde raubt und systematisch den Verstand zerfrisst, bist er nur noch den IQ einer Tomate hat.“

„Wäre es dir lieber, er hätte Krebs oder einen Schlaganfall?“

„Nein, natürlich nicht, aber … du willst mich nicht verstehen, oder?“

„Ich verstehe dich sehr gut, Roman. Ich will dir damit nur sagen, dass es keinen Sinn macht, mit dem Schicksal zu hadern.“

Er schüttelt den Kopf. „Immer die Supervisorin …“

Sandra lacht. „Und das, ohne dir etwas zu berechnen.“

„Ich kann ihn nicht gehen lassen, und ich kann es nicht länger ertragen, ihn um mich zu haben“, bricht es plötzlich aus ihm heraus. „Ich vermisse ihn schon jetzt, und ich gehe dran kaputt, wenn ich mich noch länger um ihn kümmern muss. Er macht mich alle. Fix und fertig. Ewig … ewig dieselben Fragen, dieselbe Unruhe, dieselbe Hilflosigkeit. Immer muss ich auf dem Sprung sein, immer bereitstehen.“

„Du musst dich nicht verteidigen. Sein Zustand ist so weit fortgeschritten, dass er professionelle Hilfe braucht."

„Ich bin Krankenpfleger! Ich *bin* Profi!"

„Du bist sein Mann. Du kannst nicht beides für ihn sein. Du musst dich für eines von beidem entscheiden." Sandra legt den Putzlappen beiseite. „Los, komm. Wir laufen ein Stück. Du musst mal raus hier. Ich sag den anderen kurz Bescheid, okay?"

Roman nickt.

Sie gehen die Straße hinunter, vorbei an dem Haus mit den kleinen, pinkfarbenen Gummistiefeln vor der Tür, lassen die Reihenhaussiedlung hinter sich und biegen auf einen Feldweg ab. Hier ist die Stadt zu Ende. Eine letzte Stichstraße, deren asphaltbeschlagene Decke von Unkraut durchbohrt wird und im Nichts aufhört, dann fällt ihr Blick auf ährenbestandene Ackerflächen, Mais und Weizen, brachliegende Erde, abgezäunte Flächen, auf denen Disteln und Sommerflieder wachsen. Am Horizont verläuft die Autobahn. Das monotone Geräusch der Motoren dringt gedämpft zu ihnen herüber.

„Wir hätten nicht hierherziehen sollen", sagt Roman und tritt einen Kieselstein aus dem Weg.

„Wieso nicht? Ist doch ganz schön hier." Sie laufen an einer Böschung entlang, an der sich Brombeersträucher festgekrallt haben. Sandra hebt vorsichtig einige Zweige hoch und sucht sie nach reifen Früchten ab, hält ihre Hand auf und bietet Roman ein paar Beeren an. „Schade, dass wir keinen Eimer mitgenommen haben", sagt sie mit lila gefärbten Lippen. „Die Sträucher hängen total voll. Erntet die hier keiner?"

„Das hier ist Niemandsland. Hierher verirrt sich höchstens mal ein Spaziergänger mit seinem Hund oder ein paar Kinder, um heimlich zu rauchen. Außerdem ist den meisten Anwohnern die Ecke hier nicht ganz geheuer."

„Wieso?"

Roman deutet auf eine Baumgruppe auf einer Anhöhe in der Nähe der Autobahn. „Da ist mal eine Männerhand gefunden worden, in einem Puppenwagen."

Sandra sieht ihn überrascht an. „Du verarschst mich!"

Roman schüttelt den Kopf.

„Ehrlich? Und die Leiche?"

„Es gab keine Leiche. Nur die abgehackte Hand. Sophie sagt, die Polizei hat alles abgesucht, aber sie haben weiter nichts gefunden. Angeblich haben sie die Sache nie aufklären können."

„Gruselig."

„Ist aber wohl schon ewig her. Jedenfalls haben wir damals noch nicht hier gewohnt."

„Solche Geschichten gibt es bei uns in der Eifel zuhauf. Vor ein paar Wochen war eine alte Frau bei Rita, um einen Grabstein für ihren verstorbenen Mann zu bestellen. Sie hat ihr erzählt, dass es in einem der Maare ein versunkenes Schloss geben soll, und von einem schwarzen Ritter hat sie was erzählt, der bei Nebel durch die Wälder reitet."

„Keine Leichen?"

„Ich bin sicher, dass es in den Mooren einige gibt." Sandra zuckt mit den Schultern, dann verzieht sie ihr Gesicht zu einer Fratze und wankt drohend und mit ausgestreckten Armen auf Roman zu. „Totenbleiche Zombies, die in klaren Vollmondnächten ihren feuchten und kalten Gräbern entsteigen, um sich an den Lebenden zu rächen …"

Roman lacht, und sie gehen schweigend nebeneinander her, laufen einen Pfad entlang, der sie an einem der Maisfelder vorbeiführt. Die Kolben sind prall gefüllt, aber noch dauert es ein paar Wochen, bis Ende September die Ernte beginnt. Die mannshohen Pflanzen schneiden den Horizont ab und verdecken den Blick auf die Siedlung, als Roman sich für einen Augenblick umdreht und zurückschaut. Er ist seltsam erleichtert, dass er nichts sehen kann. Nicht die Straße, nicht ihr Haus, nicht Karsten.

„Also?", fragt Sandra.

„Also was?"

„Wieso hättet ihr nicht hierherziehen sollen?"

„Weil … weil hier alles angefangen hat", antwortet Roman.

„Das ist doch Quatsch!"

„Weiß ich selber. Es ist nur … manchmal denke ich, vielleicht wäre ja alles anders gekommen, wenn wir in der Innenstadt geblieben wären, in unserer ersten gemeinsamen Wohnung."

„Da, wo die Punks nachts auf der Straße herumgegrölt haben und ihr den Nachbarn in der Wohnung nebenan beim Sex zuhören konntet?"

Roman grinst. „Erinnere mich bloß nicht daran. Jeden Samstagvormittag um zehn. Konnte man die Uhr nach stellen. Ob die es wirklich nur einmal die Woche getrieben haben?"

„Die Wohnung war auf Dauer nicht das Richtige. Habt ihr selber gesagt."

„Schon, aber … wir waren glücklich da."

„Ihr seid auch hier glücklich gewesen. Deine Erinnerung daran wird im Moment nur überlagert von all dem, was gerade mit Karsten passiert." Am Rande des Maisfeldes raschelt es, und gleich darauf kreuzt eine Maus ihren Weg und verschwindet auf der anderen Seite zwischen ein paar Büscheln Gras. „Igitt", sagt Sandra. „Mit Spinnen und Würmern oder Käfern habe ich keine Probleme, aber Mäuse …"

„Wir sollten besser zurückgehen", sagt Roman unruhig. Sie sind schon einige Zeit unterwegs. Was, wenn etwas mit Karsten ist?

„Wegen einer Maus? Die hat doch mehr Angst vor mir als ich vor ihr. Komm, nur noch ein Stück. Bis zu den Bäumen."

„Na schön. Vielleicht finden wir ja noch die zweite Männerhand."

Die Hitze des Nachmittags hat die Bäume noch nicht erreicht; in ihrem Schatten lässt es sich gut aushalten. Am Fuß einer großen Buche hat sich Moos gebildet, als kleine grüne Kissen umlagert es die Wurzeln. Roman setzt sich, den Rücken an den breiten Stamm gelehnt, und schließt die Augen, während Sandra nach weiteren Brombeersträuchern Ausschau hält.

Als sie ihn anstupst, fährt er schuldbewusst zusammen; die Sonne steht weiter im Westen als eben. Er hat gar nicht gemerkt, dass er eingenickt ist.

„Wie lange …?"

„Eine knappe halbe Stunde", sagt Sandra.

„Was?" Roman springt hektisch auf. „So lange? Warum hast du mich nicht geweckt?"

„Ich hab es nicht übers Herz gebracht."

„Wir müssen zurück! Wer weiß, was in der Zwischenzeit …"

Sandra hält ihn zurück. „Roman", sagt sie. „Die anderen sind doch auch noch da. Du musst lernen loszulassen."

„Ach, Scheiße! Was weißt du schon!", fährt Roman sie an und rennt den Weg zurück, ohne sich umzudrehen.

⁂

Der Arzt trug einen dichten blonden Vollbart, und seine Brille reflektierte das Sonnenlicht, das durch die verglaste Front des Ärztezentrums geworfen wurde. Vielleicht war Dr. Theorides etwas zu unpersönlich, zu distanziert – aber wer wusste schon, mit wie viel Elend der Mann tagtäglich konfrontiert wurde und welche Strategien er entwickelt hatte, um sich davon abzuschotten. Karsten hätte gerne ein Lächeln auf seinen Lippen gesehen, ein wenig Zuspruch aus dem geschäftsmäßigen Blick herausgelesen – irgendetwas, das seine Nervosität beruhigte –, aber der Arzt beließ es bei einem knappen Händedruck, als er Roman und ihn in sein Sprechzimmer bat.

Immerhin, hier im neunten Stock hatte man eine herrliche und wahrscheinlich auch sehr teure Sicht auf die Altstadt am gegenüberliegenden Flussufer. Von seinem Platz aus konnte Karsten die Rheinbrücken sehen, die Kranhäuser im Hafen und natürlich den Dom. Ein Blick auf die gotische Kathedrale war in dieser Stadt beinahe unbezahlbar; es schien ein einträgliches Geschäft zu sein, Menschen zu behandeln, die nicht ganz richtig im Kopf waren. Und davon war er eben einer ganzen Menge begegnet, im Wartebereich der Praxis: eine alte Frau, die eine Puppe im Arm hielt und mit jemandem sprach, der Egon hieß, obwohl nur ihre Tochter neben ihr saß. Ein grauhaariger Mann, der jedes Mal zusammenzuckte, wenn sich die Eingangstür öffnete, und sein Gesicht hinter einem fleckigen Hut verbarg. Noch ein Mann, direkt neben ihnen, der unablässig vor sich hinmurmelte, auf seinem Sitz hin und her rutschte und an der Rezeption dreimal nach einem Glas Wasser gefragt hatte. Karsten hatte Roman so lange angestupst, bis sie sich wegsetzten. So durchgedreht wie diese Patienten war er noch nicht. Hoffte er zumindest.

Das Sprechzimmer war in beruhigenden Beigetönen gestrichen, Schreibtisch und Stühle besaßen die Farbe von Wüstensand. Vor den langgezogenen Fenstern standen drei riesige Kakteen, die ihre fleischigen Verzweigungen wie Gliedmaßen in die Höhe reckten. Karsten hatte beim Betreten des Raums einen respektvollen Bogen um die Dornen gemacht.

„Warum sind Sie hier, meine Herren?“ Dr. Theorides sah Roman und ihn an und schlug die Beine übereinander. „Was kann ich für Sie tun?“

„Sie können mir endlich sagen, was ich habe“, erwiderte Karsten missmutig. „Was ich nicht habe, weiß ich nämlich schon.“

„Es ist kein Tumor, und einen Schlaganfall hat er auch nicht gehabt“, ergänzte Roman. „Sein Blutdruck ist nur leicht erhöht, er ist nicht überarbeitet, kein Alkoholiker, und Zucker hat er auch nicht. Er ist abgehorcht, gestochen und in Röhren geschoben worden. Kernspin, MRT und was weiß ich noch alles.“

„Mein Herz ist in Ordnung, und eine Dings …“ Karsten sah Roman hilfesuchend an. „Du weißt schon, wenn man traurig ist?“

„Depression?“, fragte der Arzt und tippte etwas in den Laptop, der vor ihm auf dem Schreibtisch stand.

Karsten fühlte sich wie eine Laborratte unter Beobachtung. „Ich … genau. Eine Depression ist es auch nicht. Ich habe die Nase jedenfalls gestrichen voll.“

Der Arzt tippte weiter, und Karsten sagte: „Können Sie das lassen?“

„Was, bitte?“

„Das Tippen. Das ist nicht sehr höflich, oder?“

„Es sind nur Notizen. Gedankenstützen.“

„Trotzdem.“

Der Arzt klappte sein Notebook kommentarlos zu.

„Wir … wir haben die Aufnahmen vom Gehirn dabei“, sagte Roman und warf Karsten einen warnenden Blick zu. Insgeheim jedoch konnte er den Frust seines Freundes verstehen. Auch er fühlte sich zermürbt und verunsichert. Seit Wochen tingelten sie in ihrer Freizeit mit Karstens Beschwerden von einem Spezialisten zum anderen, wie die Schausteller eines Wanderzirkus, die früher Monstrositäten und Anrüchigkeiten feilgeboten hatten: die dickste Frau der Welt, einen Schlangenmenschen, einen Hund mit zwei Köpfen. Stunde um Stunde schlugen sie in Wartezimmern tot, vereinbarten immer neue Termine, hofften, bangten, blätterten nervös durch alte Klatschillustrierte. Jeder Arzt schlug eine weitere, zusätzliche Untersuchung vor, jeder schien etwas anderes zu vermuten. Nur das eine Wort, das Wort, mit dem der Name eines Nervenarztes zu Beginn des 20. Jahrhunderts zum Synonym für eine neue Krankheit wurde, das hatte noch niemand zu ihnen gesagt. Weil die Diagnose nicht in ihr Fachgebiet fiel, weil Karsten nicht in die übliche Risikogruppe passte, weil es besser war, erst alles andere auszuschließen. Die Praxis des Neurologen und Gerontopsychiaters war nur das letzte Glied in einer ganzen Kette von Arztbesuchen.

Dr. Theorides nahm den großen braunen Umschlag entgegen, der neben einem ausführlichen Befundbericht des Hausarztes die Aufnahmen von Karstens Gehirn enthielt, und betrachtete sie vor dem Hintergrund des Röntgenschirms, der an der Wand hinter ihm angebracht war. „Und Sie haben welche Beschwerden, Herr Wollmann?"

Karsten räusperte sich umständlich. „Orientierungslosigkeit … manchmal. Ich bin vergesslich … hin und wieder." Es war ihm wichtig, seine Aussetzer herunterzuspielen, zu einer negierbaren Größe zu erklären. Um zu beweisen, dass er nicht verrückt war. „Und dann verlege ich wohl Sachen … aber nur ab und zu."

„Hin und wieder?", regte sich Roman auf. „Ab und zu? Es wird beinahe von Woche zu Woche schlimmer!" Er schüttelte verärgert den Kopf. „Er vergisst Termine auf der Arbeit. Er fährt in Pantoffeln ins Büro. Sein Wortschatz wird kleiner, er sagt immer ‚Dings', wenn ihm ein Wort nicht einfällt. Das haben Sie ja gerade selber gehört. Manchmal erzählt er dreimal dasselbe, ohne es zu merken. Vor ein paar Wochen hat er den Müll gewaschen und die Wäsche in den Müll geworfen. Wir mussten eine neue Waschmaschine kaufen."

„Ich habe schon x-mal gesagt, dass es mir leidtut", fuhr ihn Karsten an. „Wie oft muss ich mich denn noch entschuldigen?"

Roman ließ sich nicht beirren. „Was ist mit den kleinen Zetteln, die du andauernd schreibst? Auf denen du notierst, was du noch erledigen musst?“ Die erste dieser Gedächtnisstützen hatte er durch Zufall gefunden, in der Tasche einer Hose, die er für Karsten in die Reinigung bringen wollte. „Kanter anrufen“ hatte sein Freund auf einem Schmierzettel notiert, so krakelig, dass Roman die Schrift kaum als Karstens hatte identifizieren können. Daneben war die Nummer seiner Sekretärin vermerkt worden, eine Nummer, die Karsten normalerweise auswendig kannte.

„Wo... woher weißt du das?“, fragte Karsten verärgert und verlegen zugleich.

„Ich ...“ Roman brach ab. Wie sollte er Karsten erklären, dass er anschließend begonnen hatte, ihm nachzuspionieren? Es war, als hätten die Zettel nur darauf gewartet, von ihm gefunden zu werden: „Handy aufladen“, „blauer Audi“, „Fernsehen an: graue Fernbedienung, großer Knopf oben rechts“. Heimlich hatte er Karstens Sachen nach weiteren Hinweisen durchwühlt, hatte die Tasche abgesucht, die seine Bürounterlagen enthielt, die Jacketts seiner Anzüge, seine Schreibtischunterlagen. Und dann, erst vor zwei Wochen, hatte er in Karstens Portemonnaie ihre Telefonnummer gefunden, die Nummer ihres eigenen Festnetzanschlusses, die ihnen beiden in den letzten Jahren doch in Fleisch und Blut übergegangen war, die beinahe ein Teil ihrer Persönlichkeit war, die er, Roman, im Schlaf hätte herunterbeten können! Wenn es schon so weit war, dass Karsten befürchtete, seine eigene Telefonnummer zu vergessen ... Der Fund hatte ihm Angst gemacht.

Der Arzt hob beschwichtigend eine Hand, als wollte er sagen, er habe genug gehört. „Seit wann treten diese Defizite auf?“, fragte er.

„Seit ein paar Monaten“, erwiderte Roman.

Karsten zuckte mit den Schultern. Es war beinahe unmöglich, sich daran zu erinnern. In letzter Zeit waren Gedanken an Vergangenes so glitschig und schwer zu fassen wie ein

Fisch, den man gerade aus dem Wasser gezogen hatte. Immer häufiger musste er sich auf Roman verlassen, was kürzliche Ereignisse betraf, Dinge, die einen Monat, eine Woche oder auch nur einen Tag zurücklagen. Es war, als hätte jemand die Erinnerungen daran aus ihm herausgeschnitten.

„Gibt es in Ihrer Familie entsprechende Vorerkrankungen? Vater, Mutter, Geschwister?"

Karsten verneinte. „Mein Vater ist vor einigen Jahren an einem Schlaganfall gestorben, meine Mutter an Brustkrebs. Das ist schon ewig her. Und beide waren noch in vollem Besitz ihrer … ihrer geistigen … sie waren gesund … im Kopf, meine ich. Und meine Schwester … nein."

„Und weiter zurück? Bei den Großeltern?"

Karsten öffnete den Mund, um diese Frage ebenfalls abzutun, aber dann sah er plötzlich ein Bild seiner Großmutter vor sich, der Mutter seiner Mutter. Er hatte sie mit seinen Eltern übers Wochenende besucht, in dem Dorf am Rande des Westerwaldes, wo sie ein Häuschen besaß, in dessen Garten sie ein paar Beete Gemüse und Salat anbaute. Er war noch klein gewesen, vielleicht sechs oder sieben Jahre alt.

Eben noch hatte er seiner Großmutter beim Kartoffelschälen geholfen, am Küchentisch, und dann, von einem Moment auf den anderen, war sie plötzlich aufgestanden und hatte behauptet, dass sie dort nicht zu Hause wäre. Es war Abend gewesen, ein Abend, an dem es schon früh kühl und dunkel wurde, und er hatte an ihrem Blick gesehen, dass etwas nicht stimmte. Sie hatte den Stuhl zurückgeschoben, ihre Handtasche unter den Arm geklemmt und war aus dem Haus gegangen, ohne ein weiteres Wort zu verlieren. Verstört hatte er seine Eltern alarmiert, die ahnungslos in der guten Stube saßen und neben dem Kinderbettchen mit seiner schlafenden Schwester Scrabble spielten. Sie waren seiner Großmutter nachgerannt, hatten sie weinend auf einer Bank vor dem Tante-Emma-Laden gefunden, weil sie nicht mehr heimfinden konnte zu dem Hof in Ostpreußen, wo sie aufgewachsen war. Bald darauf war seine Großmutter in ein Altenheim gezogen, und Karsten hatte sie nur noch einmal gesehen, ruhiggestellt, in einem Bett liegend, teilnahmslos die Decke anstarrend, nur noch ein Schatten ihrer selbst. Sie hatte ihn nicht erkannt und auch ihre eigene Tochter nicht mehr. Altersverwirrtheit, hatte seine Mutter ihm mit roten Augen erklärt. Das passiere manchmal bei Menschen, die schon alt wären, jenseits der siebzig. Auch an das bald folgende Begräbnis konnte Karsten sich nur noch dunkel erinnern. Da war ein weißer Sarg gewesen und der betäubende Geruch von zu vielen Blumen, Bauchschmerzen, weil er vier Stücke Kuchen gegessen hatte.

„Ist es erblich?", fragte er Dr. Theorides.

„Gewisse Formen können vererbt werden, ja."

„Und so ist das bei mir?" Er wollte nicht enden wie seine Großmutter, wollte nicht … wollte nicht, wollte nicht, wollte nicht!

Seine Bestürzung musste sich auf seinem Gesicht abgezeichnet haben, denn der Arzt machte eine beruhigende Geste. „Das wollen wir ja gemeinsam herausfinden. Und deshalb würde ich gerne ein paar Tests mit Ihnen durchführen, Herr Wollmann."

Karsten seufzte. „Noch mehr Tests? Wieder in die Röhre?" Durch die lauten, hämmernden Geräusche und die Enge, dieses Gefühl des Gefangenseins, waren ihm die zwanzig Minuten im Kernspintomografen wie eine Ewigkeit erschienen. Mehrmals war er in Versuchung gekommen, den Panikknopf in seiner Hand zu drücken. Nur die Gewissheit, dass Roman auf der anderen Seite der Röhre auf ihn wartete, hatte ihm geholfen, nicht zu schreien und mit den Fäusten zu trommeln.

„Nichts dergleichen", beruhigte ihn der Arzt. „Es sind mündliche und schriftliche Tests, die Ihr Gedächtnis prüfen. Betrachten Sie es als eine Art Training."

„Jetzt?“ Die Vorstellung, seine Unzulänglichkeiten offenzulegen, bereitete ihm Unbehagen. „Können wir das nicht ein anderes Mal machen? Sie haben doch sicher noch mehr Patienten.“

„Was redest du denn da für einen Blödsinn?“, fragte Roman. „Wir sind doch extra hierhergekommen, um das abzuklären!“

„Es dauert nicht lange“, erwiderte der Arzt, und zu Roman gewandt sagte er: „Würden Sie draußen warten, Herr Tresnow? Die Tests möchte ich mit Ihrem Partner allein durchführen.“

„Oh … ja, natürlich.“ Roman stand schneller auf, als es Karsten lieb war, und gleich darauf war er mit Dr. Theorides allein, und ein Blatt Papier und ein Kuli lagen vor ihm.

„Zuerst ein paar allgemeine Fragen. Wie heißen Sie?“

„Karsten Wollmann.“ Wollte der Arzt ihn für blöd verkaufen?

„Welcher Tag ist heute?“

„Welcher Tag? Don… Donnerstag.“

„Welcher Monat?“

„Frühling.“ Quatsch, das war nicht die richtige Antwort. Er wusste bereits, als er es ausgesprochen hatte, dass er sich blamiert hatte, aber gerade in diesem Moment wollte ihm der Monat einfach nicht einfallen.

„Bitte?“

„Ähm … August, August!“

„Und das Jahr?“

„Das Jahr?“ Karsten wurde langsam wütend. „Was soll denn das? Ich bin doch nicht …“

Der Arzt sah ihn erwartungsvoll an und wartete, aber Karsten schwieg. „Dann Ihr Geburtsdatum.“

„13. November 1963“, antwortete er wie aus der Pistole geschossen.

„Und das Ihres Partners?“

„Das Geburtsdatum meines Partners? Februar … ähm … 20. Februar 1973 … nein, 74. WM-Sieg, so hab ich es mir die ganzen Jahre gemerkt.“ Immerhin, damit hatte er ein Lächeln aus diesem Doktor herausgequetscht, auch wenn es nur ein oberflächliches war.

„Gut. Und nun möchte ich, dass Sie mir eine Uhr zeichnen, auf der es zehn nach elf ist.“

„Ähm … was?“

„Eine Uhr. Da, auf dem Papier.“

Karsten nahm den Stift in die Hand. Das war ja nicht so schwer … eine Uhr. Also, ein Kreis mit einem Zifferblatt … drei Uhr, vier, fünf, sieben … elf, zwölf. „Zehn nach elf?“

„Zehn nach elf“, bestätigte der Arzt.

Karsten leckte sich nervös die Lippen. Der kleine Zeiger musste dann … das konnte doch nicht so schwer sein! Wieso war er so unsicher? Verstohlen versuchte er sich an seiner Armbanduhr zu orientieren, bis ihm auffiel, dass sie eine digitale Anzeige besaß. Mist! Also, der kleine Zeiger … genau, dort, wo die Zehn war, und den großen Zeiger dahin, wo er die Elf hingemalt hatte. Ganz einfach! „Gut so?“

„Vielen Dank.“ Dr. Theorides warf einen kurzen Blick auf das Blatt Papier und schob es zur Seite. Karsten war enttäuscht, dass er kein Lob erhielt. „Ich werde Ihnen jetzt eine Liste von zehn Wörtern vorlesen und Sie versuchen bitte, so viele wie möglich zu wiederholen, egal in welcher Reihenfolge, okay?“

Karsten nickte.

„Teller, Hund, Lampe, Brief, Apfel, Hose, Tisch, Wiese, Glas, Baum.“

„Hose, Tisch, Wiese, Glas, Baum“, wiederholte er. „Und … äh … Hose … und … Hase?“

„Vielen Dank. Nun nenne ich Ihnen die gleichen zehn Worte ein zweites Mal. Auch danach sollten Sie wieder möglichst viele Worte wiederholen.“

Karsten fand, dass er sich bei der zweiten Wiederholung ganz gut geschlagen hatte, fast alle Begriffe waren ihm eingefallen, aber die nächste Aufgabe war erheblich schwieriger. Wozu sollte es gut sein, Zahlen in Ziffern und Ziffern in Zahlen umzuwandeln? 209 und 4054 und dann diese Wortungetüme, die vor seinen Augen erst zu tanzen und dann zu verschwimmen begannen: sechshunderteinundachtzig und zweitausendsiebenundzwanzig. Nach drei vergeblichen Anläufen ließ er verärgert den Kuli fallen. Am liebsten wäre er aufgestanden und gegangen, aber der Arzt machte weiter, als wäre nichts geschehen.

„Nennen Sie mir bitte so viele Dinge wie möglich, die man im Supermarkt kaufen kann. Sie haben dafür eine Minute Zeit."

Das war viel leichter! „Käse", sagte Karsten. „Zigaretten. Und … Käse … einen Hund, nein, keinen Hund … Brot und Butter und Marmelade. Zewa … und … Brot." Verdammt, wieso fiel ihm nicht mehr ein? Er ging doch beinahe jeden zweiten Tag an Supermarktregalen vorbei! Konzentrier dich, Karsten! Das konnte doch nicht so schwer sein! „Klopapier. Damenbinden." Wieso fielen ihm plötzlich Damenbinden ein? Er kaufte doch nie welche, wusste noch nicht einmal genau, wie sie aussahen. „Und …"

Die Zeit war um. „Vielen Dank." Dr. Theorides hatte die Worte mitgeschrieben, aber seiner Miene war nicht zu entnehmen, ob sich Karsten gut oder schlecht geschlagen hatte. „Und jetzt werde ich Ihnen eine Zahlenreihe nennen, die Sie mir dann bitte in umgekehrter Reihenfolge wiederholen sollen. Also, wenn ich beispielsweise ‚vier-fünf' sage, dann sagen Sie bitte ‚fünf-vier'."

„Ja."

„7-2", sagte der Arzt.

„2-7", erwiderte Karsten.

„4-7-9", sagte der Arzt.

„9-7…"

Dr. Theorides wartete und startete einen zweiten Versuch. „3-1-5."

„5-1 … wie war die letzte Zahl?"

„Eine andere Zahlenreihe: 5-4-9-6."

Karsten brach der Schweiß aus. „Sechs", wiederholte er, weil die letzte Zahl noch in seinem Ohr schwang. „Sechs und dann … eine vier?" Er betrachtete die Lippen des Arztes, die scheinbar unbarmherzig immer neue Zahlenreihen ausspuckten, viel zu viele Zahlen in immer längeren Reihen, sodass ihm regelrecht schwindelig wurde. Eine 8, eine 3, eine 2, aber wann und in welcher Reihenfolge? Sie verhedderten sich ineinander, veranstalteten einen Wirrwarr in seinem Kopf, purzelten umher, bis er völlig konfus war. „Stopp", flüsterte er schließlich. „Ich weiß nicht. Ich kann nicht. Hören Sie auf." Er sah dem Arzt in die Augen und erkannte – endlich! – so etwas wie Mitgefühl hinter der Maske seiner Professionalität. In diesem Moment verstand er, dass sich ab jetzt sein ganzes Leben ändern würde, dass es sich schon längst geändert hatte. Dass nichts mehr gut werden würde. Ein dicker Kloß bildete sich in seinem Hals, und er ließ den Kopf hängen.

„Wir sind gleich fertig, Herr Wollmann. Eine letzte Aufgabe, dann haben Sie es geschafft. Ganz am Anfang dieses Tests habe ich Ihnen zehn Worte genannt. Können Sie sich noch an diese Worte erinnern?"

„Hund", antwortete Karsten dumpf. „Kellner, rot und …"

Sein Kopf war leer und schmerzte. Es war ihm schon fast egal, was bei der Untersuchung herauskam. Er hatte versagt, kapituliert, und er brauchte keinen Arzt, um zu wissen, dass sein Albtraum wahr geworden war. Apathisch registrierte er, dass Dr. Theorides Roman wieder hereinbat, auf die Bilder seines Gehirns deutete, einige Flecken in der Walnuss-Form zu Verklumpungen erklärte, von Neuronen und Plaques sprach – was Karsten idiotischerweise an Karies denken ließ

–, von zerstörten Bahnen und Nervenzellen. Der Arzt wertete das Ergebnis des Tests aus, machte ein ernstes Gesicht, redete von einem unterdurchschnittlichen Ergebnis, und auch auf Romans Gesicht bildeten sich Sorgenfalten, an den Augen, an seinen wundervollen dunklen Augen, an den Mundwinkeln, und Karsten ahnte, dass sie nicht mehr verschwinden würden, dass sie sich für immer in seiner Haut eingraben würden und dass er der Grund dafür war. Am liebsten hätte er Roman in den Arm genommen, um ihn zu trösten, ihm durch die Haare gestrichen und so festgehalten wie noch nie in seinem Leben, nur um ihm zu zeigen, dass er noch immer der alte war, der Karsten, in den er sich vor mehr als … wie vielen? … Jahren verliebt hatte, aber vor dem Arzt traute er sich nicht, und es stimmte ja auch nicht, denn er war ganz und gar nicht mehr der alte Karsten, er konnte sich nicht einmal mehr daran erinnern, wie viele Jahre Roman und er zusammen waren. Er war ein Wrack, ein Schwachsinniger, ein Trottel, ein Dummkopf. Die Sonne, die durch die Fenster schien, war auf einmal zu grell, sie blendete seine Augen und verhöhnte ihn mit ihrer gleichgültigen Heiterkeit. Er wünschte sich Regen und Sturm, Donner und Blitz, weil so ein Wetter viel besser zu seiner Gemütslage gepasst hätte.

Und dann hörte er doch noch das Wort, fast beiläufig, vor dem sie sich so gefürchtet hatten: Alzheimer, und er platzte heraus: „Aber ich bin erst …“ Doch sein Alter war unter dem Wust von Zahlen begraben, mit denen der Arzt ihn bombardiert hatte. Es spielte beinahe keine Rolle mehr, als Dr. Theorides erklärte, dass es gerade in Fällen, in denen man eine erbliche Veranlagung vermutete, zu Frühformen der Demenz kommen konnte, dass Alzheimer nicht immer nur auf alte Menschen beschränkt war.

„Aber was wird jetzt mit mir werden?“, fragte er zum Schluss. Er hatte seine Arme um seinen Körper geschlungen, als wäre ihm mitten im Sommer kalt. „Was wird jetzt aus meinem Job, aus meinem Leben … aus uns? Wie soll es weitergehen?“

„Was machen Sie denn beruflich?“

„Ich arbeite bei einer Zeitarbeit-Agentur … ich meine, ich leite die Filiale der Agentur hier in der Stadt.“

„Und fühlen Sie sich den Anforderungen dort gewachsen?“

Karsten erinnerte sich plötzlich, dass ihn seine Sekretärin seit einiger Zeit merkwürdig ansah, wenn er sie bat, bei der Erstellung einer Excel-Tabelle oder einer Präsentation zu helfen, und Zeitmangel als Begründung vorschob; ihre fürsorglichen Erinnerungen an Termine, die in seinem Kopf nicht mehr haften blieben; mehrmals hatte sie Telefonate für ihn übernommen, wenn er offensichtlich vergessen hatte, wer sein Gesprächspartner war. Sicher, sie war in ihren Hilfestellungen sehr diskret gewesen, aber wenn Karsten sie fragte: Würde Frau Kanter sagen, dass sie es schon eine ganze Weile geahnt hatte?

„Ich … na ja, wenn ich ehrlich bin, dann … Aber ich dachte, wenn Sie mir etwas verschreiben …“

„Ohne deine Sekretärin wärst du längst aufgeschmissen“, mischte sich Roman ein.

„Aber das ist doch nur vorübergehend!“, protestierte er. „Es gibt doch sicher Medikamente, die das wieder in Ordnung bringen!“

„Vielleicht ist es an der Zeit, darüber nachzudenken, ob es nicht andere Möglichkeiten für Sie gibt“, erklärte Dr. Theorides.

„Andere Möglichkeiten? Was soll das denn heißen? Welche denn?“

„Ich werde Sie erst einmal krankschreiben.“

„Ja, und dann? Ich kann doch nicht … soll ich für den Rest meines Lebens einfach zu Hause herumsitzen und … und nichts tun?“ Die Tragweite der Diagnose wurde Karsten erst jetzt bewusst. Er wurde beiseitegeschoben, aussortiert! Ein paar Sätze eines Arztes, ein paar bedauernde Mienen – so einfach ging das. „Können Sie mir nicht etwas verordnen, das mein Gedächtnis wieder auf Vordermann bringt?"

„Karsten ..." Roman schüttelte den Kopf, für den Moment genauso hilflos wie er selber.

Der Arzt gab ihnen eine Broschüre mit Telefonnummern und Adressen von Anlaufstellen und Selbsthilfegruppen und einen Zettel, der Karsten bis auf Weiteres für arbeitsunfähig erklärte, Rezepte für Medikamente, von denen man noch nicht sagen konnte, ob sie etwas bewirken würden, und auf einmal standen sie wieder draußen im Sonnenschein, das gläserne Bürogebäude in ihrem Rücken.

Benommen wanderten sie zum Hyatt-Hotel ganz in der Nähe und ließen sich auf die Stühle des Cafés fallen, die unter Sonnenschirmen direkt am Rheinufer standen, und Roman bestellte für sie beide Kaffee und zwei Schnäpse, und als sie den Alkohol heruntergekippt hatten, sagte er: „Wir sollten heiraten, du und ich", und dann fing Karsten an zu heulen. Die Tränen sprangen aus seinen Augen, ohne dass er es verhindern konnte, er heulte und heulte und heulte, weil alles plötzlich zu viel war und er mit allem gerechnet hatte, aber damit nicht.

„Das kann doch nicht schon alles ... Ich bin doch erst ..."

„Siebenundvierzig", half Roman bedrückt aus und wartete, bis sich Karsten einigermaßen gefangen hatte.

„Ich ... ich will dich nicht vergessen", brachte sein Freund schließlich heraus. „Ich will nicht, dass das passiert."

„Ich auch nicht."

„Bist du sicher? Ich meine, das mit dem Heiraten?"

Die Leute an den Nachbartischen, die eben noch überrascht seinen Gefühlsausbruch verfolgt hatten, wandten sich wieder ihren eigenen Gedecken zu. Die Kellnerin kam vorbei und fragte nach weiteren Wünschen, und Roman sagte: „O ja, noch ganz viele!", und dann grinste er Karsten mit einem wässrigen und schiefen Lächeln an und sagte: „Klar bin ich mir sicher."

„Wie hältst du das nur aus?“, fragt Rita. „Ich wusste nicht, dass seine Anfälle so anstrengend sind.“

Sie hat Liegestühle nach draußen geholt, und nun sitzt sie mit Roman auf dem Kiesweg vor den geöffneten Toren ihrer Werkstatt in der Eifel. Mit einem Auge beobachten sie Karsten, der zwischen halbfertigen Marmorplatten hin- und herläuft, Ritas Werkzeuge aufhebt und wieder hinlegt, grob behauene Engelsfiguren mit weiten Schwingen und ein steinernes Familienwappen inspiziert. Seine Hände sind staubig, und sein Gesichtsausdruck ist unglücklich.

„Es ist weg, es ist weg!“ Seine Blicke irren durch die Werkstatt, finden nirgendwo Halt.

„Es war eine blöde Idee, euch zu besuchen.“ Roman seufzt. „Ich dachte, ein bisschen Abwechslung würde ihm guttun. Dabei hat er sich gefreut, als ich ihm den Vorschlag gemacht habe, das Wochenende bei euch zu verbringen. Aber er vermisst seine vertraute Umgebung. Er braucht feste Strukturen.“

„Du siehst scheiße aus“, sagt Rita und nippt an ihrer Cola.

„Wundert dich das? Karsten ist mittlerweile ein Fulltime-Job.“

„Trotzdem schön, dass ihr hier seid. Wir sehen uns kaum noch.“ Rita reckt sich im Stuhl empor. „Nicht auf die Straße, Karsten!“, schreit sie.

„Lass ihn. Hier kommt doch sowieso kein Auto.“

„Gestern ist der Pole auf seinem Traktor hier langgefahren. Keine Ahnung, wieso der nach der Ernte mit seinem Trecker die Landschaft verpestet."

„Der Pole?"

„Dem gehören die Felder hinter unserem Haus. Raps und Kartoffeln, so weit das Auge reicht, im Sommer jedenfalls. Er hat vor ein paar Jahren die Tochter vom Altbauern geheiratet, ihr ein paar Kinder gemacht, und jetzt gehören ihm der Hof und die Felder. Der Alte füttert noch die Schweine und die Hühner, trotz Parkinson. Dafür hat er 'ne Kammer über der Küche. So läuft das hier auf dem Land. Du arbeitest, bis du tot umfällst."

„Es ist weg, es ist weg, es ist weg!" Karsten baut sich vor ihnen auf und stemmt die Arme in die Hüften. Roman hat ihm Mütze und Anorak angezogen, und jetzt sieht er, dass Karstens Stirn nassgeschwitzt ist.

„Willst du nicht mal eine Pause einlegen?", fragt Rita. „Du könntest dich zu uns setzen und die Nachmittagssonne genießen!"

Karsten zögert kurz, aber dann setzt er zu einer neuen Runde an. „Es ist weg, es ist …"

„Was denn?", hakt Rita nach.

„Hoffnungslos", sagt Roman. „Er muss sich müde laufen." Roman hat es schon lange aufgegeben nachzufragen. Er erhält doch nie eine Antwort.

Auf der Straße hören sie einen knatternden Auspuff. Dann sehen sie ein Auto, das näher kommt und schließlich vor dem Haus parkt. Ein verrosteter, zitronengelber Golf, aus dem Sandra aussteigt, zurück von der Arbeit.

„Hallo, Gattin", sagt sie und wuschelt Rita durch das kurzgeschnittene Haar. „Hallo, Roman." Sie drückt ihn an sich. „Wann seid ihr angekommen? Karsten, willst du mich nicht begrüßen?"

Karsten schüttelt den Kopf und wendet den Blick ab.

„Wir sind seit heute Mittag hier", sagt Roman.
„Habt ihr was gegessen?"
„Noch keinen Hunger. Erst mal die Herbstsonne ausnutzen."
„Ich kann uns nachher was kochen. Beim Metzger im Nachbardorf war Lamm im Angebot." Sandra deutet auf den Beutel in ihrer Hand.
„Prima!", sagt Rita. „Aber du kochst."
„Hab ich doch gesagt!"
Sandra beobachtet Karsten, der eine weitere Suche durch Ritas Werkstatt gestartet hat.
„Es ist weg, es ist weg!"
„Seit wann macht er das?", fragt sie.
„Seit zwei Stunden", sagt Roman.
„Das ist doch Mist. Ihr müsst ihn ablenken, auf andere Gedanken bringen."
„Wie denn? Ich hab schon alles versucht."
Es stimmt: Roman wollte ihn mit einer Geschichte ablenken, hat sogar ein Lied gesungen. Nichts davon war von Erfolg gekrönt. Sein Freund sucht weiter.
„Karsten!", ruft Sandra energisch. „Komm, wir gehen spazieren!" Sie dreht sich zu Rita und Roman um. „Und ihr kommt mit."
Sie lotst Karsten aus der Werkstatt, indem sie sich einfach bei ihm unterhakt und seine Schritte über die Straße und zu den weiten Feldern hinter dem Haus lenkt. Karsten ist so überrumpelt, dass er anfangs kaum Widerstand leistet.
Sie laufen über einen der abgeernteten Kartoffeläcker, öffnen ein Holzgatter, kommen an ein paar grasenden Kühen vorbei, die mit den Ohren wedeln, um die Fliegen zu verscheuchen.
„Muh!", sagt Karsten. Er bleibt stehen und sieht zu, wie ein braungeflecktes Kalb sich unter das Muttertier zwängt und zu trinken beginnt.

Sie laufen weiter, kommen an einer verfallenen Mühle vorbei, an einem ausgeschlachteten Autowrack mitten im Nirgendwo.

Karsten bleibt wieder stehen, wühlt in seinen Hosentaschen, zieht das leere Futter nach draußen. „Es ist weg! Es ist weg!" Er wird zunehmend unruhiger und nervöser.

„Nicht", sagt Roman. Er stellt sich vor seinen Freund und nimmt sein Gesicht in beide Hände. „Hör auf damit", redet er ihm zu. „Steigere dich da nicht rein! Du weißt, dass das keinen Sinn hat."

Aber Karstens Blicke und sein Körper finden keine Ruhe. Er reißt sich plötzlich los und rennt ihnen davon, so schnell, dass Rita, Sandra und Roman Mühe haben, ihm hinterherzukommen.

„Verdammt!", schnauft Rita. „Wieso ist der so schnell?"

Karsten läuft an ein paar Bäumen vorbei, seine Füßen platschen durch einen schmalen Bach, hasten einen Pfad entlang, dessen Seiten von Brennnesseln eingerahmt werden. Er rennt eine Anhöhe hinauf und dann, auf ihrer Spitze, hält er abrupt inne, schaut staunend in die Ferne.

Als die anderen ihn atemlos einholen, bleiben auch sie stehen. Unter ihnen breitet sich eine Wiese voller blaublühender Herbstastern aus. So weit das Auge reicht, ein grünes Meer mit dunkelblauen Tupfen.

„Schön", sagt Karsten andächtig und lächelt. Seine Unruhe ist verschwunden, und seine Hand sucht die von Roman. „Wunderschön!"

„Ja", sagt Roman. „Besser als meine Geschichten, oder?"

„Anders", erwidert Karsten.

Am späten Nachmittag haben sich Marvin und Tom nach hinten in den Garten zurückgezogen, abseits der anderen. Sie haben zwei Handtücher aus den Schränken geholt, auf dem Rasen neben dem Schuppen ausgebreitet und sonnen sich. Hinter ihnen, am Grundstücksrand, stehen die Sonnenblumen, die seit Jahren jeden Sommer an Buddy erinnern, in voller Blüte; Insekten summen um sie herum. Beiden jungen Männern stecken die Kopfhörer ihrer Smartphones in den Ohren, und die Sonnencreme lässt ihre nackten Oberkörper glänzen wie die römischer Gladiatoren, die sich vor dem Kampf mit Olivenöl eingerieben haben. Marvins Fuß wippt im Takt zu der Musik, seine Augen sind halb geschlossen, und seine karottenroten Haare leuchten in der Sonne wie ein Feuerkranz.

Roman sitzt mit Hubert und Sophie am Gartentisch neben dem Teich, seine Füße ruhen auf einem der Stühle, in der Tasse vor ihm schwimmt ein Rest abgestandener Kaffee. Er ist müde und angestrengt. Noch vor wenigen Tagen hat er die Party für Karsten für eine gute Idee gehalten, einen würdigen Abschied. Noch einmal eine große Sause, um das zu feiern, was war. Mittlerweile kommt es ihm so vor, als entließe er Karsten stattdessen mit einem Paukenschlag in die Demenz. Als wüsche er seine Hände ab dem heutigen Tag in Unschuld: Sieh her, all das habe ich versucht – aber von nun an sind andere für dein Schicksal verantwortlich!

Nach dem Zwischenfall mit der Nachbarin ist seine Angst größer geworden, dass Karsten die vielen Menschen nicht verkraftet, und er überlegt, ob er nicht zum Telefon greifen soll, um die Einladungen rückgängig zu machen, die ganze Sache einfach abzublasen. Doch er kann sich nicht aufraffen, die Hitze sabotiert seine Entscheidungsfähigkeit.

„Ich muss mal nach Karsten sehen“, murmelt er und macht Anstalten aufzustehen, aber Sophie tätschelt beruhigend seine Hand.

„Habe ich gerade gemacht, als ich auf Toilette war. Er sitzt noch immer im Schlafzimmer auf dem Stuhl und starrt ins

Leere." Sie hustet ihr Raucherhusten und zündet sich eine weitere Zigarette an.

„Mann, ist das widerlich!", erklärt Hubert und kräuselt angeekelt die Lippen. „Wenn du an Lungenkrebs verreckst, geschieht es dir recht. Ich hoffe, sie enthalten dir dann das Morphium vor."

„Und wenn du aufgrund deiner Fettsucht gleich einen Herzinfarkt bekommst und vom Stuhl fällst, weine ich dir auch keine Träne nach", schießt Sophie zurück und schenkt ihm ein säuerliches Lächeln. „Allerdings werde ich dich mit dem Fuß anstupsen, um sicherzugehen, dass du wirklich tot bist."

Roman unterdrückt ein Grinsen, als er Huberts empörten Gesichtsausdruck sieht. Er hat Hubert schon oft gesagt, wie sehr seine Art andere verletzt. Und er hat ihn vor Sophies scharfer Zunge gewarnt.

Seufzend sackt er wieder zurück auf seinen Stuhl. Es ist angenehm, die Verantwortung zu teilen, auch wenn es nur für eine begrenzte Zeit, ein paar Stunden oder ein paar Minuten ist. Manchmal hängt er einem Tagtraum nach, in dem er und Karsten zusammen mit ihren Freunden in einem großen Haus wohnen und sie alle gemeinsam auf ihn Acht geben. Die Vorstellung ist schön – als würde er an einem regnerischen Herbstabend unter eine warme, mollige Decke kriechen. Aber es ist nur eine Illusion. Hubert und Sophie unter einem Dach: Das allein ist schon ein Ding der Unmöglichkeit.

„Ich kenne solche depressiven Phasen", sagt Hubert. „Mir geht's manchmal ähnlich. Ihr solltet es mal mit ein paar Stimmungsaufhellern probieren."

Roman schnaubt auf, halb belustigt, halb verärgert. „Du bist nicht depressiv, Fatty. Du badest nur gerne in Selbstmitleid. Und Karsten ist es auch nicht. Nicht mehr jedenfalls, dafür ist die Krankheit schon zu weit fortgeschritten." Er macht eine fahrige Handbewegung, als müsste er unangenehme Gedanken fortscheuchen. Weil es eine Zeit gab, in der Karsten sehr wohl Depressionen hatte, gerade in den Wochen nach der Diagnose.

Einmal war Roman nachts aufgewacht, und der Platz neben ihm im Bett war leer. Durch das geöffnete Schlafzimmerfenster vertrieb ein leichter Wind die Wärme des vergangenen Tages. Draußen war es noch Nacht, aber ein zunehmender Mond warf Schatten in den Raum.

„Karsten?" Er fand seinen Freund unten in der dunklen Küche am Fenster stehend, den Blick nach draußen gerichtet. „Was machst du hier? Wieso schläfst du nicht?"

Karsten zuckte mit den Schultern, und Roman wusste, dass er wieder geheult hatte. In letzter Zeit brauchte es nur ein falsches Wort oder einen missverständlichen Blick, um die Schleusen zu öffnen. Manchmal gab es auch gar keinen Anlass, jedenfalls keinen, den Roman erkennen konnte. Dann weinte Karsten einfach so.

„Ich sollte mich umbringen."

„Was?"

„Ich sollte …"

„Hast du sie noch alle?"

„Wieso denn? Ist doch besser für alle Beteiligten."

„Okay", erwiderte Roman wütend. „Von mir aus. Dann warte aber, bis ich ausgezogen bin."

Karsten sah ihn an, als ob er geschlagen worden wäre. „Ich meine doch nur, weil … es hat doch alles … zwecklos."

Noch Tage später hatte Roman regelmäßig Schubladen und Schränke durchwühlt auf der Suche nach Schlaftabletten, hatte überlegt, ob er Messer und Scheren verstecken sollte, war unruhig geworden, wenn Karsten allein aus dem Haus ging und sich verspätete. Brücken, Hochhäuser, Eisenbahngleise – es gab so viele Möglichkeiten, mit einem Schritt oder einem Sprung seinem Leben ein Ende zu bereiten. Der Arzt hatte Karsten ein Antidepressivum verschrieben; nach einigen Wochen waren die Tränen weniger geworden und schließlich ganz versiegt.

Plötzlich öffnet sich die Haustür zum Garten, und Karsten kommt mit vorsichtigen Schritten auf sie zu, stützt sich wie ein alter Mann an der Hauswand ab.

„Wie geht's dir?", begrüßt ihn Sophie. „Hast du dich erholt?"

„Erholt? Wovon, junge Frau?" Offensichtlich hat er keine Erinnerung an seinen Ausflug in die Nachbarschaft.

Sophie lacht. „Na, das ist mal was Neues! ‚Junge Frau' bin ich schon seit Jahren nicht mehr genannt worden."

„Gibt es Kuchen?"

„Ja, Pflaumenstreusel. Mit Schlagsahne. Möchtest du ein Stück?"

Karsten schüttelt den Kopf. „Hunger ist mir fremd."

„Dann geht's dir besser als anderen", erwidert Sophie mit einem Seitenblick auf Hubert, der gerade sein drittes Stück in Angriff nimmt.

Doch Karsten hört nicht zu. Mit offenem Mund starrt er in Richtung des Schuppens. Die anderen folgen seinem Blick und sehen, wie Tom sich über Marvin beugt und ihm einen langen Kuss gibt, ihm über die Brustwarzen streichelt. Gleich darauf stehen die beiden auf und wollen Hand in Hand Richtung Hauseingang verschwinden. Aber dazu müssen sie am Gartentisch vorbei, an Roman, Sophie und Hubert, und als sie sich verlegen an ihnen vorbeidrücken, kichert Karsten und zeigt auf ihre Badehosen, in denen sich ihre steifen Schwänze überdeutlich abzeichnen.

„Karsten!", sagt Roman vorwurfsvoll, und Marvins Gesicht nimmt die Farbe seiner Haare an. Als die beiden Jungs weg sind, vermutlich auf dem Weg zum Speicher und zu ihrem Bett, fragt Hubert mit vollem Mund: „Habt ihr eigentlich noch Sex, du und Karsten?" Dabei sprüht er Kuchenkrümel über den Tisch.

„Geht dich das irgendetwas an?“, fragt Roman zurück. Auch Sophie ist ein wenig pikiert und sammelt die leergegessenen Teller der anderen auf, um sie in die Küche zu bringen. Aber eigentlich wundert Roman Huberts Frage nicht. Sein ältester Freund war schon immer egozentrisch und wenig sensibel, wenn es um die Gefühle anderer ging – als ob ihn sein Beruf von der Verantwortung für jegliches Taktgefühl befreite. Und dann hört sich Roman zu seiner eigenen Überraschung sagen: „Nein. Irgendwann ging es nicht mehr.“

„Oh“, erwidert Hubert. „Ich hatte keine Ahnung, dass Alzheimer …“, er wirft einen Blick auf Karsten, der ihn verträumt und offensichtlich abwesend ansieht, „… dass das dann auch nicht mehr funktioniert.“

„Das ist es nicht“, sagt Roman. „Es ist eher … ich wollte nicht mehr.“

„Peter“, mischt sich Karsten plötzlich in das Gespräch ein, „wieso bist du traurig?“ Seine Hand fährt durch die dichten, schwarzen Locken seines Freundes, streift sein linkes Ohr, und Roman erinnert sich an Momente, in denen diese Berührungen tatsächlich ihm und nicht einem längst verflossenem Ex-Lover gegolten haben.

„Bin ich nicht“, antwortet er und ringt sich ein Lächeln ab. „Es geht mir gut.“ Er ist von Verlorenem umgeben, von Verlust, von Vergangenem. Jede Erinnerung verursacht Schmerz. Er wünschte, er könnte sie abstreifen wie eine Hose, ein Hemd oder ein T-Shirt, aber je mehr Lücken Karstens Gedächtnis aufweist, desto tiefer scheinen sich die Erinnerungen in Romans Kopf zu graben. Sie setzen sich mit kleinen Widerhaken in den Hirnwindungen fest, werfen Anker, machen die Leinen fest.

„Sex wird sowieso allgemein überbewertet“, sagt Hubert, während Sophie aus dem Haus zurückkommt, um eine zweite Fuhre Geschirr einzusammeln. „Schau mich an – ich hatte seit Jahren keinen Sex und lebe auch noch.“

„Welche Frau würde auch freiwillig mit dir ins Bett hüpfen“, bemerkt sie. „Da müsste man sich vorher ja einer Lobotomie unterzogen haben.“

Hubert öffnet den Mund, aber es kommt kein Wort heraus. Es scheint fast so, als hätte er eine Sparringpartnerin gefunden, die ihm in nichts nachsteht.

Karsten wirkt auf einmal unruhig, immer wieder dreht sich sein Kopf Richtung Haus und seine Hände wischen nervös über seine Oberschenkel.

„Was ist los?“, fragt Roman.

Schließlich springt Karsten auf und murmelt: „Die Kleinen …“ Roman erwischt ihn gerade noch an einem Zipfel seines T-Shirts.

„Die kannst du jetzt nicht stören. Bleib lieber hier bei uns. Marvin und Tom möchten jetzt allein sein.“

„Aber …“

„Komm“, sagt Sophie und nimmt seine Hand. „Wir sehen uns die Fische im Teich an.“

„Und wieso hast du ihn dann noch geheiratet?“, fragt Hubert, als er und Roman alleine am Tisch sitzen, und rülpst verstohlen.

„Was?“

„Na ja, ehrlich jetzt: Wieso sollte man jemanden heiraten, wenn man nicht mehr mit ihm poppen will?“

„Du hast keine Ahnung, wovon du redest“, antwortet Roman verärgert. „Warum bist du eigentlich gekommen? Nur um Stunk zu machen?“

❧ ❧ ❧

„Sehe ich denn gut aus?“ Unzufrieden schaute Karsten im Spiegel an sich herab und zerrte an der blaugestreiften Krawatte, die er zu dem grauen Anzug und dem weißen Hemd herausgesucht hatte. Er hatte nie gelernt, einen richtigen

Knoten zu binden; das, was er zustande brachte, sah immer schief und ungelenk aus.

Roman lockerte den Knoten, brauchte nur wenige Handbewegungen, bis alles perfekt saß. „So, jetzt ist es prima. Und ja, du siehst gut aus." Er selbst trug einen dunkelblauen Anzug, hatte sich aber für eine Fliege entschieden, deren Stoff an seinem Hals kitzelte, wenn er das Kinn nach unten senkte.

Karsten warf einen Blick auf seine Armbanduhr, und Roman legte ihm die Hand auf den Arm. „Alles ist gut", beruhigte er ihn.

„Ich bin nervös", gab Karsten zu. „Immerhin ist es das erste Mal, dass ich … dass ich …"

„Heirate?"

Karsten nickte.

„Mach dir keine Sorgen, ich bin doch da."

„Du und hunderttausend andere."

„Erstens sind es nicht hunderttausend, sondern zwanzig, und zweitens sind alle deine Freunde. Unsere Freunde."

„Der Standesbeamte nicht." Seit der Diagnose vor zwei Monaten war Karsten ängstlich geworden, insbesondere im Umgang mit Fremden. Er befürchtete, ihre Gesichter zu vergessen, sich nicht mehr an Namen zu erinnern, überraschte Blicke zu ernten, wenn er die gleiche Frage mehrmals stellte.

„Du brauchst nur Ja zu sagen."

„Wozu?"

„Wenn der Standesbeamte dich fragt, ob du mich heiraten willst."

„Ach so, der Standesbeamte."

Roman wandte den Blick ab, damit Karsten nicht bemerkte, wie sehr es ihn mitnahm, dass sich sein Zustand so rapide verschlechterte. Man konnte ihm förmlich dabei zusehen, wie er Tag für Tag ein wenig mehr Selbstständigkeit einbüßte. Noch vor drei Wochen war es kein Problem für ihn gewesen einzukaufen; seit ein paar Tagen war er in schlechten

Momenten nicht mal mehr in der Lage, sich die Schnürsenkel zu binden. Gespräche begannen sich im Kreis zu drehen, dieselben Fragen, dieselben Antworten. Bei der Bedienung des Computers musste Roman in Rufweite bleiben, weil es passieren konnte, dass Karsten vergaß, welche Klicks nötig waren, um sein E-Mail-Konto abzurufen, welche Funktionen die Maus besaß, wie die Groß- und Kleinschreibung funktionierte. Die Passwörter hatte er sich auf eine Liste geschrieben und griffbereit neben den Laptop gelegt. Am schlimmsten mitanzusehen war die Hilflosigkeit, wenn Karsten auf die Tastatur oder den Bildschirm starrte, wenn er sich geschlagen geben musste, weil eine bisher selbstverständliche Aktion ihn überforderte. Es würde nicht mehr lange dauern, bis der Computer für ihn zu unnützer Technik verkam, deren Geheimnisse sich nicht mehr entschlüsseln ließen.

„Bist du so weit?", fragte Roman.

„Ich denke schon. Wo ist mein Ausweis?"

„In deiner Jackentasche. Wo ich ihn reingesteckt habe."

„Habe ich Geld mit?"

„Du brauchst keins. Ich habe welches. Und ich habe die Kreditkarte."

„Mein Ausweis?"

„Jackentasche", wiederholte Roman.

Karsten klopfte seine Hose ab. „Mein Schlüssel, wo ist mein Schlüssel?"

„Den habe ich auch. Hör jetzt auf, dir Sorgen zu machen."

Karsten setzte sich aufs Bett und vergrub das Gesicht in seinen Händen. „Ich kann nicht aufhören. Ich kann nur noch daran denken, wie sehr ich mich blamieren könnte."

„Du wirst dich nicht blamieren."

„Willst du mich denn immer noch heiraten?"

„Ich weiß nicht, wie oft ich diese Frage in den letzten Wochen gehört habe. Wenn du mich das noch mal fragst, überlege ich es mir tatsächlich anders."

„Entschuldige, ich wollte nicht …"
„Willst du mich noch heiraten?"
„Es ist vernünftig. Du sollst abgesichert sein, wenn irgendwas passiert."
„Es ist vernünftig?" Roman wusste nicht, was er sagen sollte. „Hast du sie noch alle? Ich dachte, wir heiraten aus Liebe?"
„Ja, schon … aber das andere ist auch wichtig. Gerade jetzt, wo ich nicht mehr alle Tassen im Schrank habe."
„Hör auf, so zu reden. Du hast es nicht nötig, dich kleinzumachen."
„Ich bin klein. Klein geworden", sagte Karsten plötzlich mutlos. „Jeden Tag geht ein Stück von mir verloren. Ich kann es spüren, es … es ist, als ob ich mich auflöse."
Roman fasste an die kleinen Speckrollen, die sich am Bauch seines Freundes gebildet hatten. „Kann ich nicht bestätigen. Ich habe eher den Eindruck, dass du zugenommen hast. Kann das sein?"
„Seit ich nicht mehr laufen gehe … ich habe zu wenig Bewegung."
Karsten hatte mit Joggen aufgehört, weil es zu gefährlich geworden war. Seine Blackouts nahmen zu; Häuser, Straßennamen, Wegweiser – immer häufiger kam es vor, dass sie für ihn ihre Bedeutung verloren, dass er sich an ihnen nicht mehr orientieren konnte. Beim letzten Mal war er in der Nähe der Tennisplätze der Sportanlage gestrandet. Der Betreiber des clubinternen Bistros hatte Roman angerufen, nachdem er die Telefonnummer aus Karstens Brustbeutel gefischt hatte, den er jetzt immer bei sich trug, wenn er allein unterwegs war.
„Stell dir vor, jemand wirbelt deine vertraute Umgebung durcheinander", hatte er versucht, sein Problem zu erklären, „und baut sie anders wieder auf. Ein Architekt, sagen wir. Er reißt das Viertel, in dem du lebst, komplett ab, und du

ziehst weg. Und nach fünf Jahren kommst du wieder und stellst fest, dass der … Dings … dass er das Viertel wieder aufgebaut hat mit genau denselben Gebäuden, denselben Bäumen und Plätzen und so weiter. Aber er hat alles neu gemischt, neu … gedingst …" Verärgert hatte er die Augenbrauen zusammengezogen und versucht, sich zu konzentrieren. „Neu … zusammengestellt. Alle Häuser, die du kennst, alle Grünanlagen, Spielplätze und Straßen sind zwar noch da, aber nicht mehr dort, wo du sie erwartet hast. Nichts steht mehr am selben … du weißt schon. Der Supermarkt befindet sich dann vielleicht in unserer Straße, gegenüber von unserem Haus, aber die Sportanlage mit den Tennis…, die früher direkt daneben war, wurde drei Straßen entfernt aufgebaut. Der Kindergarten ist jetzt neben der Autobahn… Autobahn… runterfahrt. Alles ist vertraut und doch völlig fremd." Roman hatte genickt und so getan, als hätte er verstanden, aber Karsten war nicht sicher, ob er zu ihm durchgedrungen war.

Sie fuhren im Wagen zum Rathaus, und Karsten nahm auf dem Beifahrersitz Platz. Den Autoschlüssel hatte er mehr oder weniger freiwillig abgegeben. Roman hatte ihm ausgeredet, sich in Zukunft selbst hinters Steuer zu setzen, nachdem er beim Ausparken vor dem Haus auf die Stoßstange eines schwarzen Mercedes gefahren war, weil er die Kupplung nicht mehr gefunden hatte.

„Liegen wir noch in der Zeit?"

„Ja. Mach dir keine Sorgen."

„Ich will nur nicht zu spät zu meiner eigenen Hochzeit kommen."

„Dann kämen wir beide zu spät, und damit wäre es dann auch egal. Aber wir brauchen uns nicht zu beeilen."

„Habe ich meinen Ausweis?"

Roman seufzte. „Ja."

Der Morgen ihrer Verpartnerung hatte trübe begonnen. Als Karsten aufgewacht war, hatte ihn ein fahler, grauer Himmel begrüßt. „Nichtsnutzige Wolken", hatte er gemurmelt. „Was soll ich mit euch?" Aber jetzt, am späten Vormittag, riss der Himmel auf. Immer wieder fanden ein paar Sonnenstrahlen ihren Weg durch die Lücken und versprachen einen freundlichen Oktobertag, einen Tag zum Heiraten. Karsten lächelte, als sie an einem Kinderwagen vorbeifuhren, in dem ein kleiner Junge mit einem grellbunten, viel zu großen Lutscher in seiner Faust kämpfte, während seine Mutter ihm vergeblich mit einem Taschentuch durchs Gesicht fuhr.

„Hättest du eigentlich gerne Kinder?", fragte er. „Ich meine, gehabt?"

„Was? Wie kommst du denn jetzt darauf?", erwiderte Roman und setzte den Blinker, um einen Radfahrer zu überholen.

„Einfach so."

„Ich weiß nicht … wahrscheinlich nicht. Kinder verändern das ganze Leben. Ich stelle es mir ziemlich anstrengend vor, vierundzwanzig Stunden am Tag beschäftigt zu sein. Für nichts anderes mehr Zeit zu haben."

„Und wenn es bei mir so weit ist? Wenn ich wie ein kleines Kind bin?" Karsten hatte nicht gewusst, dass ihn diese Frage beschäftigte, bis sie ihm herausgerutscht war.

Roman sah ihn verstört an. „Das … das ist doch etwas anderes. Ich wollte damit nicht sagen … so was darfst du nicht denken."

Die anderen warteten am Eingang des Rathauses. Christian und Jörg hatten sich ebenfalls schick gemacht und trugen Anzüge, Marvin und Tom – sein Freund, den er erst vor wenigen Wochen kennengelernt hatte und mit dem er jetzt noch häufiger nach Köln kam – hielten eine ganze Traube bunter Luftballons in den Händen. Sandra begrüßte Karsten mit einer Umarmung, und Roman musste lachen, als er sah, dass Rita ein Kleid angezogen hatte.

„Kein Wort!", befahl sie mürrisch. „Sandra hat mich dazu gezwungen. Sie hat gesagt, ich sollte die femininen Anteile meiner Persönlichkeit nicht so vernachlässigen. Hast du so was schon mal gehört?" Ihre Hände befingerten den Stoff des ungewohnten Kleides. „Es sieht dämlich aus, oder? Das bin einfach nicht ich."

„Hat jemand ein Foto davon gemacht?"

„Klar", grinste Tom. „Und schon auf Facebook gepostet!" Als Beweis zeigte er das Foto auf seinem Smartphone herum. „Seht ihr? Ist inzwischen sechsmal geteilt worden!"

„Was?", sagte Rita entsetzt.

Die Verpartnerung war eine kleine, eher nüchterne Zeremonie. Nach der Prüfung ihrer Ausweise wurden Karsten, Roman und ihr Anhang in einen Saal geführt, in dem die Standesbeamtin auf sie wartete. Es gab eine kurze Ansprache, Ringe wurden getauscht, zwei Fragen mit Ja beantwortet, Christian machte Fotos. Ein kurzes Zögern hatte es gegeben, als sie ihre Unterschriften leisteten. Karstens Stift hatte nach dem mühevollen Schreiben seines Vornamens über der Urkunde innegehalten, und Roman hatte den Blick seines Freundes bemerkt, der verloren über die Linie auf dem Papier irrte. „Wollmann", hatte er geflüstert und das Erstaunen im Gesicht der Standesbeamtin ignoriert.

Nach zwanzig Minuten war alles vorbei, und Karsten raunte Roman zu: „Ich fühle mich nicht anders als vorher. Und du?"

„Ich weiß nicht … vielleicht ein bisschen."

„Ein bisschen was?"

„Verheirateter."

Was Roman nicht gestand, war, dass er die obligatorische Frage der Beamtin beinahe mit Nein beantwortet hätte. Für einen Moment war es verführerisch gewesen, sich mit vier kleinen Buchstaben aus der Verantwortung zu stehlen, einfach alles hinter sich zu lassen und ein neues, ein anderes Leben zu beginnen. Ein Leben, das wahrscheinlich schöner war als das, welches er gerade wählte, zumindest aber weniger belastet. Er hätte aufstehen und gehen können, einfach so, um vielleicht irgendwann, irgendwo einen anderen Mann kennenzulernen. Jemanden, dessen Schicksal nicht vorherbestimmt, dessen Leidensweg nicht absehbar war und an den er nicht durch seine Krankheit und seine Hilfsbedürftigkeit gekettet war. Es wäre so viel einfacher gewesen. Doch dann hatte er sich den Schock ausgemalt, den er Karsten damit versetzen würde, die Reaktionen ihrer Freunde, hatte sich über sich selbst erschrocken und war wieder zu sich gekommen. Und so hatte er Ja gesagt, natürlich hatte er Ja gesagt. Aber tief in seinem Inneren hatte er gefühlt, wie eine Tür zuschlug, als wäre sie von einem Windstoß erfasst worden, und er hatte Mühe gehabt, gegen die Traurigkeit anzukämpfen, die wie eine Welle über ihm zusammenbrach.

Sie hatten die Hochzeit zu Hause gefeiert, hatten eigentlich im Garten grillen wollen, ein letztes Mal in diesem Herbst, aber das Wetter hatte ihnen einen Strich durch die Rechnung gemacht. Es hatte doch noch zu regnen begonnen, und so hatten sie den Grill auf die geschützte Terrasse verlegt und im Haus gegessen. Roman hatte mit Sandra Walzer getanzt, und Karsten hatte versucht, sich von Jörg Quickstep beibringen zu lassen, aber die Schrittfolge war zu kompliziert gewesen für ihn. Rita hatte eine launige Rede gehalten und ihnen zur Hochzeit einen Findling geschenkt, in den sie ihre Nachnamen gehauen hatte: Tresnow und Wollmann.

„Für den Vorgarten“, hatte sie gesagt. „Als eine Art Namensschild.“

„Sieht aus wie ein Grabstein“, war Marvin herausgeplatzt, und alle hatten einen Moment betreten geschwiegen.

Am Morgen danach wachte Roman mit einem Brummschädel auf und wanderte durch das Haus, während Karsten noch schlief, sammelte Gläser ein, leerte Aschenbecher und warf die Spülmaschine an. Sie hatten alle ziemlich viel getrunken, zwei, nein, drei Kisten Sekt, Bier, viel Bier und schließlich auch noch die harten Sachen: Himbeerschnaps, Wodka und Jägermeister. Roman fand die leeren Flaschen neben dem überquellenden Mülleimer in der Küche. Nachdem Rita wieder ihre Alltags-Jeans angezogen hatte, war Tom mit besoffenem Kopf in ihr für ihn viel zu enges Kleid geschlüpft und hatte eine Transenshow improvisiert, hatte Lady Gaga imitiert und Shirley Bassey, bis das Kleid unter großem Gejohle am Rücken riss. Sogar Karsten war betrunken gewesen, der eigentlich am besten gar keinen Alkohol mehr trinken sollte, weil das seine Konzentrationsfähigkeit noch mehr beeinträchtigte und die Erinnerungen dann noch schneller aus ihm herausgespült wurden. Aber wie konnte man auf seiner eigenen Hochzeit nichts trinken?

Roman kochte Kaffee, als er nackte Füße hinter sich hörte, aber es war nur Marvin, der mit verquollenen Augen vom Speicher heruntergestiegen war, wo er und Tom genächtigt hatten. In seinen Boxershorts und einem von Toms übergroßen T-Shirts sah er aus wie ein kleiner Junge.

„Gut geschlafen?", fragte Roman.

„Geht so. Dicken Kopf. Hast du Aspirin?" Marvin ließ sich müde auf einen Küchenstuhl fallen.

„Im Badezimmer. Ich hol dir eins. Wo ist Tom?"

„Schon vor einer halben Stunde aufgestanden, um zu joggen. War das nicht krass gestern Abend? Shirley Bassey …" Marvin grinste schief.

„Du magst ihn sehr, was?"

„Mmh."

Roman lachte. „Nur ‚mmh'?"

„Nee …", druckste Marvin herum. „Ich bin schon ziemlich verliebt. Tom ist cool."

Kurz vor dem Einschlafen hatten Roman eindeutige Laute von oben aufhorchen lassen, das Quietschen des Bettgestells und unterdrücktes Stöhnen, und er hatte sich gefragt, ob Tom dabei noch immer Ritas zerfetztes Kleid trug. Gut, dass Angelika nicht zur Hochzeit gekommen war. Und schade, denn er wusste, dass Karsten enttäuscht gewesen war.

Als er die Treppe hinaufging, hörte er Geräusche im Schlafzimmer. Das Schließen der Schranktür, das Klappern eines Kleiderbügels. Also war Karsten auch schon wach.

„Morgen!", sagte er, als er die Tür öffnete. „Wie hast du geschla…?"

Karsten stand vor dem Spiegel, hatte ein weißes Hemd und den dunklen Anzug angezogen und kämpfte mit der Krawatte. „Kannst du mir mit dem verdammten … Dings helfen?" Das Weiße in seinen Augen war rotgeädert, einige Knöpfe des Hemdes waren falsch geknöpft. „Ausgerechnet heute habe ich entsetzliche Kopfschmerzen. Ich fühle mich furchtbar."

„Wieso machst du dich schon wieder so schick?"

„Und wieso bist du noch nicht angezogen? Wir müssen los!"

„Los?", fragte Roman langsam. „Wohin denn?"

„Zum Standesamt natürlich!" Karsten zerrte noch immer an der Krawatte. „Oder willst du, dass wir unsere Hochzeit verpassen?"

„Karsten …"

„Hm?"

„Wir haben gestern geheiratet. Die Hochzeit war gestern."

Sein Freund ließ die Arme sinken. „Quatsch …"

Roman zeigte als Beweis auf den Ringfinger seiner rechten Hand. „Erinnerst du dich nicht an gestern? Überhaupt nicht?"

Karsten schüttelte den Kopf. „Gestern? Das kann nicht sein! Ich hätte schwören können … welcher Tag ist heute?"

„Der Tag nach unserer Hochzeit", antwortete Roman traurig. Er machte eine Bewegung, als wollte er Karsten in den Arm nehmen, aber seine Enttäuschung war zu groß.

„Es tut mir leid", sagte Karsten. „Es … ach, Scheiße!" Er starrte in den Spiegel. „War es wenigstens … schön? Rabe?"

Roman tat, als hätte er ihn nicht gehört. Er schloss die Tür hinter sich und ließ ihn allein im Schlafzimmer zurück.

„Keine mehr da?", fragte Marvin, als Roman die Treppe wieder hinunterkam.

„Keine was?"

„Na, Aspirin!"

„Vergessen", antwortete Roman.

Beginn Video / Sophie

Romans Stimme aus dem Off: „Und los geht's!"

Sophie: „Schau mal, Karsten, ich hab mich extra fein gemacht für dich. Die Bluse habe ich bestimmt seit Ewigkeiten nicht mehr angehabt. Ist zwar nicht wirklich mein Stil – Ellen hat mir die Bluse geschenkt –, aber es ist ja auch mein erster Auftritt vor einer Kamera. (sie lächelt unsicher) Ich bin Sophie, eure Nachbarin von gegenüber. Wir kennen uns seit drei Jahren, seitdem du mit Roman hier wohnst. Manchmal nennst du mich auch einfach ‚die alte Frau' – womit du durchaus recht hast. Ich bin ja auch eine Generation älter als du. Im Grunde könntest du mein Sohn sein … (zu Roman) Ist das gut so?"

Romans Stimme aus dem Off: „Du machst das prima, Sophie. Wie ein Profi."

Sophie: „Ah ja? Ich wollte dir von einem Weihnachtsfest erzählen, Karsten. Vielleicht erinnerst du dich nicht, aber Weihnachten ist für mich seit langer Zeit ein eher trauriges Fest, weil Eddy bei dem Tsunami am 26. Dezember 2004 ums Leben gekommen ist. Eddy war mein Sohn, weißt du? Normalerweise holt mich Ellen über Weihnachten immer zu sich, und ich verbringe die Feiertage dann mit ihr und ihrem zweiten Mann und dessen Kindern. Aber vor zwei Jahren hat das nicht geklappt, weil Michael, also Ellens Mann, mit einer schweren Gürtelrose im Krankenhaus lag. Ich hatte mich also auf ein sehr ruhiges Weihnachtsfest eingestellt und mir sogar schon einen kleinen Tannenbaum gekauft ... (zu Roman) ... ich darf doch rauchen, oder?"

Romans Stimme: „Von mir aus."

Sophie (zündet sich eine Zigarette an und hustet): „Viel besser. Ein Laster kann man in meinem Alter ruhig haben. Ellen liegt mir ständig in den Ohren, endlich mit dem Rauchen aufzuhören, dabei raucht sie selber! Aber ich halte ihr dann Eddys Schicksal vor Augen. Der hat in seinem ganzen Leben keine einzige Zigarette angefasst – und was hat es ihm genützt? Der Junge hätte überhaupt mehr Dummheiten anstellen sollen. Er war viel zu angepasst, viel zu zielstrebig, selbst als Kind hat er niemals über die Stränge geschlagen ..."

Romans Stimme: „Ähm ... Sophie?"

Sophie: „... Einser-Abitur, Einser-Studium, und dann sofort diesen Job in der Bank mit einer Fünfzig- bis Sechzig-Stunden-Woche. Weißt du, ich habe ihm das damals ausreden wollen, habe ihm gesagt, er soll doch erst mal was von der Welt sehen, von mir aus ein Jahr aussteigen und mit dem Rucksack durch Lateinamerika oder die USA trampen, tibetanische Mönche besuchen, irgendetwas, was nicht so verdammt zielstrebig ist. Ich hätte ihm sogar das Geld dafür gegeben ..."

Romans Stimme (lauter): „Sophie!"

Sophie: „... aber was hat er gemacht? Zwei Wochen Pauschalurlaub auf Mallorca in einem Vier-Sterne-Hotel! Ich verstehe das nicht. Von mir hat er das sicher nicht gehabt. Aber das war wohl seine Art von Rebellion, um mir zu zeigen, wie wenig er von meinem Lebensstil hält. Ich nehme an, dass er deshalb auch Ellen geheiratet hat ..."

Romans Stimme (noch lauter): „Sophie, was ist los mit dir? Du redest wie ein Wasserfall! Ist doch sonst nicht deine Art!"

Sophie: „Was? (raucht) Tut mir leid, ich glaube, ich bin aufgeregt. Diese Kamera macht mich ganz nervös."

Romans Stimme: „Stell dir einfach vor, Karsten säße dir gegenüber."

Sophie (atmet tief durch und hustet): „Ist gut. Entschuldige, Karsten. Noch mal von vorne. Eigentlich soll es doch um dich gehen ... also, Weihnachten vor zwei Jahren ... wir hatten uns noch kurz vor dem Fest gesehen, ich bin mit Mojo spazieren gewesen, und du hast mich begleitet. Du wolltest damals nicht mehr gerne alleine vor die Tür, weil du Angst hattest, dich zu verlaufen. Das war, bevor es dir eine Zeitlang besser ging. Jedenfalls haben wir einen schönen Spaziergang gemacht, einmal an den Feldern vorbei, bis zu den Bäumen und zurück, und ich habe nichts davon erzählt, dass ich die Feiertage alleine verbringen würde ..."

Man hört das Öffnen einer Tür und dann Toms Stimme: „Ich soll euch sagen, dass das Essen fertig ist."

Romans Stimme (seufzend): „Also heute ist irgendwie der Wurm drin. – Ja, wir kommen gleich."

(Die Tür wird geschlossen.) Sophie: „Das war Tom, Karsten. (Sie lächelt) Er und Marvin sind übers Wochenende da, und Marvin hat gekocht. Kannst du dir das vorstellen? Du kannst stolz sein auf deinen Neffen."

Romans Stimme: „Es ist nur Spaghetti Bolognese. Da kann man eigentlich nichts falsch machen."

Sophie: „Darum geht es nicht, Roman."

Romans Stimme: „Ich weiß ... weiter im Text?"

Sophie: „Jetzt hab ich den Faden verloren ... siehst du, Karsten, du bist nicht der Einzige, der Probleme mit seinem Gedächtnis hat ..." (raucht)

Romans Stimme: „Spaziergang, Weihnachten."

Sophie: „Ah, ja ... (plötzlich sehr viel ruhiger) Nach dem Spaziergang habe ich dich wieder bei Roman abgeliefert und bin nach Hause gegangen, habe meinen kleinen Tannenbaum mit roten Äpfeln und weißen Kerzen geschmückt und bin dann ins Bett gegangen. Der nächste Tag war Heiligabend, es hat den ganzen Morgen und den ganzen Nachmittag geregnet, ich war nur mal schnell mit Mojo draußen und hab mich ansonsten nirgendwo blicken lassen. Im Radio lief das Weihnachtsoratorium von Bach, das habe ich mir angehört. Ich hab auf dem Sofa gelegen, zugesehen, wie es draußen langsam dunkel wurde, und Mojo hat mir die Füße gewärmt. Ein bisschen traurig war ich schon, gebe ich zu ... ich wollte gerade aufstehen und die Kerzen am Baum anzünden, als es bei mir an der Tür Sturm geklingelt hat. Ich dachte schon, es wäre irgendwas passiert in der Nachbarschaft, ein Feuer oder sonst was, aber stattdessen hast du vor der Tür gestanden, Karsten. (lächelt) ... Du warst ein wenig aufgebracht, und erst hab ich angenommen, du hättest eine von diesen ... wie nennst du sie, Roman?"

Romans Stimme: „Episoden? Zwischenfälle?"

Sophie: „Episode, genau. Das musst du dir übrigens abgewöhnen, mein Lieber. Das klingt so ... medizinisch, so kalt. Sag einfach, es geht ihm nicht so gut, dann weiß auch jeder Bescheid ... (in die Kamera) jedenfalls warst du gar nicht durcheinander. Du warst nur verärgert, dass ich niemandem gesagt habe, dass ich Weihnachten alleine bin. Ihr habt das erst dadurch gemerkt, weil Roman bei mir im Haus Licht gesehen und der Hund einmal gebellt hat. Du hast mit mir geschimpft, Karsten, weil ich nichts gesagt habe, und dann hast du darauf bestanden, dass ich mit nach drüben, also zu euch komme. Ich wollte erst nicht, weil es mir peinlich war ... weil ich doch gar keine Geschenke für dich und Roman hatte, aber du hast mich überhaupt nicht ausreden lassen. Du hast mich untergehakt und nach Mojo gerufen und hast mich mit zu euch genommen."

Romans Stimme: „Er hat dich nicht einmal richtige Schuhe anziehen lassen. Du bist in Pantoffeln über die Straße gelaufen."

Sophie (zu Roman): „Stimmt. Du hast mir dicke Socken geliehen (lächelt und hustet) ... das war ein schöner Heiligabend, Karsten. Roman hatte Entenkeule, Rotkohl und Klöße gemacht, und ihr hattet euren Baum über und über mit Lametta und diesen scheußlichen silbernen Kugeln behängt ..."

Roman Stimme (belustigt): „Ja, wir haben den Baum immer ein wenig trashig geschmückt. Wir mögen das."

Sophie: „Es gab einen wirklich guten Rotwein zum Essen, und wir haben anschließend irgendwas gespielt ... Domino?"

Romans Stimme: „Ja, ich glaube. Du hast gewonnen. Dreimal!"

Sophie: „Und dann haben wir noch die Weihnachtsgeschichte von Charles Dickens zusammen im Fernsehen gesehen."

Man hört erneut die Tür und dann Marvins aufgebrachte Stimme: „Kommt jetzt endlich essen! Wird ja alles kalt!"

Romans Stimme: „Ja, tut mir leid. Wir kommen ... in Ordnung, Sophie?"

Sophie: „Natürlich. Ich hab auch eigentlich alles gesagt, was ich Karsten sagen wollte."

Romans Stimme: „Manchmal hört Marvin sich an wie seine Mutter, oder?"

Sophie: „Sag ihm das nicht, Roman! (in die Kamera) Karsten, nicht den Mut verlieren, hörst du? Kein Gedächtnis zu haben, ist nicht das Ende der Welt."

Ende Video / Sophie

Am frühen Abend, als die Schatten langsam länger werden und die Mücken über dem Teich zu tanzen beginnen, stoßen Jörg und Christian zu ihnen. Ihre Begrüßung mit Karsten fällt herzlich aus, auch wenn er sie mit großen Augen ansieht und sich nicht an ihre Namen erinnert. Aber das sind Oberflächlichkeiten, noch immer verspürt er insbesondere in Christians Gegenwart ein Gefühl von Vertrautheit. Es ist egal, wenn er die Einzelheiten ihrer jahrzehntelangen Freundschaft vergessen hat. Romans Verhältnis zu den beiden ist komplizierter, denn von all ihren Freunden haben sie es am schlechtesten aufgenommen, dass Roman Karsten in ein betreutes Wohnprojekt geben will.

„Du willst ihn abschieben!", hat Jörg ihm vorgeworfen, als Roman vor einigen Wochen am Telefon davon erzählt hat. „Du willst dich aus deiner Verantwortung stehlen!"

Roman ist für einige Augenblicke sprachlos gewesen und hat mit seinem schlechten Gewissen gerungen, denn eigentlich hatte er sich gerade von Jörg mehr Unterstützung erhofft. „Du bist doch auch Krankenpfleger", hat er sich verteidigt. „Du weißt doch am besten, was Alzheimer alles mit sich bringt!"

Doch Jörg hat sich nicht so schnell besänftigen lassen. „So etwas würde ich Christian nie antun. Niemals!"

Roman hat Jörgs Erregung durch das Telefon gespürt. „Ich kann nicht mehr", hat er sich verteidigt. „Es ist zu viel."

„Ich weiß nicht, was Christian dazu sagen wird. Das wird ihn bestimmt … ich weiß auch nicht. Mensch, Roman! Gibt es denn keine andere Lösung?"

Danach hat er längere Zeit nichts von den beiden gehört, als bräuchten sie eine Auszeit von der gemeinsamen Freundschaft, und eine Weile hat er befürchtet, dass sie den Kontakt komplett abgebrochen hatten. Aber dann, zögerlich und sehr viel reservierter als früher, haben sie sich doch wieder gemeldet. „Wegen Karsten", hat Christian bei ihrem ersten Besuch nach dem Streit klargestellt.

Und so fällt die Begrüßung mit Roman erheblich kühler aus. „Hallo", sagt Christian. Anstatt ihn wie sonst zu umarmen, gibt er ihm förmlich die Hand, als wäre er nur ein entfernter Bekannter, jemand, über dessen Absichten Unklarheit besteht. Roman kann die Bitterkeit in seinen Augen sehen.

„Meine Fresse", sagt Rita verächtlich. „Und ich dachte, Lesben sind kompliziert, wenn es um Beziehungsdinge geht." Sie steht breitbeinig neben Roman in der Tür, trägt eine verspiegelte Sonnenbrille und ihr Handy in einem Halfter am Gürtel ihrer Jeans. Ein bisschen kommt es allen so vor, als wäre sie Romans Bodyguard, und dieses absurde Gefühl trägt dazu bei, die Stimmung zumindest ein wenig zu entspannen.

Die letzten Vorbereitungen sind getroffen. Die Partydekoration ist komplett, in allen Regenbogenfarben schweben die Luftballons dicht an dicht zusammengebunden über der Terrasse, wo Tom sie an der Regenrinne befestigt hat. Marvin hat die Boxen der Musikanlage im Wohnzimmer nach draußen gedreht, seinen Laptop angeschlossen und die Terrassentüren geöffnet; er hat sich bereit erklärt, den DJ zu machen. Das Buffet ist in der Küche aufgebaut, Gläser für Wein, Sekt und Bier stehen bereit, die Getränke sind kaltgestellt. Rita bereitet den Grill im Garten vor, füllt Holzkohle ein und ruft nach einem Blasebalg, während Mojo neben ihr sitzt und das rohe Fleisch hypnotisiert, das sie außerhalb seiner Reichweite gelagert hat. Hubert und Tom schleppen eines der Bierfässer aus dem Keller, wo der Getränkedienst sie vorgestern bei seiner Lieferung abgestellt hat, und stechen es auf der Terrasse an. Hubert wird rot beim Tragen, japst und hält anschließend eine Hand an die Brust. Tom braucht nur zwei Schläge mit dem Hammer, dann schäumt der Alkohol in die bereitgehaltenen Gläser.

„Gut“, nickt er, nachdem er den ersten Schluck probiert hat. „Schmeckt.“

„Ich dachte, ihr Kiddies trinkt nur Wodka-Red-Bull und so 'n Zeug“, ruft Rita herüber.

„Wir Kiddies“, belehrt Tom sie grinsend, „saufen alles, was zischt, du alternde Lesbe! Und dazu schmeißen wir noch E's ein und ziehen 'ne Nase Koks.“

Marvin kichert, während er auf dem Laptop nach passender Musik sucht. Roman hat ihn gebeten, möglichst viele von Karstens Lieblingsliedern zu spielen, Musik aus den sechziger und frühen siebziger Jahren. Vor einigen Wochen, bei seinem letzten Besuch, hat Marvin Karstens Plattensammlung durchforstet, später dann hat er im Internet recherchiert und Songs heruntergeladen, von denen er noch nie etwas gehört hatte und die so ganz anders sind als die Rap- und Hip-Hop-Musik, die er und Tom bevorzugen. In seinen Ohren klingen die Songs altbacken, scheppernd und skurril, aber als er jetzt aufschaut und bemerkt, wie Karstens Füße den Takt von *Baby, Come Back* und *Good Vibrations* mitklopfen und seine Lippen leise den Text mitsingen, weiß er, dass er die richtigen Lieder ausgewählt hat. Die Musik ist sein Geschenk an Karsten.

„Nicht so laut", sagt Roman. „Lass uns langsam anfangen. Ich weiß nicht, wie Karsten mit den vielen Menschen und den vielen Geräuschen klarkommt." Er hat sich vorgenommen, keinen Alkohol zu trinken, und nippt an einem Glas Wasser. Besser, er behält einen klaren Kopf.

„Es scheint ihm aber zu gefallen", erwidert Marvin. Trotzdem dreht er den Regler ein wenig herunter.

Roman folgt seinem Blick und sieht die verträumten Augen von Karsten, das leichte Lächeln auf seinem Gesicht. „Stimmt."

„Aber wieso eigentlich?"

„Wieso was?"

„Wieso mag er vor allem diese Sachen aus den Sechzigern? Er müsste doch …" Marvin rechnet nach. „Eigentlich müsste er doch die Mucke aus den Achtzigern viel lieber hören. Madonna, Kylie, die Pet Shop Boys und so 'n gruseliges Zeug. Da war er Mitte zwanzig."

„Weißt du das nicht?", erkundigt sich Roman erstaunt. „Hat Angelika dir das nie erzählt?"

„Was erzählt?" Marvin verzieht mürrisch das Gesicht. „Meine Mutter ist nur am Meckern. Die ist voll der Hausdrachen."

„Als Karsten klein war, so sechs oder sieben Jahre, durfte er manchmal mit zu den Konzerten deines Opas."

„Was für Konzerte?"

Roman runzelt die Stirn. Angelika scheint das tatsächlich mit keinem Wort erwähnt zu haben. Er versteht Karstens Schwester einfach nicht. Alles, was ein wenig außerhalb der Norm ist, scheint ihr verhasst zu sein, zumindest aber suspekt. Sie hat einen engen, eingeschränkten Horizont, und zum wiederholten Mal empfindet er Mitleid mit Marvin. „Dein Opa hat in seiner Jugend in den sechziger Jahren in einer Band gespielt. Coverband würde man heute wohl sagen. Und manchmal hat er den kleinen Karsten dann auf die Konzerte mitgenommen."

„Eine Band? So mit Rock'n'Roll und so?"

„Genau."

„Wie cool ist das denn!", sagt Marvin andächtig und spielt mit dem Piercing in seiner Lippe.

Roman grinst. „Also, sie waren jetzt keine Stars oder so. Sie sind in ihrer Freizeit bei Hochzeiten aufgetreten, auf Partys und auf Schützenfesten. Kleinere Sachen halt, meist an den Wochenenden. Soviel ich weiß, hat dein Opa Gitarre gespielt und gesungen. Wie John Lennon."

„Aber ich dachte, sie hätten sich nicht verstanden. Karsten und der Opa."

„Das war erst später, glaube ich."

„Weißt du, was da passiert ist?"

Roman zuckt mit den Schultern. „Hat er nie drüber gesprochen."

Und jetzt, befürchtet er, ist es zu spät, Karsten danach zu fragen. Die Löcher in seinem Gedächtnis werden mit jedem Tag größer, die Maschen, die seine Gedanken zusammenhalten, immer poröser; sie reißen wie die eines verrottenden Fischernetzes. Es ist gut möglich, dass die Erinnerungen an seine Kindheit längst verloren sind und Angelika nun die Einzige ist, die Marvin einen Einblick in Karstens Jugend verschaffen kann. Was für eine Ironie. Sie war das Lieblingskind in der Familie, und ihren Bruder kann sie nicht ausstehen. Ihre Version der Geschichte wird sicherlich stark von der abweichen, die Karsten zu erzählen hätte; sie wird zu ihren Gunsten gefärbt sein. Und er kann nichts mehr dagegen tun.

Aber er, Roman, kann eingreifen. Er hatte fast vergessen, dass Karsten einige wenige Erinnerungsstücke an diese Zeit aufbewahrt hat, und vielleicht ist jetzt eine ebenso gute Gelegenheit, sie an Marvin weiterzugeben wie … wie später.

„Komm“, sagt er. „Ich will dir etwas zeigen.“

Er geht mit Marvin ins Arbeitszimmer in der oberen Etage, an den Schreibtisch, auf dem Karsten früher Geschäftsunterlagen bearbeitet hat und der seit Monaten verwaist ist. Die Akten sind fort, das Ablagesystem leergeräumt. Nur ein Notizblock und ein paar Kugelschreiber liegen herum, und rechts steht die Spardose, in die Karsten immer das Kleingeld aus seinem Portemonnaie geworfen hat. Roman kramt in den Schubladen auf der linken Seite. Es ist lange her, dass Karsten ihm diesen Schatz gezeigt hat, und er erinnert sich nur vage, wo er ihn aufbewahrt. Aber schließlich findet er die Sachen in der untersten Lade, in einer grauen Kladde.

Als er sie aufmacht, fällt ein DIN-A4 großes Poster heraus, ein verblichenes Werbeplakat mit zerknickten Ecken, das auf rotem Hintergrund die schwarzen Silhouetten von vier langhaarigen Männern mit Schlaghosen zeigt, als er es auseinanderfaltet. Sie halten ihre Instrumente in den Händen, zwei Gitarren, ein Mikrofon, und der Schlagzeuger sitzt hinter einem Wall aus Trommeln und Becken. Als *The Roaring Cyclones* werden die Musiker unter dem Bild angekündigt. *Freitag, den 24. Januar 1969, um 19.00 Uhr, im Gemeindehaus. Eintritt 2 Mark.*

„The Roaring Cyclones?“, fragt Marvin. Er lacht und wuschelt sich durch die Haare.

„Das sind die einzigen Sachen, die Karsten von seinem Vater haben wollte, als Angelika und er nach dem Tod deines

Opas die Wohnung aufgelöst haben. Hat er mir jedenfalls erzählt."

„Hammer!" Mit einer Büroklammer an das Plakat angeheftet ist eine Schwarz-Weiß-Fotografie, die einen etwa sieben- oder achtjährigen Jungen zeigt, der an der Seite einer Bühne auf einem Gitarrenkasten hockt und fröhlich in die Kamera winkt. Zu seinen Füßen ist jede Menge Kabelgewirr zu erkennen, neben ihm ein Verstärker. „Und das ist ...?"

„Karsten natürlich", antwortet Roman.

„Ehrlich jetzt?" Es fällt Marvin sichtlich schwer zu glauben, dass der kleine Junge und der verwirrte Mann mittleren Alters im Garten ein und dieselbe Person sind. „Den hätte ich nicht erkannt."

Noch etwas befindet sich in der Kladde: Zwei Tonbänder, aufgerollt auf schmalen Spulen, beschriftet mit dem Kürzel RC 12/68. „Das ist ein kurzer Konzertmitschnitt der Roaring Cyclones, Ende 1968", erklärt Roman. „Soviel ich weiß, sind es nur drei oder vier Lieder. Wenn du dir die Mühe machst, die Bänder zu digitalisieren, kannst du hören, wie die Band deines Opas geklungen hat. Karsten ist irgendwie nie dazu gekommen, daher weiß ich nicht, wie es sich anhört, aber ich nehme mal an, dass die Qualität nicht besonders ist."

„Warum hat der Opa aufgehört zu spielen?"

„Keine Ahnung. Da musst du deine Mutter fragen. Ich nehme mal an, dass keine Zeit mehr war, als sie auf die Welt kam. Eine Familie mit zwei kleinen Kindern? Mehr weiß ich leider nicht."

„Ist egal", sagt Marvin und drückt die Kladde an sich wie einen Schatz. „Kann ich ...?"

„Du kannst sie behalten", nickt Roman, auch wenn es in seinen Augen ein Geschenk von dubiosem Wert ist. Aber jetzt, wo Karsten als Kronzeuge ausfällt, ist es Angelikas Aufgabe, die Vergangenheit zu erhellen. Bislang hat sie offensichtlich geschwiegen, denn wenn Marvin wüsste, welcher

Verdacht seit einiger Zeit im Raum steht, würde er es vielleicht gar nicht haben wollen. Trotzdem, er, Roman, sollte sich nicht einmischen. „Ich bin sicher, dass Karsten nichts dagegen hat. Aber vielleicht fragst du ihn einfach." Umständlich räuspert er sich, um seine Gefühle zu überspielen. Für einen Moment fühlt er sich wie ein Testamentsvollstrecker, und er weiß nicht, ob ihn das traurig stimmen oder wenigstens ein bisschen glücklich machen soll.

Doch als Marvin Karsten die Kladde zeigt, findet sein Blick keinen Halt auf Foto und Werbeplakat. „Gut gemacht", sagt er und gibt die Sachen lächelnd an Marvin zurück, als hätte der ihm gerade eine besonders gelungene Klassenarbeit vorgelegt.

„Aber es sind Sachen vom Opa!", sagt Marvin verunsichert. „Und das bist du auf dem Foto!"

Im Hintergrund läuft der einzige Hit von Mary Hopkins, ein schmalziger Gassenhauer aus dem Jahr 1968, der auf einem russischen Volkslied basiert und von Paul McCartney produziert wurde. *„Those were the days, my friend*", singt Karsten leise mit, *„we thought they'd never end, we'd sing and dance forever and a day …*"

„Ist schon okay", sagt Roman und legt Marvin die Hand auf die Schulter. „Ich denke, er hat es verstanden."

Diesmal lässt er sich nicht beruhigen. Schon früh am Morgen wirkt er nervös und fahrig, verweigert die Mithilfe beim Waschen und Anziehen. Hinterher sind sie beide schweißgebadet, wie nach einem Ringkampf. Mit stolpernden Schritten flieht Karsten nach draußen, auch das kühle Wetter und der bedeckte Himmel können ihn nicht abhalten.

Roman lässt seinen Freund anfangs gewähren und beobachtet, wie er den Garten durchstreift, zwischen den Büschen hinter dem Schuppen nachschaut, um die Birke herumläuft.

„Es ist weg, es ist weg!", murmelt Karsten unglücklich.

Ein bisschen erinnert er an einen Jungen, der erfolglos auf Ostereiersuche ist und auf die Hilfestellung seiner Eltern wartet. Doch je länger er sucht, desto gereizter wird er. Und Roman auch.

„Es ist weg, es ist weg, es ist weg!"

Ununterbrochen, minutenlang, ohne Unterlass, wie eine Schallplatte, die einen Sprung hat.

„Es ist weg, es ist weg!"

Nichts anderes hat in Karstens Gehirn Platz außer diesem einen Gedanken, nichts kann ihn ablenken von seiner fixen Idee. Er wirkt wie eine Marionette, fremdbestimmt, ferngesteuert, abhängig von feinen, unsichtbaren Fäden, die seine Bewegungen kontrollieren.

Als es schließlich zu regnen beginnt, will Roman dem unwürdigen Schauspiel ein Ende bereiten und bittet Karsten, endlich wieder ins Haus zu kommen, aber Karsten stiert ihn nur böse an.

„Es ist weg, es ist weg!"

„Ja", sagt Roman genervt. „Es ist weg. Ich weiß. Und da draußen im Garten ist es nicht. Du hast jeden Grashalm abgesucht. Komm rein. Du wirst ganz nass!"

„Es ist weg, es ist weg, es ist weg!"

„Verdammt noch mal, Karsten, was denn?"

Sein Freund schüttelt unwirsch den Kopf und setzt seine Suche fort, aber seine Stimme wird nun immer lauter.

„Es ist weg, es ist weg. Es ist weg!"

Am liebsten würde Roman die Terrassentür schließen und sich die Ohren zuhalten. Er kann das Mantra nicht mehr hören. Es bohrt sich wie ein Parasit in seinen Kopf und verseucht alle Gedanken, es macht ihn aggressiv und zornig.

Karsten läuft jetzt hektisch im Kreis, an den Rändern der Rasenfläche entlang, dreht den Kopf nach links und rechts. Nieselregen läuft ihm über den Kopf und den Nacken.

„Es ist weg, es ist weg, es ist weg."

Roman atmet tief ein und aus, versucht, Ruhe zu bewahren, geduldig zu sein. Annehmen und loslassen, so wie Karsten es ihm vor ein paar Jahren nach seinem Yogakurs beigebracht hat. Annehmen und loslassen, den Mittelpunkt finden, der Ruhe und dem Frieden nachlauschen: Überbleibsel einer besseren, einer glücklicheren Zeit. Er schaut an sich herunter. Es funktioniert nicht, seine Hände zittern und sein Herz pocht. Und wenn er in sich hineinhorcht, hört er Schlachtenlärm und Kampfgetümmel, hört Schreie und Wehklagen.

„Karsten", ruft er. „Bitte …"

„Es ist weg, es ist weg!"

„Es ist weg, es ist weg!", äfft Roman ihn mit unterdrückter Stimme nach. Es bringt ihn zur Verzweiflung, verfolgt ihn in seinen Träumen, immer derselbe Satz, immer dieselbe ziellose Suche. Wenn er doch nur aufhören würde, wenn er doch nur …

„Es ist weg, es ist weg, es ist weg, es ist weg, es …"

Plötzlich hält Roman es nicht mehr aus. Er stürmt in den Garten und versucht, Karsten vom feuchten Rasen ins Trockene zu drängen, aber Karsten weicht ihm aus und schreit erbost: „Es ist weg, es ist weg, es ist weg!" Wahrscheinlich bekommen mittlerweile auch die Nachbarn alles mit.

„Hör auf damit!", brüllt Roman. „Hör endlich damit auf!"

Er zerrt an Karstens Oberarm, aber Karsten leistet Widerstand, er schlägt um sich und trifft Roman am Kopf. Für einen Moment verharren beide ganz still, als müssten sie erst begreifen, was gerade geschehen ist, dann reißt Karsten sich los und beginnt erneut umherzuirren und zu rufen.

„Es ist weg, es ist weg, es ist weg!"

Roman reibt sich die schmerzende Stelle auf der Stirn. Was soll er bloß tun? Wie soll er ihn bloß beruhigen? Karsten wird sich eine Erkältung oder eine Lungenentzündung holen, wenn er noch länger im T-Shirt durch den Regen rennt. Wie soll er ihn nur bändigen?

„Es ist weg, es ist weg, es ist weg, es ist weg, es …"

„Sei endlich still! Du machst mich wahnsinnig!"

Roman flüchtet ins Wohnzimmer, schiebt die Glastür zu und lässt sich in den Sessel fallen. Erleichtert atmet er auf, als er die Stille wahrnimmt. Endlich Ruhe! Soll Karsten doch herumrennen wie ein Geistesgestörter. Irgendwann muss er ja aufgeben. Erstaunlich, wo er die Energie hernimmt. Er ist jetzt schon seit zwei Stunden dran, ohne Unterlass, ohne Pause, ohne Ermüdungserscheinungen.

Roman versucht, Karsten nicht zuzuschauen, aber er kann nicht wegsehen. Gebannt folgen seine Blicke dem Wahnsinn. Immer die gleiche Runde, immer die gleichen Schritte. Im Krankenhaus, auf seiner Station, kann Roman sich bei verwirrten Patienten mit seinen Kollegen abwechseln, wenn es zu anstrengend wird. Sie können sich gegenseitig unterstützen und schützen. Wenn es gar nicht mehr geht, veranlassen sie eine Verlegung des Patienten auf die Psychiatrie oder auf die Geriatrie. Aber hier ist er Karsten ausgeliefert, er ist für ihn verantwortlich, an ihn gefesselt. Und er kann ihn nicht wegschließen lassen, das bringt er nicht über sich, jedenfalls noch nicht. Er ist doch sein Mann, und es sind doch immer noch nur Episoden, die irgendwann auch wieder aufhören.

Ein weiterer Blick nach draußen zeigt ihm, dass die Situation unverändert ist. Karstens T-Shirt ist inzwischen durchweicht, seine Hosenbeine befleckt mit braunen und grünen Dreckspritzern, aber er sucht noch immer. Roman muss etwas unternehmen, einen erneuten Versuch wagen. Sein Gefühl der Verantwortung lässt ihm keine Ruhe.

Er geht wieder nach draußen und wartet, bis Karsten auf seiner Runde bei ihm vorbeikommt.

„Es ist weg, es ist weg, es ist weg."

Roman stellt sich ihm einfach in den Weg und greift nach seinen Händen. Karsten atmet schwer, er ist am Ende seiner Kräfte, seine Schritte sind unsicher.

„Eine Geschichte", sagt Roman. „Es war einmal ..."

„Es ist weg, es ist weg."

Karsten versucht, an ihm vorbeizugelangen, seine Augen irren suchend über den Teich, weichen Roman aus.

„Es ist ..."

„Eine Geschichte", insistiert Roman. „Sieh mich an, Karsten. Konzentrier dich. Bitte."

Er lässt seine Hände nicht los, hält ihn fest, und langsam, ganz langsam spürt er, wie Karstens Widerstand schwächer wird.

„Es ist weg. Es ist ..."

„Ja", sagt Roman. „Ich weiß. Es tut mir so leid."

Sachte dreht er Karsten zum Haus und führt ihn ins Trockene. Er setzt ihn aufs Sofa und wirft ihm eine Wolldecke über die Schultern, bevor er ins Bad läuft, um ein Handtuch zu holen und Karsten die Haare trockenzurubbeln. Doch als er zurückkommt, ist Karsten schon wieder aufgestanden und setzt seine Suche mit der gleichen Energie wie vorher in der Küche und im Gäste-WC fort. Schweiß oder Regentropfen rinnen ihm unbeachtet über die Stirn, manisch durchwühlt er Schubladen, dreht die Wasserhähne auf und zu, betätigt die Klospülung.

„Es ist weg, es ist weg, es ist weg!" Wütend schlägt er auf den Wasserkasten, steigert sich immer weiter in seine Rage.

„Es ist weg!"

„Verdammt, Karsten! Hör auf! Beruhig dich doch endlich!"

„Es ist weg, es ist weg, es ist weg!", schreit Karsten ihn an.

Eine Zornesader hat sich auf seiner Stirn gebildet, und Roman kann den fliegenden Puls an seinem Hals sehen.

Es geht nicht anders. Er muss es tun.

Als letzte Zuflucht hat Roman einige Tabletten aus dem Krankenhaus mitgenommen. Ein Medikament, über dessen Anwendung er mit Karstens Hausarzt erst stundenlang diskutieren müsste. In der Klinik verabreichen sie es nur, wenn sie keinen anderen Ausweg mehr wissen. Wenn die einzige Alternative eine Fixierung an Stuhl oder Bett ist.

Mit einer Pille in der Hand stellt er sich Karsten erneut in den Weg und presst sie ihm in den Mund. Sein Freund wehrt sich, aber diesmal siegt Roman. Mit einem Schluck Wasser zwingt er Karsten, die Tablette zu schlucken. Ein Akt der Gewalt, das Überschreiten einer Grenze.

„Es ist weg, es ist weg, es ist weg."

Jetzt muss Roman nur noch abwarten. Zwanzig Minuten, eine halbe Stunde. Er setzt sich an den Küchentisch und lässt Karsten gewähren, die Regale durchforsten, die Spülmaschine auf- und zuklappen, die Besteckschublade durchwühlen.

„Es ist weg, es ist weg, es ist …"

Und dann, endlich, werden Karstens Bewegungen langsamer, seine Sprache undeutlicher. „Esistwegesistwegesist …"

Roman steht auf und legt Karstens Arm um seine Schulter. „Ich bringe dich jetzt ins Bett, okay? Da kannst du dich ausruhen."

„Es ist …"

Karsten klingt müde, und seine Augenlider fallen auf dem Weg die Treppe hinauf langsam zu.

„Es …"

„Ich weiß."

Roman legt ihn aufs Bett und zerrt ihm die feuchten Klamotten vom Leib, zieht ihm die Bettdecke bis zum Kinn.

„Schlaf jetzt. Nachher ist alles wieder gut."

Und dann ist endlich Ruhe, und Roman drängt das, was er gerade getan hat, beiseite. Vielleicht denkt er später darüber nach und betrachtet die Situation mit zeitlichem Abstand noch einmal. Fürs Erste aber fällt ihm einfach nur ein Stein vom Herzen, dass Karstens Stimme verstummt ist, und er weigert sich, deswegen ein schlechtes Gewissen zu haben.

❧ ❧ ❧

Christian hat einen USB-Stick mitgebracht. „Überraschung!", ruft er und leiht sich Karstens Laptop aus, der seit Monaten ungenutzt im Arbeitszimmer herumliegt. Jörg schließt ihn an den Fernseher an, und gleich darauf flimmern Fotos aus Romans und Karstens Leben über die Mattscheibe. Nach und nach versammeln sich alle vor dem großen Bildschirm im Wohnzimmer und schauen sich die Schnappschüsse an, aufgenommen bei verschiedenen Gelegenheiten, zufällige Momentaufnahmen, die über die Jahre entstanden sind. Im Hintergrund singen die Supremes und Sandy Shaw, während Sandra ein Tablett mit belegten Brötchen herumreicht.

„Die waren eigentlich für heute Abend gedacht", wendet Roman ein.

„Du hast viel zu viel bestellt", beruhigt sie ihn. „Es ist noch mehr als genug da."

„Wir dachten, die Party ist ein guter Anlass, mal ein paar schöne Augenblicke Revue passieren zu lassen", unterbricht Christian, „es ... es wird ja nicht mehr so viele Gelegenheiten dazu geben." Ein Seitenhieb auf Roman, und für einen Moment entsteht betretenes Schweigen. Christian räuspert sich verlegen. „War nicht so gemeint", murmelt er.

„Wo war das?", hilft ihm Marvin aus der Patsche und deutet auf ein Foto, auf dem Karsten, Roman, Jörg und Christian inmitten einer Menschenmenge zu sehen sind. Sie grinsen in die Kamera, haben Plastikbecher mit Bier in der Hand und tragen Verkleidungen. Christian ist ein Clown, Roman ein römischer Legionär, und Karsten und Jörg haben identische Afrolook-Perücken auf dem Kopf.

„Karneval natürlich", sagt Roman. „Rosenmontag. Vor ... fünf Jahren? Wir sind von einer Kneipe zur nächsten gezogen. Am nächsten Morgen hatte ich einen fürchterlichen Kater."

„Ich auch", erwidert Jörg. „Ich hab nachts das ganze Klo vollgekotzt. Und die Perücke konnte ich wegschmeißen, weil jemand Bier drübergeschüttet hatte. Hast du deine noch, Karsten?"

Alle sehen zu Karsten, der sich mit Jörg und Rita das Sofa teilt, aber er schüttelt nur leicht den Kopf. Es kann vieles heißen: „Nein" oder „keine Ahnung", aber Roman weiß, dass er der Unterhaltung nicht folgen kann. „Er hat sie Marvin gegeben", antwortet er.

„Stimmt", wirft Karstens Neffe ein. „Die liegt bei uns zu Hause im Keller. Ich hab sie mal bei einer Party angezogen, aber man schwitzt voll krass unter dem Ding."

Auf dem nächsten Bild ist neben den vier Freunden auch Rita zu sehen, die die Kerzen auf einem Kuchen ausbläst, der mit rosafarbenem Marzipan überzogen ist.

„Ich weiß, wann das war!", ruft Rita und lacht. „Mein fünfundvierzigster Geburtstag, als ihr uns alle besucht habt. Diese Torte war wirklich widerlich! Viel zu süß!"

„He!", sagt Sandra. „Die hat immerhin sechzig Euro gekostet!"

„Es hat das ganze Wochenende ununterbrochen geregnet, weißt du noch?", sagt Roman. „Die Felder hinter eurem Haus standen unter Wasser. Wir haben stundenlang Monopoly gespielt, bis Karsten die Bank gesprengt hat."

„Und das da?", fragt Hubert. Er hat sich einen Stuhl von der Terrasse geholt und kratzt sich den Bauch.

„Das war, als wir zusammen diese Wanderung an der Mosel gemacht haben mit Weinverkostung", erklärt Jörg. „Ich glaub, wir waren zwei Tage lang betrunken. Erinnerst du dich, Karsten?" Er knufft Karsten auf den Oberarm.

„Natürlich", erwidert Karsten. „Die Weinverkostung." Er lächelt höflich, während sein Blick vom Fernseher abgleitet. Jörg lässt den Arm sinken, bemüht, sich die Enttäuschung nicht anmerken zu lassen.

Es folgt eine ganze Serie von Bildern vor dem Hintergrund verschiedener Sehenswürdigkeiten, Notre-Dame, der Eiffelturm, die Gärten von Versailles, als Roman und Karsten mit Jörg und Christian ein Wochenende in Paris verbracht haben, noch mehr Fotos von Geburtstagen und Ausflügen, und dann ruft Karsten plötzlich: „Buddy!" Er zeigt auf den Fernseher, auf ein Bild, das ihn, Roman und den irischen Setter auf einer Wiese zeigt. Der Hund trägt einen Ball im Maul. Roman und Karsten haben kurze Hosen an und sehen Jahre jünger aus.

„Das war im Volksgarten", sagt Jörg. „Wir haben uns da zum Grillen getrof…"

„Buddy!“, ruft Karsten. „Buddy!“

Roman legt ihm eine Hand auf den Arm. „Ja“, sagt er beruhigend. „Ich weiß.“ Mit einem schnellen Blick bittet er Christian, das Foto wegzuklicken, aber es ist zu spät. Karsten ist aufgesprungen und rennt verstört durchs Wohnzimmer. „Buddy“, sagt er. „Wo ist Buddy?“

„Er ist nicht mehr hier“, sagt Roman. „Komm, ich zeige dir, wo wir ihn beerdigt haben.“ Die anderen wechseln betroffene Blicke, und er führt Karsten in den Garten, ans Ende der Wiese, zu den Sonnenblumen neben dem Schuppen.

„Hier haben wir ihn beerdigt“, sagt er. „Du hast damals die Blumen gesät.“

„Buddy ist tot?“, flüstert Karsten und ringt verzweifelt die Hände. Es ist offensichtlich, dass er keinerlei Erinnerung an die Umstände von Buddys Tod hat und ihn die Nachricht so sehr schmerzt, als erführe er sie gerade zum ersten Mal. „Aber … wann?“

„Schon vor langer Zeit“, antwortet Roman.

„Du lügst!“, erwidert Karsten und zieht die Augenbrauen zusammen.

Christian gesellt sich zu ihnen. „Es tut mir leid. Ich hatte keine Ahnung, dass …“

„Ja“, sagt Roman und versucht vergeblich, seine Verärgerung zu unterdrücken, „hab ich gemerkt.“ Zu Karsten gewandt erklärt er: „Nein, ich lüge nicht. Warum sollte ich das tun?“

Aber sein Freund schüttelt den Kopf. „Buddy“, murmelt er. „Buddy …“

„Nimm ihn mit zurück ins Wohnzimmer“, seufzt Roman. „Ich brauch eine Pause. Und keine Fotos mehr von Buddy, okay?“

Christian nickt. „Geht klar. Komm, Karsten, da sind noch Fotos, als wir uns 2005 die Landesgartenschau in Leverkusen angesehen haben. Mit vielen Blumen.“

„Welche Blumen?“, fragt Karsten, während er mit Christian zurückgeht.

„Oh, alle möglichen. Rosen und Geranien und … Mensch, ich hab doch keine Ahnung von Pflanzen. Da hat auch die Zeit beim NABU nichts dran ändern können.“

Statt sich wieder zu den anderen zu setzen, verschwindet Roman in der Küche und schließt die Tür hinter sich. Er lehnt sich an den Tisch und reibt sich übers Gesicht. So viele Erinnerungen, so viele Bilder in seinem Kopf. Sie reichen für ein ganzes Leben. Und er muss sie jetzt für zwei im Gedächtnis behalten.

Es klopft, und dann kommt Jörg auf ihn zu, die Hände in den Hosentaschen vergraben. „He“, sagt er leise. „Ich wollte mich noch entschuldigen, dass wir so angefressen reagiert haben. Du weißt schon … wegen des Heims.“

„Es ist kein Heim. Es ist ein Haus für betreutes Wohnen. Ich schiebe ihn nicht ab. Ich kann nur nicht mehr. Warum könnt ihr das nicht verstehen?“

„Christian wollte erst nicht kommen heute …“

„Das ist doch …!“, sagt Roman wütend, aber Jörg unterbricht ihn.

„Nein. Nicht, weil er sauer ist auf dich. Weil er den Gedanken nicht ertragen kann, dass Karsten weg muss von zu Hause. Er hat heute Morgen geheult deswegen.“

„Weißt du, wie oft wir geheult haben? Karsten und ich? Mit unseren Tränen könnte man einen ganzen Wasserspeicher füllen.“ Roman hat kein Verständnis für die Probleme, die seine Entscheidung ihren Freunden bereitet. Jörg und Christian, Rita und Sandra, Hubert und Sophie, sogar Marvin und Tom: Sie alle sehen den Alltag mit Karsten nur auszugsweise. Sie haben keine Ahnung, wie es ist, ihn andauernd um sich zu haben. Nicht einmal in Ruhe aufs Klo gehen zu können, weil man ständig in Sorge ist. Keine Nacht durchzuschlafen. Immer unter Strom zu stehen. „Ich habe mich wirklich bemüht. Drei Jahre lang. Wenn ich das jetzt nicht mache, dann gehe ich auch vor die Hunde."

„Er ... er erinnert sich wirklich nicht, oder?"

„An was?"

„Wie lange Buddy schon tot ist."

Roman schüttelt den Kopf. „Du hast es doch gesehen."

„Er hatte den Hund so gern."

„Ich auch."

Die beiden stehen sich schweigend gegenüber. „Und man kann ihn da besuchen? In diesem betreuten Wohnen?", fragt Jörg.

Roman seufzt. „Jederzeit. Es ist kein Heim, kein Krankenhaus, kein Gefängnis ... und Karsten trägt auch keine Anstaltskleidung", fügt er mit einem Anflug von Sarkasmus hinzu.

„Das habe ich auch gar nicht ...", protestiert Jörg.

„Ich weiß. Sorry. Ich bin nur ein bisschen ... ich weiß auch nicht. Müde. Leer. Manchmal glaube ich, ich könnte mich ins Bett legen und eine Woche am Stück schlafen."

Jörg nimmt ein Glas von der Spüle und schüttet sich Cola ein. „Es muss schwer gewesen sein, das alles zu ertragen", sagt er.

Roman lacht humorlos auf. Es klingt fast wie ein Schluchzen. „Es macht alles kaputt", flüstert er. „Diese Demenz ... sie zerreibt deine Gefühle, sie macht dich taub und stumpf, bis du glaubst, du fühlst gar nichts mehr. Manchmal ... manchmal erkenne ich mich selbst nicht wieder."

❧ ❧ ❧

Ende November und ein Herbststurm kündigte sich an. Wolken türmten sich in den Abendhimmel, und ein kräftiger Wind fegte durch die Straße, schüttelte die Bäume und heulte um die Häuser der Vorstadt, in deren Fenstern Licht brannte – kleine, hell erleuchtete Oasen in der Dunkelheit. Schon am Mittag, als Roman die Wohnung verlassen hatte, war die Luft schwer von Regen gewesen, aber erst jetzt, auf dem Nachhauseweg, schien der Sturm genug Energie gesammelt zu haben, um loszubrechen. Innerhalb von Sekunden prasselte das Wasser so heftig herunter, dass die Scheibenwischer mit der Flut nicht mehr fertigwurden und Roman den Wagen am Straßenrand zum Halten bringen musste, obwohl er kaum hundert Meter von zu Hause entfernt war. Als es heftig an der Scheibe der Beifahrerseite klopfte, schrak er zusammen.

„Mistwetter", schimpfte Sophie, die sich gleich darauf triefend nass auf den Platz neben ihn fallen ließ. „Dabei wollte ich nur schnell in den Supermarkt …" Die grauen Haare klebten ihr wie feuchte Wollfäden am Kopf, und zu ihren Füßen bildete sich eine Wasserlache. Mojo machte einen ähnlich desolaten Eindruck, als Roman ihm die Hintertür öffnete. „Gut, dass ich euer Auto erkannt habe."

„Wieso hast du dein Regencape nicht mitgenommen?" Sophie zitterte vor Kälte, und Roman fahndete nach einem Handtuch, das er für Notfälle unter dem Fahrersitz aufbewahrte. „Hier. Ist nicht mehr ganz sauber, aber …"

Notdürftig trocknete sie sich ab, während Roman die Heizung höher stellte. Dann kramte sie in ihrem Jutebeutel und zog eine glänzende, knisternde Tüte heraus. „Lakritz gefällig?"

Roman lachte, und während sie Lakritz und Gummibärchen aßen, lauschten sie zusammen dem Regen, der ohne Unterlass auf das Autodach trommelte.

„Und, wie war's?", fragte Sophie schließlich.

„Scheiße", antwortete Roman. „Sie sehen keine Veranlassung, ihre Einschätzung zu revidieren. Ich könne ja immer noch Widerspruch einlegen."

Ein knappes halbes Jahr nach der Diagnose hatte sich Karstens Zustand so weit verschlechtert, dass Roman eine Pflegestufe beantragt hatte. Wenigstens mit einer kleinen finanziellen Hilfe oder Unterstützung in Form von Pflegeleistungen hatte er gerechnet. Aber als der medizinische Dienst vor zwei Wochen zu ihnen nach Hause gekommen war, hatte sich Karsten von seiner besten Seite gezeigt und abgestritten, in irgendeiner Form hilfsbedürftig zu sein. Irgendwo hatte er die Kraft gefunden, sich so zusammenzureißen, dass tatsächlich niemand, der ihn nicht besser kannte, auf die Idee gekommen wäre, ihn als krank und pflegebedürftig einzustufen. Es war, als hätte jemand einen Schalter in seinem Gehirn umgelegt. Er hatte Kaffee gekocht, die meisten Fragen der Mitarbeiter des medizinischen Dienstes korrekt beantwortet und ihnen sogar den Garten gezeigt.

„Wir kommen zurecht", hatte er gesagt. „Kein Grund zur Besorgnis. Ich habe letzte Woche Tulpenzwiebeln gesetzt. Die blühen dann im … wenn es so weit ist." Dabei war es Roman gewesen, der das Beet umgegraben hatte; Karsten hatte die Zwiebeln zwischen seinen Socken versteckt.

Daraufhin war Romans Antrag abgelehnt worden. Abgesehen von gewissen Aufmerksamkeitsdefiziten könne man keine akute Verschlechterung des Allgemeinzustands erkennen. Der Patient sei offensichtlich in der Lage, sich selbst zu versorgen.

Roman hatte heute einen letzten Versuch unternommen, die Krankenkasse umzustimmen, hatte sie auf die ärztlichen Diagnosen und Beurteilungen hingewiesen, die schriftlich vorlagen, aber die Mitarbeiterin, die sich zu einem Gespräch mit ihm bereit erklärt hatte, sah sich außerstande, die Entscheidung des Dienstes infrage zu stellen.

„Ihr Lebensgefährte ist doch von den Kollegen in Augenschein genommen worden", hatte sie gesagt. „Und die haben gesehen, dass er durchaus in der Lage ist, sich selbst zu helfen."

„Er hat sich verstellt!", hatte Roman protestiert. „Er hat sich Mühe gegeben! Es ist ihm peinlich, Hilfe anzunehmen! Ihr medizinischer Dienst ist ja leider nicht vor Ort, wenn er nachts desorientiert durchs Haus rennt oder sich aussperrt oder sich verläuft. Ich traue mich kaum noch, ihn alleine zu lassen, weil ich Angst habe, dass das Haus nicht mehr steht, wenn ich zurückkomme."

„Dann bitten Sie doch Nachbarn oder Freunde, ein Auge auf ihn zu haben, wenn Sie außer Haus sind."

„Was für ein großartiger Ratschlag! Wenn das ausreichend wäre, würde ich jetzt nicht hier sitzen." Wütend war Roman aufgestanden und hatte das Namensschild der Krankenkassenangestellten in Augenschein genommen. „Ich kann nur hoffen, dass Ihr Ehemann nicht eines Tages an Alzheimer erkrankt, Frau Berchtesheimer. Dann wünsche ich Ihnen nämlich verständnisvollere und kompetentere Ansprechpartner, als Sie es sind." Dieser Abgang und der rote Kopf von Frau Berchtesheimer hatten ihm zwar eine gewisse Befriedigung verschafft, aber das Problem war damit nicht gelöst.

„Was willst du denn jetzt tun?", fragte Sophie und schob die leere Lakritztüte zurück in den Einkaufsbeutel.

„Widerspruch einlegen", antwortete Roman und zuckte mit den Schultern. „Was bleibt mir anderes übrig?" Er trommelte aufs Lenkrad. „Es gibt eine neue gesetzliche Regelung, dass man sich für die Pflege von Angehörigen von der Arbeit freistellen lassen kann. Pflegezeit nennt sich das. Aber das ist unbezahlt. Ich …" Er schluckte. „Ich wollte das erst in Anspruch nehmen, wenn Karsten … wenn es ihm richtig schlecht … Spielt aber auch keine Rolle, weil diese Pflegezeit erst ab Pflegestufe 1 gilt. Und solange Karsten vor dem medizinischen Dienst den Gesunden spielt … Ich könnte ihn ohrfeigen!“ Er zog eine Grimasse. „Dann gibt es noch das sogenannte Familienpflegezeitgesetz …“

Sophie schnaubte auf. „Das was?“

„Da kann man mit dem Arbeitgeber vereinbaren, dass man die wöchentliche Arbeitszeit reduziert, und zwar bis zu zwei Jahre“, erklärte Roman. „Man bekommt dann die Hälfte des reduzierten Gehaltes obendrauf. Aber das ist einfach zu wenig. Karstens Krankengeld beträgt auch nur etwas mehr als die Hälfte seines Gehalts. Wir haben diese Hypothek auf dem Haus, und … außerdem ist das eine freiwillige Leistung des Arbeitgebers, und mein Arbeitgeber ist ein katholisches Krankenhaus. Wenn die nur das Wort ‚eingetragene Lebenspartnerschaft‘ hören, sehen die rot. Irgendwann soll das alles verbessert werden, dann soll man sich bis zu zwei Jahre vom Beruf freistellen lassen können, und der Bund gewährt einem ein zinsloses Darlehen. Aber wovon sollte ich das zurückzahlen?“

„Und in der Zwischenzeit?“

„Keine Ahnung. Wahrscheinlich lasse ich mich krankschreiben. Was anderes fällt mir nicht ein. Ich kann nicht arbeiten gehen und Karsten andauernd für mehrere Stunden allein lassen. Ich hab dann keine ruhige Minute. Das … das geht einfach nicht. Ich kann ihn doch nicht festbinden.“

Sophie sah hinaus in den Regen. „Es geht alles so schnell“, sagte sie.

„Ja“, erwiderte Roman. „So schnell. Von allen möglichen Krankheitsverläufen muss er sich den schlimmsten, den schnellsten aussuchen.“ Er zuckte hilflos mit den Schultern. „Weißt du, am meisten macht mir zu schaffen, dass Karsten irgendwann vergessen haben wird, dass es ein ‚uns‘ gibt. Dass es uns seit mehr als sieben Jahren gibt. Er wird nicht einmal mehr traurig darüber sein, weil er sich nicht mehr erinnern kann. Stattdessen wird er mich ansehen mit … mit seinen graublauen Augen, auf seiner Stirn werden diese feinen Falten erscheinen, die immer da sind, wenn er verärgert oder irritiert ist, und alles, was wir uns aufgebaut haben, alles, worüber wir miteinander gestritten, gelacht und geweint haben, wird aus seinem Gedächtnis gelöscht sein – wie eine Festplatte, die neu formatiert wurde, bevor man die Daten gesichert hat. Unsere Vergangenheit wird für ihn nicht mehr existieren. Ich … ich habe entsetzliche Angst vor diesem Moment."

Kurz darauf ließ der Platzregen nach, und einige Minuten später klarte der Himmel endgültig auf. Das Herbstgewitter zog weiter nach Osten und hinterließ nichts als große Pfützen, überflutete Gullys und einige vollgelaufene Keller in der Nähe des Flusses. Roman startete den Wagen und fuhr die wenigen Meter bis nach Hause. „Hast du vorhin mal nach ihm gesehen?", fragte er.

„Wie ich es dir versprochen habe. Wir haben vor zwei Stunden zusammen einen Tee getrunken."

„Und?"

„Alles in Ordnung. Er hat seine Plattensammlung durchforstet und mir ein paar seiner Lieblingsalben vorgespielt."

„Lass mich raten: *Sgt. Pepper* von den Beatles? Und irgendwas von den Stones?"

„Das darfst du mich nicht fragen. Als ich jung war, waren Peter Kraus und Elvis modern. Was danach kam …" Sophie lachte und öffnete die Beifahrertür, als Roman vor ihrem verwilderten Vorgarten anhielt. „Danke fürs Mitneh…" Sie brach mitten im Satz ab und starrte zur gegenüberliegenden Straßenseite. „Bei euch brennt in jedem Zimmer Licht!"

„Komisch." In Romans Magen machte sich ein ungutes Gefühl breit. Das Haus war tatsächlich hell erleuchtet. Karsten schien jede einzelne Lampe im Haus angeknipst zu haben, selbst durch die Taubenschläge auf dem Speicher und die vergitterten Fenster im Keller drang Licht. Wie bei einem Leuchtturm flutete die Helligkeit die angrenzenden Grundstücke und den Bürgersteig.

„Soll ich mit …?"

„Nein." Er schüttelte den Kopf. „Es ist wahrscheinlich nichts. Sieh zu, dass du trockene Klamotten anziehst, Sophie. Sonst holst du dir noch eine Erkältung."

„Er war wirklich ziemlich gut drauf vorhin ..."

Roman hörte Sophies letzten Satz schon nicht mehr, hastete die wenigen Meter zum Hauseingang, vorbei am Unterstand für die Mülltonnen, vorbei an Ritas Findling und dem Rosenbusch, den Karsten im Frühjahr als Sonderangebot in einem Gartencenter entdeckt hatte, die zwei Stufen zur Tür hinauf.

Schon im Flur schlug ihm der Geruch entgegen, und er musste einen Würgreiz unterdrücken. „O Mann ... Karsten?"

Jeder weitere Schritt hinein ins Haus ließ den Gestank nach Fäkalien intensiver werden; noch während er im Erdgeschoss nach Karsten suchte, riss Roman jedes Fenster auf, dessen er habhaft werden konnte, ließ frische, kühle Luft ins Haus. Ein kaputtes Abwasserrohr, eine verstopfte Toilette? Doch dann stolperte er in der Küche über die ersten Kotspuren. Braune, stinkende Fußtapsen, die einmal um den Tisch herumführten und in die er fast hineingetreten wäre, Kot, der wie im Vorbeigehen an die weiße Wand und um die Lichtschalter herum geschmiert worden war.

„Was ...?" Roman starrte entgeistert auf die Sauerei und hielt sich die Hand vor die Nase. Eine Mischung aus Wut und Verzweiflung verlieh seiner Stimme einen schneidenden Ton. „Karsten! Antworte mir!"

Die Spuren führten nach oben, jede einzelne Treppenstufe war eingesaut; als Roman an das Geländer griff, zuckte er angeekelt zurück, er hatte in etwas Weiches, Schmieriges gefasst, die Handfläche war braun verfärbt. „Igitt! Was um alles in der Welt ...?" Mühevoll unterdrückte er den Reflex, sich die Hand an der Hose abzuwischen. Im Flur des oberen Stockwerks fand er den roten Pullover, den Karsten am Morgen angezogen hatte, und seine Jeans, beide Kleidungsstücke so verdreckt, dass man sie eigentlich nur noch wegwerfen konnte. Auch hier die Wände mit braunen Streifen versehen. Und dann dieser unerträgliche Gestank!

„Karsten!" Romans Stimme zitterte vor Zorn. Was für eine Sauerei! Er war beinahe froh, dass er Karsten noch nicht gefunden hatte, sonst hätte er für nichts garantieren können. Wie zum Teufel sollte er das wieder sauber kriegen?

Er entdeckte seinen Freund im hell erleuchteten Schlafzimmer unter der Bettdecke. Roman riss die Decke weg und schloss entsetzt die Augen. Sein Freund lag nackt auf dem Laken und war von oben bis unten mit Scheiße beschmiert. Beine, Füße, Bauch, die Hände, sogar in seinen Haaren und in seinem Gesicht klebte Kot. Die Bettdecke, das Bettlaken, die Kissen – alles, aber auch alles war braun verschmiert. Roman hätte es nicht für möglich gehalten, dass ein einziger Mensch eine solche Sauerei produzieren konnte, dabei war er als Krankenpfleger den Umgang mit Fäkalien gewohnt. Im Krankenhaus machten ihm solche Vorfälle nichts aus, selbst den Geruch registrierte er dann nur am Rande. Man zog sich Schutzkleidung und Handschuhe an, schob den Patienten einfach auf einem Toilettenstuhl in die nächste Nasszelle und duschte ihn von Kopf bis Fuß ab. Vielleicht machte man hinterher bei Kollegen seinem Verdruss Luft und ging dann wieder zur Tagesordnung über.

Aber das hier war etwas anderes. Es war in seiner eigenen Wohnung passiert, er hatte keine Schutzkleidung und keinen Toilettenstuhl, und der Patient war keine x-beliebige Frau Schmidt oder der kauzige Herr Müller, sondern sein eigener Freund, der sonst auf Hygiene so peinlich bedacht war, der in öffentlichen Schwimmbädern und Saunen Gummilatschen anzog, weil er Angst vor Fußpilz hatte, und sich nun in seinen eigenen Fäkalien wälzte. Es war unmöglich, eine professionelle Distanz zu wahren, diese … diese Scheiße nicht an sich heranzulassen.

„Hast du sie noch alle?“, brüllte er Karsten an. „Bist du völlig irre? Wieso bist du nicht aufs Klo gegangen?“

Karsten hatte sich in einer Fötusstellung zusammengerollt und die Augen zusammengekniffen. Als Roman ihn anschrie, hielt er sich mit braun verklebten Händen die Ohren zu. Mit zusammengepressten Lippen wollte ihn Roman aus dem Bett und ins Bad zerren, irgendwo musste er ja anfangen. „Steh gefälligst auf! Du musst duschen! Du siehst aus wie ein Schwein!“

Er angelte in seiner Jacke nach einem Taschentuch, um sich notdürftig die Hände zu reinigen, und erst als seine Finger dabei zufällig über die glatte Oberfläche seines Smartphones strichen, kam ihm die Idee.

Würde sich die Krankenkasse nicht überzeugen lassen, wenn sie Fotos sahen von Karstens Hilflosigkeit? Wenn er dokumentierte, mit was er, Roman, sich hier herumschlagen musste? Der verdammte medizinische Dienst musste ein Einsehen haben, wenn Roman ihnen die Beweise präsentierte, sie würden ihre Entscheidung überdenken. Wie in Trance zückte er das Smartphone und betätigte den Auslöser, hielt einfach auf Karsten drauf, sah gar nicht genau hin, wartete auf das Klicken und schoss ein neues Foto und noch eins und noch eins …

„Roman!“

Er hatte gar nicht gehört, dass Sophie ihm doch ins Haus gefolgt war. Sie stand plötzlich neben ihm, hielt entsetzt die Hand vor den Mund.

„Schau dir die Sauerei an!“, brachte er mit erstickter Stimmer heraus. „Das kann man doch kaum glauben! Ich meine, wie ist das denn möglich …?“

Aber ihr Entsetzen galt gar nicht Karsten, sondern ihm. „Was tust du denn da?“, herrschte sie ihn an. Dann schlug sie ihm das Handy aus der Hand. „Du kannst doch nicht …!“

Erst als das Handy polternd auf dem Dielenboden landete, kam er wieder zu sich. Er starrte das Smartphone an. „O Mann. Ich …"

„Heb es auf!", befahl Sophie.

„Was?"

„Heb es auf und lösch die Fotos, die du gerade gemacht hast! Sonst verpasse ich dir eine Tracht Prügel, so wahr ich hier stehe!" Er hatte Sophie noch nie so böse erlebt. Ihre Augen blitzten, und sie stellte sich schützend vor Karsten, als wollte sie verhindern, dass er ein weiteres Mal das Objekt einer unfreiwilligen Erniedrigung wurde. Roman bückte sich und hob das Handy auf. Mit wenigen Klicks vernichtete er die Bilder. „Ich kann das nicht alleine", flüsterte er und ließ die Arme sinken. „Ich brauche Hilfe."

„Der Einzige, der im Moment Hilfe braucht, ist dein Mann", erwiderte Sophie barsch. „Karsten, kannst du aufstehen?"

Beim Eintreffen von Sophie hatte Karsten sich wieder die Bettdecke über den Körper gezogen. Seine Augen waren zwar noch immer geschlossen, aber er schüttelte den Kopf. „Geh weg, Sophie", sagte er leise. Er klang gedemütigt, aber völlig klar. „Roman und ich, wir schaffen das selber." Was immer in seinem Kopf passiert war, als er alleine gewesen war, was immer die Situation hatte außer Kontrolle geraten lassen, es war vorbei.

„Sicher? Ich meine, es macht mir nichts aus, wenn ich …" Sie warf ihm einen zweifelnden Blick zu.

„Aber mir. Mir macht es etwas aus." Und als Sophie noch immer zögerte, lauter, verzweifelter: „Sophie, verschwinde! Bitte!" Er wandte den Kopf ab und begann, ins Kissen zu schluchzen. Ihre Schritte entfernten sich endlich, zögernd, unentschlossen, und als er sie die Treppe heruntergehen hörte, brüllte Karsten: „Und du auch, Roman, verschwinde! Verschwindet alle beide! Ich will euch nicht sehen!"

Roman floh aus dem verdreckten, übelriechenden Schlafzimmer und schlug die Tür zu. Hinter sich konnte er Karsten heulen hören, ein herzzerreißendes, elendes Weinen, und er ging in die Hocke, lehnte den Kopf an die Tür, fuhr sich hilflos mit der Hand durch die Haare, bis er merkte, dass er jetzt genauso mit Scheiße beschmiert war und so stank wie Karsten, und dann begannen auch bei ihm die Tränen zu fließen, weil er das Gefühl hatte, dass sie beide nicht tiefer sinken konnten. Weil ihnen an diesem Abend die gottverdammte Krankheit die Würde geraubt hatte. Und weil er ahnte, dass es solche Situationen in Zukunft häufiger geben würde. Schon jetzt hasste er Alzheimer, hasste das, was die Demenz aus Karsten und aus ihm gemacht hatte. Zum ersten Mal begann er sich davor zu fürchten, dass sie alles kaputtmachen würde, bevor es vorbei war. Dass am Ende dieses Weges seine Erinnerungen an das Leid und den Schmerz und die Entwürdigungen stärker sein würden als an die Zeit, die Karsten und er miteinander verbracht hatten.

Als er sich gefangen hatte und auch das Schluchzen auf der anderen Seite leiser geworden war, öffnete er vorsichtig die Schlafzimmertür. „Darf ich … darf ich reinkommen?"

Karsten stierte auf das verschmutzte Bett, auf seinen besudelten Körper. „Schau, was aus mir geworden ist!", brachte er heraus. „Schau mich an. Es ist so … widerwärtig!"

„Was ist denn bloß passiert?"

„Es … es war dunkel; es hat gedonnert und geblitzt und dann der heftige Regen … Ich musste plötzlich ganz dringend aufs Klo, aber ich habe es einfach nicht … Ich hab das ganze Haus abgesucht, aber ich habe das Bad nicht gefunden!"

„Aber es ist doch dort, wo es immer ist! Direkt die nächste Tür neben dem Schlafzimmer. Und im Erdgeschoss ist das Gäste-WC. Wie kannst du das vergessen?"

„Es war dunkel", wiederholte Karsten. „Und dann, als ich das Licht angemacht habe, war alles so unbekannt. Als ob ich in einer fremden Wohnung wäre. Und dann … dann war es zu spät."

„Und jetzt … jetzt geht's dir wieder gut?" Romans Stimme klang fast bittend.

„Das ist das Schlimmste daran", murmelte Karsten. „Dass man dann wieder klar im Kopf ist und sich in einem Albtraum wiederfindet."

Es dauerte Stunden und Stunden, bis die Spuren halbwegs beseitigt waren. Bis weit nach Mitternacht war Roman damit beschäftigt, erst Karsten und dann sich zu duschen, und anschließend die Wohnung zu säubern. Mit fast manischer Energie rückte er den Exkrementen zu Leibe, mit Allzweckreiniger, Schrubbern, Bürsten und Schwämmen, mit allem, was er an Putzmitteln zur Verfügung hatte. Er versprühte Raumspray, ließ die Waschmaschine bei 95 Grad laufen, wischte die Treppenstufen, das Geländer, die Küche, suchte das ganze Haus nach weiteren Spuren ab. Nichts sollte mehr an das erinnern, was geschehen war. Wenn es doch nur eine Möglichkeit gäbe, die Erinnerung ebenfalls reinzuwaschen! Aber vielleicht, wenn er nur lang genug putzte, würde sich alles als Hirngespinst entpuppen, als ein Streich, den ihm seine Fantasie gespielt hatte.

Mit grimmiger Entschlossenheit zog er das Bett ab, entfernte die ruinierte Matratze und stellte sie auf die Terrasse, zerrte die Matratze des Gästebettes vom Speicher herunter. Nur die Flecken auf den Tapeten wollten nicht weichen, und er nahm sich vor, schon am nächsten Tag einen Eimer Farbe zu besorgen, um alles zu übertünchen, notfalls würde er die Tapeten herunterkratzen, notfalls würde er die Wände neu verputzen, notfalls würde er die Mauern abreißen und neue errichten.

Doch als er gegen zwei Uhr erschöpft in das frisch bezogene Bett fiel, roch es zwar nach sauberer Wäsche und die Luft im

Haus war getränkt vom Lavendelduft des Raumsprays, aber den Geruch von Karstens Scheiße bekam Roman trotz allem nicht aus der Nase. Er hatte sich festgesetzt, eingebrannt wie Flecken um eine Herdplatte, und während Karsten bald schlief, stand Roman mehrmals in der Nacht auf, um sich angeekelt die Hände zu waschen oder die Nase zu putzen.

Irgendwann, als die Vorstadt langsam zum Leben erwachte und draußen die ersten Autos durch die Straßen fuhren, drehte sich Karsten im Schlaf, kuschelte sich an ihn, und seine Hand streifte Romans Schwanz. Früher hatte Roman diese Berührung automatisch erwidert und sie hatten im Halbschlaf Sex gemacht, irgendwo zwischen Traum und Erwachen, träge, genüsslich, vertraut, bis sie zum Höhepunkt kamen und in den Armen des anderen wieder einschliefen. Doch diesmal erstarrte Roman, sein ganzer Körper verkrampfte sich, und sein Schwanz blieb schlaff. Vorsichtig befreite er sich von Karstens Hand und rückte weg.

Die Erkenntnis, dass sich etwas Entscheidendes geändert hatte, fuhr ihm wie ein Schock in die Glieder, und er starrte hellwach an die Decke, lauschte den gleichmäßigen Atemzügen seines Freundes. Nie wieder würde er Karstens Liebhaber sein. Nach der heutigen Nacht stand Sex außer Frage. Es war vorbei. Er würde weiter Karstens Vertrauter, sein Mann und wahrscheinlich sein Pfleger sein, aber Sex? Sein Körper weigerte sich, einfach so zu tun, als hätte es den letzten Abend nicht gegeben, seine Psyche hatte einen Schutzwall errichtet, und Roman begriff, dass sie an diesem Tag noch weit mehr verloren hatten als ihre Würde.

„Nein, nein, nein!"

„Herr Wollmann, jetzt reicht's aber! Stellen Sie sich nicht so an!"

Roman kann das Geschrei aus dem Bad im oberen Geschoss schon hören, als er mit den Einkäufen zur Tür hereinkommt. Gleich darauf kommt ihm die Krankenschwester auf der Treppe entgegen.

„Herr Tresnow, so geht das nicht mehr! Er schlägt wild um sich, wenn ich ihn duschen will. Das ist unzumutbar." Die Schwester greift nach ihrem Mantel. „Lassen Sie ihn neu einstellen", sagt sie verärgert. „Lassen Sie ihn ruhigstellen."

„Wie bitte?"

„Er braucht andere Medikamente, ansonsten werden wir ihn nicht mehr versorgen."

„Raus!", sagt Roman eisig, aber eigentlich ist er ratlos. Es ist schon der dritte ambulante Pflegedienst, und Karsten hat sie alle verscheucht. Dabei hat Roman in jedem Vorgespräch betont, dass Karsten schwul ist und Hilfe bei der Körperpflege von Frauen ablehnt. Roman kann es ihm nicht verdenken, aber die Pflegedienste sind nicht auf die Wünsche schwuler Patienten eingestellt. Männliche Krankenpflegekräfte sind Mangelware.

Als er nach oben kommt, steht das halbe Bad unter Wasser und der Waschlappen liegt unter der Heizung, dort, wo

Karsten ihn während seines Wutanfalls bestimmt hingepfeffert hat. Sein Freund hockt nackt in der Duschkabine, die Arme um die Knie geschlungen, während das Wasser auf ihn herunterplätschert. Roman kann nicht glauben, dass ihn die Schwester so zurückgelassen hat.

„Ist dir kalt?"

„Sie wollte an mir rumfummeln!", beschwert Karsten sich.

„Sie wollte dir nur beim Duschen helfen", erwidert Roman. Er weiß nicht, auf wen er wütender sein soll. „Was ist so schlimm daran, sich von einer Frau helfen zu lassen?", fragt er. „Was soll ich noch tun? Ich kann nicht den ganzen Tag bei dir sein. Ich … ich habe auch noch ein Leben!"

Was nicht mehr der Wahrheit entspricht. Auch Romans Welt wird immer kleiner, genau wie Karstens. Alles dreht sich um seinen Freund, alles muss seinen Bedürfnissen untergeordnet werden. Er umkreist Karsten wie ein Mond, der in der Anziehungskraft eines Planeten gefangen ist.

„Halt dich an der Stange fest", sagt er. „Ich dusch dich ab."

„Nein. Will nicht."

„Karsten, bitte."

„Karsten ist fort. Er kommt nicht wieder."

„Was?"

„Er ist fort."

Roman beißt sich auf die Lippe. „Karsten …", sagt er und fängt sich wieder.

„Ja?"

„Lass uns was singen."

„Ich singe gerne."

„Ich weiß." Roman seift ihn mit Duschgel ein und lässt das Wasser über seinen Körper rauschen.

„*The road is long …*", singt Karsten erst leise und dann aus voller Brust. „*… with many a winding turns that lead us to who knows where, who knows where …*" Als Roman ihn fragend ansieht, sagt er: „Hollies. *He Ain't Heavy, He's My Brother.*"

„Das ist ein Scherz, oder?"
„Wieso?"
„Ach, nichts", sagt Roman.

Wenn er es nicht besser wüsste, wenn er nicht wüsste, dass Karstens Gehirn zu so einem komplexen Manöver gar nicht mehr fähig ist, würde er glauben, dass er ihm durch die Auswahl seiner Lieder etwas mitteilen möchte. Er ist keine Last, er ist mein Bruder … o Mann. Das ist nicht fair.

Roman stellt das Wasser aus und trocknet Karsten ab, rubbelt ihm den Rücken, so wie er es gerne hat. Aber die Situation ist noch nicht entspannt. Nach dem Anziehen rennt Karsten unruhig durchs ganze Haus, sieht in die Ecken und unter die Schränke, hebt die Sofapolster hoch.

„Es ist weg", murmelt er verzweifelt. „Es ist weg!"

Eine Weile lässt Roman ihn gewähren, doch irgendwann kann er es nicht mehr ertragen, dieses ziellose Herumlaufen, das endlose Suchen. Er zieht Karsten auf die Couch im Wohnzimmer und hält seine Hände.

„Eine Geschichte", sagt er.

„Du und deine Geschichten", erwidert Karsten und rollt die Augen. „Was nützen Geschichten, wenn das Leben nicht mehr stimmt."

❧ ❧ ❧

Als es läutet, wissen alle, dass Angelika vor der Haustür steht. Niemand sonst würde den Finger so energisch auf die Schelle drücken, niemandem sonst gelänge es, im Ton der Klingel dieses Maß an Pflichterfüllung und Abneigung mitschwingen zu lassen – als wäre Karstens Schwester in der Lage, ihre Gefühle auf das elektromagnetische Innenleben der Klingelanlage zu übertragen.

„Sie ist hier", sagt Marvin, und Roman sieht, wie sich die Mundwinkel des Jungen nach unten verziehen.

„Das ist so eine dumme Idee!“, erklärt Angelika anstelle einer Begrüßung, als Roman ihr die Tür öffnet. „Eine Abschiedsfeier für einen Demenzkranken! Und wem gehört diese zitronengelbe Rostlaube vor eurem Haus? Dass so was vom TÜV überhaupt zugelassen wird!“

„Hallo, Schwägerin“, erwidert Roman, „wie schön, dass du es einrichten konntest!“ Er hat sich vorgenommen, freundlich zu sein, aber schon jetzt merkt er, wie sehr sie seinen Vorsatz auf die Probe stellen wird. „Karsten wird sich bestimmt freuen.“

Sie schiebt seine Floskeln beiseite wie ein zu süßes Stück Torte. „Weiß er überhaupt noch, wer ich bin? Oder wird er mich mit eurer Putzfrau verwechseln?“

„Wir haben keine Putzfrau, schon vergessen?“

Die Ähnlichkeit zwischen Angelika und Karsten ist unschwer zu erkennen. Genau wie ihr Bruder ist sie groß gewachsen und besitzt einen groben Knochenbau; aber während Karsten seine Größe im Laufe der Jahre durch eine gewisse bärige Gemütlichkeit ausgeglichen hat, ist bei ihr etwas Kantiges, Ungeschliffenes in den Vordergrund getreten, etwas, das andere Menschen abschreckt, sie zu mögen. Genau wie ihr Bruder hat sie graublaue Augen, doch während Karstens Augen häufig freundlich funkeln, strahlen ihre einen kalten Glanz ab. An Karsten möchte man sich ankuscheln, bei Angelika ist man eher darauf bedacht, Abstand zu halten. Ihre Lippen sind genauso schmal wie die ihres Bruders, aber seine haben häufig gelacht. Angelikas Lippen dagegen ziehen es vor, sich zu spitzen. Zusammen mit ihrem dünnen Hals – der Karsten zum Glück erspart geblieben ist – wecken der missbilligende Gesichtsausdruck und ihre unvorteilhafte Figur unwillkürlich Assoziationen an einen übergroßen Vogel, an einen Strauß oder einen Emu. Und es gibt eine weitere Gemeinsamkeit zwischen den ungleichen Geschwistern: Beide haben etwas Verlorenes in ihrem Blick.

Bei Karsten ist es erst im Verlauf seiner Krankheit zutage getreten, seine Schwester hat es schon immer gehabt.

Früher hat Roman versucht, Angelika ihr unvorteilhaftes Erscheinungsbild zugutezuhalten, hat manche unpassende Äußerung und abfällige Bemerkung damit entschuldigt, dass sie es in ihrem Leben sicher nicht leicht gehabt hat. Mittlerweile aber glaubt er, dass sie sich die Abneigung ihrer Mitmenschen selber zuzuschreiben hat.

„Irgendwie tut sie mir leid, weil … im Grunde ist sie ein weiblicher Hubert", hat er einmal zu Karsten gesagt, am Ende eines Wochenendes, das Marvin bei ihnen verbracht hatte. Der Junge, damals vielleicht dreizehn Jahre alt, hatte den ganzen Sonntag gebettelt, noch länger bei ihnen bleiben zu können, aber natürlich hatten sie ihn wieder in Aachen abgeliefert und standen gerade auf der Rückfahrt in einem Stau. „Kein Wunder, dass Marvins Vater nach nur zwei Jahren die Scheidung eingereicht hat. Vielleicht sollten wir mal versuchen, die beiden zusammenzubringen?"

„Wen? Hubert und Angelika?" Karsten hätte beinahe den Motor abgewürgt. „Da würde ich dann keine Wetten annehmen, wer zuerst Amok läuft."

Inzwischen hat sich Angelika einen Weg in die Wohnung gebahnt und Karstens und Romans Freunde begrüßt. Natürlich gibt es keine Umarmungen, sie gewährt jedem der Anwesenden nur einen laschen Händedruck und einen kurzen, abschätzenden Blick, dann holt sie aus einer mitgebrachten Plastiktüte ein großes Geschenk heraus und drückt es Roman in die Hand.

„Für Karsten", sagt sie. „Pack es aus. In Anbetracht der Umstände dachte ich …" Sie lässt den Satz versiegen und wirkt ein wenig verlegen. „Ich hatte keine Ahnung, was ich ihm schenken soll", gibt sie schließlich zu.

Roman hat alle gebeten, Karsten nichts mitzubringen. Schließlich ist es keine Geburtstagsparty, und es würde Karsten nur durcheinanderbringen, Geschenke zu bekommen. Er hätte sich allerdings denken können, dass sich Angelika nicht an seinen Wunsch hält. „Willst du ihn nicht begrüßen?"

„Wo ist er denn?"

„Christian bringt ihn gerade zum Klo", sagt Sophie.

„Er kann nicht mal mehr alleine Wasser lassen?" Angelikas Augenbrauen bilden zwei hochgezogene Ovale, die Lippen kräuseln sich.

„Mama!", murmelt Marvin.

Roman tut, als hätte er nichts gehört, und packt das Geschenk aus. Ein Pflegesitzkissen, das in der Krankenpflege normalerweise zur Vermeidung von wunden Stellen eingesetzt wird. „Sehr … umsichtig", sagt er schließlich.

Rita fängt schallend an zu lachen, und Marvin kann man ansehen, dass er sich in Grund und Boden schämt. „Warum kannst du ihm nicht wenigstens was Persönliches schenken?", fragt er. „Irgendwas, worüber er sich freut?" Wütend starrt er seine Mutter an, doch als sie zu einer Antwort ansetzt, dreht er den Regler der Musikanlage hoch, und ihre Worte werden von den Rattles übertönt: *„Can't you see the witch, can't you see the witch, can't you see the witch by my side?"* Rita fällt vor Lachen beinahe vom Stuhl.

„He", sagt Roman, „wie machst du das?"

„Was?"

„Na, dass die Musik genau passt. Du weißt schon …"

Marvin zuckt mit den Schultern. „Ich hab's mir von Karsten abgeguckt."

„Ja, aber wie?"

„Weiß nicht. Es funktioniert einfach. Man muss mit dem *flow* gehen."

„Dem was?"

„Dem *flow*." Mit der Hand deutet Marvin eine Welle an.

In diesem Moment kommen Karsten und Christian vom Gäste-WC. Angelika dreht sich um und mustert ihren Bruder von oben bis unten. „Er hat zugenommen, seit ich ihn das letzte Mal gesehen habe", sagt sie.

„Sag es ihm selber. Er steht direkt vor dir", hält Roman sie an.

„Karsten! Erkennst du mich noch?" Angelikas Stimme ist viel zu schrill und zu laut.

„Er hat Probleme mit dem Gedächtnis", sagt Christian. „Nicht mit den Ohren."

„Ich bin's! Angelika! Deine Schwester!"

Karsten lächelt sie unschlüssig an, dann schüttelt er den Kopf und erklärt: „Es ist weg!", was eine erneute Lachsalve von Rita zur Folge hat. Sogar Roman muss ein Grinsen unterdrücken. Irgendwie entbehrt die Situation nicht einer gewissen Komik

„Weg? Was ist weg?", fragt Angelika irritiert.

Roman nimmt sie beiseite und schenkt ihr in der Küche einen Kaffee ein, während Christian und Karsten zusammen mit den anderen wieder in den Garten gehen. „Er sucht etwas, das er nicht finden kann. Immer, wenn's ihm nicht so gut geht, sucht er das ganze Haus danach ab. Aber er findet es nie."

„Ja, was denn?"

„Keine Ahnung. Hat er mir noch nie sagen können."

„Ist vielleicht ganz gut, dass du ihn in dieses Heim gibst. Wird Zeit, dass sich jemand um ihn kümmert, der Ahnung von Alzheimer hat."

„Was willst du denn damit sagen?", fragt Roman verblüfft. „Und außerdem ist es kein Heim, sondern ein betreutes Wohnprojekt. Glaubst du, ich bin nicht qualifiziert, mich um meinen eigenen Mann zu kümmern?"

Angelika zuckt zusammen. „Was du daherredest … als wärt ihr verheiratet wie Mann und Frau."

Roman verliert langsam die Geduld mit seiner Schwägerin. „Sind wir auch. Wir sind verpartnert."

„Ach, das ist doch …“ Angelika macht eine wegwerfende Handbewegung.

„Mag ja sein, dass du das so siehst. Der Gesetzgeber sieht das anders.“

„Ich bin dazu nicht befragt worden.“

„Zum Glück“, brummt Roman. Es ist sinnlos, mit Angelika über dieses Thema zu reden. Sie wird sich nie ändern. Das Sticheln aber kann er nicht lassen. „Wer weiß …“, sagt er scheinheilig, „vielleicht gesellt sich zu deiner mehrheitlich sowieso schon schwulen Familie auch noch ein Schwiegersohn hinzu.“

Angelika sieht ihn verständnislos an. Dann sagt sie: „Du meinst …“

„Tom natürlich.“

Erst jetzt begreift sie, worauf er hinauswill. „Auf keinen Fall!“, erwidert sie und setzt die Kaffeetasse so energisch auf dem Unterteller ab, dass der Kaffee überschwappt. „Marvin ist doch noch …“

„Er ist volljährig“, wird sie von Roman unterbrochen. „Wenn er und Tom sich verpartnern wollen, dann kannst du nicht das Geringste dagegen tun.“

„Das ist eure Schuld! Ihr habt ihn über die Jahre beeinflusst!“

„Beeinflusst? Wir haben ihm etwas gegeben, was er bei dir nicht bekommen hat.“

„Und was soll das sein?“, fragt sie spöttisch.

„Anerkennung und Liebe.“

„Das ist doch … Ich liebe meinen Sohn! Ich will nur, dass er …“

„… jemand anderes ist. Und bei deinem Bruder ist es genauso! Du willst, dass sie deinen Vorstellungen entsprechen.“

Damit lässt Roman Angelika in der Küche stehen. Soll sie ein wenig in ihrem eigenen Saft schmoren. Dies hier ist sein Haus, seines und Karstens. Wenn sie sich nicht zu benehmen weiß, dann soll sie wieder gehen. Menschen wie Angelika bestärken ihn in seinem Misstrauen vor der ach so zelebrierten gesellschaftlichen Gleichstellung. Sie sind die schweigende Mehrheit. Momentan mögen sie verstummt sein, weil es nicht opportun ist, ihr Missfallen zu äußern, aber sie nähren ihre Vorurteile im Stillen, pflegen ihre Intoleranz im Verborgenen. Und wenn die Zeitläufte sich ändern, werden sie zu den Ersten gehören, die das Rad der Geschichte zurückdrehen wollen.

Zurück bei den anderen hat er plötzlich das dringende Verlangen, Karsten in den Arm zu nehmen. „Geht's dir gut?", fragt er.

„Aber ja, Peter", sagt Karsten und klopft ihm beruhigend auf den Rücken.

Beginn Video / Angelika

Romans Stimme aus dem Off: „Du kannst einfach anfangen. Schau nach vorne, in die Kamera."

Angelika (nestelt am Kragen ihrer Bluse): „Ich weiß gar nicht, was ich da sagen soll. Überhaupt ... das ist doch eine ziemlich lächerliche Idee. Ein Video ... ich weiß nicht. Begreift er überhaupt, was er da sieht?"

Romans Stimme: „Müssen wir das jetzt noch mal diskutieren? Ich dachte, du wärst einverstanden damit. Karsten würde sich bestimmt freuen."

Angelika (zu Roman): „Woher willst du das wissen? Woher will überhaupt irgendjemand wissen, was noch in seinem Kopf vorgeht?"

Romans Stimme: „Sollen wir das hier lieber abbrechen?"

Angelika: „Nein, nein. Ich pflege meine Versprechen zu halten. Also ... (räuspert sich und schaut ernst in die Kamera) ... ich bin deine Schwester, Karsten. Angelika. Leider standen wir uns nie besonders nahe ... der Altersunterschied, unsere verschiedenen Ansichten ... wir hatten schon immer ein etwas schwieriges Verhältnis. Aber ... trotz allem bedauere ich natürlich, dass es dir nicht so gut geht ... Ja." (Pause. Sie sieht erwartungsvoll in Romans Richtung)

Romans Stimme (erstaunt): „Wie? Das war's schon?"

Angelika: „Was denn noch? Es sollte doch nur eine kurze Botschaft sein, um sein Gedächtnis aufzufrischen. Hast du jedenfalls gesagt."

Romans Stimme: „Eigentlich dachte ich dabei an irgendwelche gemeinsamen Erinnerungen. Ihr kennt euch euer ganzes Leben ..."

Angelika: „Gemeinsame Erinnerungen? ... Ach herrje ... er war ja schon so früh aus dem Haus ... und danach ..."

Romans Stimme: „Es wird doch vielleicht ein Erlebnis mit deinem Bruder geben, an das du gerne zurückdenkst?"

Angelika (zögernd): „Es war schön, wenn er mich als Kind von der Schule abgeholt hat, weil unsere Eltern immer gearbeitet haben. Ich konnte vor meinen Freundinnen mit meinem großen Bruder ... (bricht ab. Ihr Gesicht wirkt plötzlich hart und verbittert) ... Nein. Ich kann das nicht. Ich bin noch immer wütend, weil er diese Beschuldigungen ... weil er diese Dinge angedeutet ..."

Romans Stimme: „Er hat niemanden und nichts beschuldigt. Er hat einen einzigen Satz gesagt."

Angelika: „Er hätte besser geschwiegen. Das entspringt doch alles seiner Fantasie."

Roman Stimme (seufzend): „Angelika ... er ist krank ... ich glaube, wir lassen das besser. Schade."

Angelika: „Nein. Ich ... mir ist gerade etwas eingefallen. Obwohl mir das auch wehgetan hat ... aber ... trotzdem ist es eine gute Erinnerung."

Romans Stimme: „Sicher?"

Angelika: „Ja ... (rückt auf dem Stuhl herum, bis sie eine bequemere Position gefunden hat, und faltet die Hände auf dem Schoß) ... Marvins Einschulung. Erinnerst du dich, Karsten? ... (zu Roman) da kanntet ihr euch noch nicht ... (in die Kamera) ... ich hatte dir zwei Wochen vorher Bescheid gesagt und gar nicht damit gerechnet, dass du Zeit hättest vorbeizukommen. Du hast gesagt, du hättest wahnsinnig viel zu tun ... dein neuer Job ... du warst am Wochenende vorher auch gerade erst nach Köln umgezogen ... von Dresden, glaube ich. Und Marvin hattest du in den Jahren zuvor nur ein paarmal gesehen. Du warst immer so beschäftigt und vielleicht auch ein bisschen desinteressiert ... was können Männer wie du schon mit Kleinkindern anfangen ... (zu Roman) du brauchst gar nicht so zu gucken. Ihr könnt nun mal keine Kinder kriegen. Das machen immer noch die Frauen! Und für Kinder ist es immer besser, wenn sie Mutter und Vater ..."

Romans Stimme: „Ist gut, Angelika. Wir werden uns jetzt nicht darüber streiten, ob schwule Männer gute Eltern sein können."

Angelika: „Na, Gott sei Dank ... wo war ich? ... ah ja ... (in die Kamera) Im Grunde bin ich davon ausgegangen, dass du deinem Neffen eine Karte schickst mit einem Geldschein drin. So hattest du das vorher auch immer zu Weihnachten und seinen Geburtstagen gemacht, aber dann standst du plötzlich vor der Haustür am Morgen seiner Einschulung. Mit einer riesigen Schultüte voller Süßigkeiten ... viel zu groß für den Kleinen ... und ich hatte doch auch eine für Marvin ... dieses ganze Zuckerzeug und die Schokolade war ja eigentlich gar nichts für den Jungen, der drehte dann immer richtig auf ... ich wusste gar nicht, was ich sagen sollte. Es wäre besser gewesen, wenn du dich mit mir abgesprochen hättest, aber an so etwas hast du ja nicht gedacht. Ich weiß auch nicht, was dich an diesem Tag geritten hat. Tauchst einfach auf und dann ... na ja. (räuspert sich) Trotzdem muss ich zugeben, dass ich gerührt war irgendwie. Und auch erleichtert. Weil Marvins Opa nicht kommen konnte, der lag nämlich mit einer dicken Erkältung im Bett und hatte am Abend vorher abgesagt. Marvins Vater hat sich natürlich auch nicht blicken lassen. Arnold hat ja nie Interesse an seinem Sohn gezeigt nach der Scheidung ... na ja, mit der neuen Familie und den Zwillingen ... wenigstens hat er immer pünktlich den Unterhalt bezahlt."

Romans Stimme: „Nicht abschweifen."

Angelika: „Also, entweder erzähle ich das jetzt so, wie ich möchte, oder wir lassen es!"

Romans Stimme: „Schon gut."

Angelika: „Jedenfalls standst du halt in der Tür, Karsten, und ich war ganz froh, dass da doch noch ein männlicher Begleiter war, der Arnolds Part beim ersten Schultag übernehmen konnte. Es sieht ja immer schlecht aus, wenn man als alleinerziehende Mutter ... das fällt auch auf die Kinder zurück ... (zu Roman) Was ist daran so komisch? Hast du eine Ahnung, wie Mütter übereinander herziehen können?"

Romans Stimme: „Nein. Habe ich nicht."

Angelika: „Also dann ... Marvin war erst ein wenig scheu, weil er dich ja eigentlich gar nicht kannte, Karsten. Hat kaum mit dir geredet, hat sich nicht getraut, dich anzugucken ... und ... ich glaube, das hat dir irgendwie, ich weiß auch nicht, einen Schock versetzt? Dass dein Neffe dich ignoriert hat. Jedenfalls hast du dir an dem Morgen wirklich große Mühe gegeben, dich auf den Jungen einzulassen. Du hast ihn von Anfang an ernst genommen, wenn er dann doch was gesagt hat, hast ihn nicht wie ein kleines Kind behandelt, und das hat großen Eindruck auf ihn gemacht, glaube ich. Wir sind dann losgegangen zur Schule, es war ein herrlicher Tag, die Sonne hat geschienen, und als wir in die Nähe der Grundschule kamen, konnte man von überall die Erstklässler mit ihren Schultüten und ihren Eltern auf den Gebäudekomplex zuströmen sehen. Die meisten waren wohl genauso nervös wie Marvin und hatten sich an die Hand von ihrer Mutter oder ihrem Vater geflüchtet. Und als Marvin das gesehen hat, hat er dich auch zaghaft an die Hand genommen. Nicht mich, sondern dich. Ich werde nie den überraschten Ausdruck in deinem Gesicht vergessen, Karsten ... (räuspert sich) ... von da an warst du für den Jungen da. Immer. Das muss ich dir zugutehalten. Auch wenn ich sicherlich nicht damit einverstanden war, dass ihr ... also du und Roman ... dass ihr das so frei ausgelebt habt vor ihm."

Romans Stimme (leicht amüsiert): „Was haben wir denn frei ausgelebt?"

Angelika: „Na ja, vielleicht wäre der Junge doch ... normal geworden, wenn er das von euch nicht vorgelebt bekommen hätte."

Romans Stimme: „O bitte, Angelika. Hörst du dich eigentlich manchmal selber reden? Du weißt es doch besser. Oder?"

(Pause. Beide schweigen.)

Romans Stimme: „Na schön. Dann eben nicht. War's das? Oder möchtest du Karsten noch was sagen?"

Angelika (steif): „Ich ... nein. Ist schon gut."

Romans Stimme: „Dann vielen Dank erst mal."

Ende Video / Angelika

So viele bunte Lichter! Rot, grün, blau, golden und violett. Überall blinkte es, funkelte es; Karsten tat es beinahe weh in den Augen, während er mit Roman durch die Stadt lief, Geschenke für Marvin und Tom in der Hand. In den Schaufenstern Weihnachtsbäume mit Kunstschnee und goldenen Kugeln, dazwischen kleine Putten, Wichtel und Engelsfiguren mit ekstatischen Gesichtern, die inmitten von Pullovern oder Handyneuheiten auf Schnäppchen und Vorzugsangebote verwiesen. In den Ladenpassagen als Nikolaus verkleidete Männer, die Flyer verteilten, in windgeschützten Ecken fliegende Händler, die gebrannte Mandeln und Maronen anboten, in den Geschäften Fetzen von Weihnachtsliedern: *Jingle Bells*, *O du fröhliche* und *Last Christmas*. Stickige Kaufhausluft, in der sich der Geruch von Vanille, Schweiß und Zimt vermischte. Und so viele Menschen! Sie waren überall und drängelten sich auf den Rolltreppen, an den Glühweinständen der Weihnachtsmärkte, in den Aufzügen der Parkhäuser. Sie rannten umher wie Ameisen, schleppten Tüten und Pakete, zückten Kreditkarten, zerrten ihre Kinder hinter sich her, stritten oder telefonierten mit verbissenen Mienen. Warum waren sie alle so schlecht gelaunt?

Er stand mit Roman in der Schlange an der Kasse eines Dekogeschäfts. Roman hatte neue Lichterketten für den Baum im Arm. Karsten drehte sich zu der Frau hinter ihnen, strahlte sie an und sagte: „Fröhliche Weihnachten!" Die Frau starrte zurück und verzog keine Miene.

„Karsten", zischte ihm Roman zu. „Du kannst nicht einfach die Leute anquatschen!"

„Ich will nach Hause. Es ist schrecklich hier."

„Du wolltest doch unbedingt mitkommen! Ich hätte das auch alleine besorgen können."

„Ja, ich weiß. Es war ein Fehler. Ich will nach Hause." Zu viele Eindrücke, zu viel Hektik, zu viel Lärm.

„Na schön." Roman seufzte. „Ich bezahle eben die Lichterkette, und dann fahren wir zurück, okay?" Im Auto dann, später, als er den Wagen durch den Verkehr der Innenstadt gelotst hatte: „Alles in Ordnung?", und Karsten nickte mit geschlossenen Augen, sagte: „Die Leute sind so komisch. Habe meine Kräfte wohl falsch eingeschätzt."

„Die Tabletten sind keine Wunderdrogen. Es ist auch so schon erstaunlich, wie viel besser es dir geht. Vielleicht solltest du es nicht übertreiben." Karsten konnte die Angst in seinen Worten hören, die Furcht, dass es wieder so werden könnte wie vorher.

Er war nicht in der Lage, sich den Namen des Medikaments zu merken, obwohl Roman es ihm bestimmt schon ein Dutzend Mal gesagt hatte. So war das eben. Neue Dinge blieben trotzdem nicht haften in dem löchrigen Geflecht seines Gedächtnisses. Doch ansonsten hatte sich sein Zustand einigermaßen stabilisiert. Seit zwei Jahren ging er kaum noch verloren, wenn er alleine durch die Nachbarschaft spazierte, hatte einen Teil seiner Schreibfähigkeit wiedererlangt – gut, die Schrift war immer noch krakelig, als wären seine Finger eingerostet, und sein Wortschatz war nicht mehr so groß wie früher, aber immerhin –, und er war in der Lage, einige Stunden allein zu bleiben, ohne dass Roman Angst haben musste, dass er das Haus niederbrannte. Sogar das Telefon konnte er wieder benutzen, nicht sein Smartphone natürlich, das war immer noch zu schwierig, aber den Festnetzanschluss.

„Es kommt aus den USA und befindet sich noch im experimentellen Stadium", hatte Dr. Theorides damals gesagt. „In

Deutschland ist es offiziell noch gar nicht zugelassen. Aber die Studien sind so weit vielversprechend."

„Was heißt so weit?", hatte Roman gefragt.

„Es kann Alzheimer nicht heilen. Natürlich nicht. Und die bisherigen Ergebnisse deuten darauf hin, dass die Verbesserungen der Gedächtnisleistung nur vorübergehend sind. Es wird also bestenfalls einen Aufschub gewähren. Und das nicht mal bei allen Patienten. Ich kann Sie in einer weiteren Studie unterbringen."

„Gut", hatte Karsten gesagt und das Angebot des Arztes gierig angenommen. Alles war besser als der bisherige Zustand, in dem er geistig umnachtet das Haus mit Scheiße beschmierte und sich in seinen eigenen Fäkalien wälzte. „Es verschafft mir vielleicht Zeit."

Und wirklich – bald ging es ihm besser. Er konnte sich daran erinnern, wie seine Telefonnummer lautete, die Fernbedienung des Fernsehers tat wieder das, was er wollte, ebenso die Kaffeemaschine. Er verlief sich nicht mehr im Haus. Kleine Barmherzigkeiten, über die Roman sich freute wie ein Kind.

„Es ist unglaublich!", hatte Karsten ihn bei einem Telefonat mit Jörg belauscht. „Vielleicht besteht ja doch die Chance … nein, sicher, ich versuche ja, mir keine Hoffnungen zu machen, aber ich bin so erleichtert. Du hast ja keine Ahnung, wie es vorher war … das weiß ich doch selber … ja, ich weiß, was der Arzt gesagt hat."

Karsten selber fiel es meist gar nicht auf, wenn er eine Fähigkeit urplötzlich dem Vergessen entriss, sie war einfach wieder da. Wie an dem Morgen, an dem er die Spülmaschine mit schmutzigem Geschirr bestückte, das Pulver in das Fach schüttete und den Ein/Aus-Knopf betätigte, so wie er es immer getan hatte. Er hatte nicht bemerkt, dass Roman hinter ihm stand und ihn mit offenem Mund beobachtete.

„Du weißt wieder, wie es geht!“, hatte er gesagt, und Karsten hatte ihn überrascht angesehen. „Das letzte Mal hast du Käse- und Wurstscheiben hineingelegt und Maschinensalz drübergestreut.“

„Nur ein Aufschub“, hatte Dr. Theorides sie beim nächsten Arztbesuch noch einmal gewarnt. „Versprechen Sie sich nicht zu viel! Und Sie müssen regelmäßig zur Kontrolle kommen.“

„Habe ich Ihnen schon mal gesagt, dass Ihre Kakteen mir einen Heidenre… dass ich Angst habe vor denen?“, hatte Karsten geantwortet. „Die haben genauso viele Stacheln wie Sie!“

„Trainieren Sie Ihr Gedächtnis“, hatte der Arzt geantwortet, während seine Mundwinkel belustigt zuckten. „Kartenspiele. Oder lösen Sie Kreuzworträtsel. Viele meiner Kollegen halten das zwar mittlerweile für unsinnig, aber ich bin da nicht so sicher.“

Die Wohnung war ausgekühlt, als sie von ihrem Ausflug in die Stadt zurückkamen, und Roman ging durch die Zimmer, um die Heizungen hochzudrehen.

„Willst du Tee?“, rief er aus der Küche und begann mit Kanne und Tassen zu klappern, ohne eine Antwort abzuwarten. „Es ist auch noch was von Sophies Früchtekuchen da.“

Karsten machte es sich auf der Couch im Wohnzimmer bequem, nahm lustlos eines der Rätselhefte vom Tisch, die Roman immer gleich dutzendweise besorgte. Fluss in Norddeutschland mit vier Buchstaben … die Hauptstadt von Tibet, der dritte Buchstabe ein A … Peking? … Nein, das hörte sich falsch an … ein anderes Wort für Streit … Der Einkaufsbummel hatte ihn mehr Kraft gekostet, als er zugeben wollte. Seine Beine schmerzten, und er war müde, sein Kopf so schwer wie ein Medizinball. Es war anstrengend, sich zu konzentrieren; das Rätselheft glitt unbemerkt aus seiner Hand. Nur einen Moment die Augen zumachen, ein paar Minuten ausruhen. Jemand rief „Süßstoff oder Zucker?“, weit entfernt. Karsten schob seine Beine unter die Wolldecke und blickte schläfrig nach draußen in den Garten.

In der Dunkelheit des Dezemberabends waren nur Schemen zu erkennen, die kahle Birke neben dem Goldfischteich sah aus wie ein Gerippe, eine Vogelscheuche im Wind. Oder träumte er? Im Schattenreich zwischen Schlafen und Wachen konnte man schnell vom Weg abkommen. Irrlichter, die verführten; Trugbilder, die täuschten. So müde …

Als sein Kopf nach vorne sackte, entdeckte er im diffusen Licht der Wohnzimmerlampe in den Terrassenfenstern eine Gestalt, die ihm bekannt vorkam. Sie winkte ihm zu, hatte auch eine Wolldecke auf dem Schoß. „Wer bist du denn?", murmelte er. Die Gestalt wackelte mit den Zehen, und Karsten grinste, wackelte zurück. Ächzend rappelte er sich auf und schlurfte zum Fenster, um den anderen zu begrüßen, aber die Scheibe war im Weg, sie konnten sich nicht die Hände reichen. „Hallo", sagte er. Die Lippen des anderen formulierten stumm eine Antwort. „Lauter", sagte Karsten. „Ich kann dich nicht hören." Dünne Haare hatte der Mann, ein paar Fettröllchen am Bauch, die besten Jahre lagen offensichtlich hinter ihm. „Du darfst dich nicht gehen lassen", ermahnte er ihn. Die Gestalt schüttelte traurig den Kopf. Karsten kratzte sich am Kinn, und als sein Gegenüber es ihm gleichtat, lachten sie beide. „Ein Dings … ein Nachmacher bist du?" Sie fassten sich gleichzeitig an die Nase, schwenkten den rechten Arm. Trotzdem sah er traurig aus, der andere. „Alles wird gut. Mach dir keine Sorgen." Der andere lächelte dankbar. Man musste den Leuten Mut zusprechen. Das Leben war kein Ponyhof, deshalb brauchte man hin und wieder eine Aufmunterung. Sie betrachteten sich im Profil. „Ich gehe joggen", sagte Karsten. „Würde dir auch nicht schaden." Der andere zog die Arme an, legte die Ellbogen an die Seite, imitierte einen Läufer. „Ja, genau", sagte Karsten. „Wir verstehen uns." Sie warfen sich eine Kusshand zu und lachten. Vielleicht sollte er den anderen hereinbitten? Es war kalt draußen, bestimmt fror er.

Lautes Getöse riss ihn aus seiner Illusion. Karsten fuhr herum und sah Roman mit weit aufgerissenen Augen in der Tür stehen. Er sah, wie ihm das Tablett mit dem Teegeschirr aus den Händen fiel, die Kanne zu Boden krachte und Roman reflexhaft zurücksprang, um sich nicht an dem heißen Wasser zu verbrühen. „Scheiße, verdammte!", fluchte sein Freund und: „Was zum Henker tust du denn da?"

„Da ist …" Karsten drehte sich zurück zum Fenster, aber da war nur sein Spiegelbild und im Garten die Umrisse der Birke, deren kahle Zweige sich träge im Wind bewegten.

Karsten wollte Roman helfen, die Scherben aufzulesen, die Sauerei wegzuwischen, und machte ein paar Schritte auf ihn zu, aber Roman fuhr ihn an: „Bleib weg!"

„Rabe, ich …"

„Nein! Lass mich!" Roman kniete auf dem Boden und konzentrierte sich stur auf die Scherben, las eine nach der anderen mit zitternden Händen auf, schenkte ihm nicht einen Blick, als könnte er Karstens Anwesenheit nicht ertragen. Dann zuckte er zusammen, flüsterte: „Verdammt!" und dann noch einmal, viel lauter: „Verdammt! Verdammte Scheiße!", lutschte das Blut aus der Wunde am Finger, wo ein Splitter die Haut verletzt hatte. Seine Schultern begannen zu zucken, und er hielt sich die Hände vors Gesicht. „Geht das jetzt wieder von vorne los? Bitte, ich ertrag das nicht!"

Karsten hörte ihn schluchzen und sagte hilflos: „Es tut mir leid, es war doch nur ein Moment …"

„Heute ist es nur ein Moment und morgen … bitte nicht!"

„Roman, ich …"

„Für dich ist es einfach! Irgendwann bist du so durchgeknallt, dass es dir egal ist, aber ich … ich bleibe zurück! Ich sehe deinen Verfall. Ich muss damit leben!" Roman ruderte mit den Armen in der Luft, um seine Worte zu unterstreichen, wie so häufig, wenn er aufgeregt war. Anfangs hatte Karsten über diese Angewohnheit gelächelt und ihn damit geneckt, jetzt nahm er sie kaum noch wahr.

„Einfach? Hast du sie noch alle? Weißt du eigentlich, wie das ist, wenn man … wenn man … Sachen vergisst und … Dinge sieht, die gar nicht da sind und … glaubst du, ich mache das absichtlich?"

Roman hockte noch immer zusammengekrümmt auf dem Boden, hörte gar nicht zu, wiegte sich hin und her. „Jetzt geht das alles wieder von vorne los! Ich halte das nicht aus!"

„Es tut mir so leid", erwiderte Karsten bedrückt. „Ich würde so gerne … Rabe …" Er wollte ihm die Hand auf die Schulter legen, ihn trösten, aber Roman stieß ihn zur Seite, sprang auf und floh aus dem Haus, ohne sich umzudrehen, und gleich darauf hörte Karsten, wie er den Wagen startete und mit quietschenden Reifen davonfuhr.

Eine Weile lauschte Karsten der Stille nach. Als Roman nicht zurückkam, fegte er die Scherben zusammen und wischte den Tee vom Boden, saß in der Küche am Fenster und beobachtete, wie die Zeit auf der Uhr über der Küchentür verging. Fünfzehn Minuten, dreißig Minuten, eine Stunde. Tick tack, tick tack. Jemand hatte das Radio eingeschaltet. Ob er das gewesen war? Er konnte sich nicht erinnern, aber als Jim Croces Stimme erklang, summte er leise ein paar Takte von *Time in a Bottle* mit. „*… if I had a box just for wishes, and dreams that had never come true, the box would be empty except for the memory of how they were answered by …*" Verärgert schaltete er das Radio mitten im Lied aus. Selbstmitleid half ihm auch nicht weiter. Er nahm das Telefon in die Hand, aber plötzlich war er so aufgeregt, dass sein Herz bis zum Hals schlug und er sich nicht an Romans Handynummer erinnern konnte, und als er die Speichertaste mit den Kurzwahlen entdeckt hatte, traute er sich nicht anzurufen, und als er sich dann doch traute, sprang nur das Band an, und er legte wortlos auf.

Später, als er noch immer kein Auto vor der Tür hörte, ging er nach oben ins Arbeitszimmer, setzte sich an seinen Schreibtisch und legte sich ein Blatt Papier und einen Stift zurecht. Seine Gnadenfrist lief ab. Wenn er sie ungenutzt verstreichen ließ, würde er sich das nie verzeihen. „Mein Rabe", begann er mit seiner neuen, ungelenken Schrift, „mein kleiner, schwarzer Rabe", und es dauerte lange, bis er niedergeschrieben hatte, was er sagen wollte, und am Ende waren es doch viel weniger Worte, als er gedacht hatte. Anschließend verstaute er den Briefbogen in der Schublade unter der Kladde mit den Andenken an seinen Vater, warf einen letzten Blick auf den leeren Parkplatz vor dem Haus und legte sich ins Bett. Eine halbe Ewigkeit schaute er auf das Kopfkissen neben sich, bis ihm endlich die Augen zufielen.

Roman raste mit sechzig Stundenkilometern durch die verkehrsberuhigten Zonen der Vorstadt und überfuhr zwei rote Ampeln, bevor das Zittern in seinen Händen und Oberschenkeln nachließ. Jemand sagte die ganze Zeit: „Ich kann das nicht mehr, ich kann das nicht mehr", und er stellte erschrocken fest, dass sich seine Lippen wie von selbst bewegten, dass er sich wie Karsten anhörte.

Er konnte nicht zurück. Es ging einfach nicht. Alle Hoffnungen vernichtet, alle Träume zerstört. Es hatte ihn wie ein Blitz aus heiterem Himmel getroffen, als er Karsten mit seinem Spiegelbild hatte reden sehen. Da war er wieder, der Irre, der Bekloppte, der Durchgedrehte! Der Mann, der andauernd „Dings" sagte und die Wohnung mit Scheiße vollschmierte. Der Mann, der ihn in den Wahnsinn trieb. Er hatte sich so sehr gewünscht, ihn nie wieder zu sehen.

„Nein! Nein! Nein!" Wütend schlug er aufs Lenkrad. „Ich bin auch noch da!", brüllte er. „Ich habe ein Recht auf …"

Ja, auf was? Ein Recht auf Glücklichsein, ein wenig Unbeschwertheit? Darauf, dass ihm jemand den Mühlstein namens Karsten vom Hals band? „Das ist kein Leben", flüsterte er ins Nichts. „Das habe ich nicht verdient." Er stellte sich die kommenden Jahre vor, die sich wie ein steiniger Pfad einen Berg hochzogen, immer beschwerlicher, immer anstrengender, bis er kraftlos und ausgepumpt am Wegrand liegenblieb, ausgezehrt von der ständigen Sorge um Karsten, leergesaugt, ein Schatten seiner selbst. Alles würde sich um Karsten und um diese verdammte Krankheit drehen, tagaus, tagein, jede Minute. Immer. Da war kein Platz mehr für seine eigenen Wünsche, seine Träume, sein Leben. Niemand hatte ihm gesagt, dass die Krankheit auch seine Existenz vernichten würde. Das war so unfair, so ausweglos.

Das Auto lenkte ihn zurück in die Innenstadt, wo Roman es auf einem Bürgersteig abstellte, zwischen einem Sammelcontainer für Altglas und einer Pommesbude. Mit gesenktem Kopf lief er durch die Straßen, die Hände in den Hosentaschen vergraben, Flüche murmelnd, eine leere Zigarettenschachtel zur Seite kickend. Passanten machten einen großen Bogen um ihn und sahen ihm irritiert hinterher. Die Kälte kroch in sein Sweatshirt, und er zog die Kapuze über den Kopf. Einmal bat ihn ein Rollstuhlfahrer um Hilfe bei der Bewältigung einer Bordsteinkante, aber er tat, als hätte er nicht gehört. Ein junger Türke vor einem Kiosk fragte ihn nach Feuer, die Hände in Romans Taschen ballten sich unwillkürlich zu Fäusten. „Lass mich in Ruhe!", fauchte er.

„Is' ja gut, Alter. Reg dich ab!"

Nach Minuten oder Stunden oder einer Ewigkeit fand er sich vor dem Eingang einer Sauna wieder, ohne zu wissen, wie er dort hingekommen war. Seit Jahren war er nicht mehr hier gewesen, jedenfalls nicht, seit er Karsten kannte. Zu viele abgedrehte Typen, der Sex belanglos, nichtssagend, unpersönlich. Er wollte gar nicht hier sein. Trotzdem kramte er Geld aus der Jacke, nahm Handtuch und Schrankschlüssel in Empfang, zog sich aus und verstaute seine Klamotten. Die feuchte Hitze war wohltuend, sie öffnete seine Poren und seine Fäuste. Langsam verebbte sein Zorn. Zögernd tastete er sich durch labyrinthartige Gänge, schob sich an handtuchbedeckten Körpern vorbei, mied dunkle Ecken, ignorierte neugierige Blicke und verschämt lächelnde Lippen. Stattdessen kletterte er in das blubbernde Wasser des Whirlpools und schloss die Augen, ließ sich von einem Wasserstrahl den Rücken massieren. Einatmen, ausatmen. Den Blick nach innen richten, die Welt ausschließen.

„Putzig", hörte er plötzlich eine Stimme neben sich. „Ich steh auf Männer mit südländischen Wurzeln."

„Zisch ab", sagte er. „Such dir jemand anderen."

„Keinen Bock?"

Genervt öffnete Roman einen Spalt weit die Augen und ordnete die Stimme einem schmalen Blondschopf zu, ein paar Jahre jünger als er, der sich neben ihm niedergelassen hatte, ohne dass er es bemerkt hatte. „Ich hab auch keine ‚südländischen Wurzeln'", fügte er spöttisch hinzu. Keine Wurzeln und nur verdorrtes Blattwerk, schob er mit einem Anflug von Bitterkeit hinterher.

Erst als der Blondschopf kicherte und sagte: „Das glaube ich nicht", registrierte Roman, dass er den letzten Satz laut gesagt hatte.

„Du sollst weggehen. Ich hab kein Interesse."

Der andere verschwand zwar nicht, aber immerhin hielt er den Mund, und Roman ignorierte seine Anwesenheit so gut wie möglich. Erneut schloss er die Augen. Der Wasserauftrieb ließ seinen Körper nahe der Oberfläche driften, und er begann, in der schwarzen Leere hinter seinen Augenlidern heimisch zu werden. Ein Ort ohne Karsten, ein Oase der Dunkelheit, ohne Verpflichtungen, ohne Sorgen.

„Ich heiße übrigens Dennis." Da war sie wieder, die Stimme des Blondschopfes, unerwünscht und hartnäckig.

„So wie die beknackte Comicfigur?" Woher kam dieses Bedürfnis zu verletzen und der Wunsch, um sich zu schlagen? Es tat ihm sofort leid, und er entschuldigte sich, aber dieser Dennis hatte gar keine Ahnung, wovon er gesprochen hatte.

„Was für eine Comicfigur?"

„Ein kleiner Junge, der seinen Nachbarn mit seinen Streichen auf die Nerven …" Roman seufzte. „Egal."

„Muss ich mal googeln." Dennis angelte ein Smartphone von seinem Handtuch am Beckenrand.

„Du nimmst dein Handy mit in den Pool?"

„Aus welchem Jahrhundert kommst du?", erwiderte Dennis und ließ es ins Wasser fallen. „Wasserdicht. Siehst du?"

Roman hatte plötzlich eine Ahnung, wie Karsten sich gefühlt haben musste, als er ihn immer wieder auf ihren Altersunterschied aufmerksam gemacht hatte. Die Erinnerung an ihren ersten Kinoabend blitzte plötzlich auf, wie ein zu grell belichtetes Foto, als er Karsten weismachen wollte, er sei von Jörg und Christian für das Date bezahlt worden. Seine Lippen begannen zu zittern, nur mühsam konnte er einen Laut der Trauer hinunterschlucken. Alles verdorben, alles besudelt vom Wissen, dass sie nicht glücklich und zufrieden bis ans Ende ihrer Tage leben würden.

„Ist was?", fragte Dennis.

Roman ließ seinen Kopf unter die Wasseroberfläche gleiten und öffnete die Augen, bis das Chlor zu brennen begann.

Als er wieder auftauchte, hatte sich Dennis auf den Bauch gedreht und ließ sich von dem Wasserstrahl den Schwanz und die Eier massieren. „Hast du das mal ausprobiert? Ist ein geiles Gefühl."

„Wie alt *bist* du?", fragte Roman unwirsch.

„Dreiunddreißig, wieso?"

„Nur so."

„Und du?“

„Älter.“

„Jetzt sag schon.“ Dennis setzte eine bettelnde Miene auf.

„Zu alt für dich. Anfang vierzig.“

„Mein Bruder ist einundvierzig“, sagte Dennis. „Und ein Arschloch.“

„Kann ich auch sein“, erwiderte Roman.

„Glaube ich nicht.“ Plötzlich berührten Dennis' Finger seine Wange, und Roman wagte kaum zu atmen. Ein Finger fuhr über seine Nase und seine Lippen, kaum merklich, so sanft, so voller Zärtlichkeit, und Roman spürte, wie er fiel und fiel und fiel. Hilflos klammerten sich seine Hände am Beckenrand fest; stumm verwünschte er Dennis, verwünschte Karsten und seine Demenz.

Als Dennis fragte: „Gehst du mit mir in eine Kabine?“, hätte er ihn beinahe nicht gehört, und obwohl er Nein sagen wollte, nickte er.

Die Tür fiel hinter ihnen ins Schloss, und er umarmte Dennis unbeholfen, erkundete den schlanken, langgestreckten Oberkörper. Es fühlte sich merkwürdig an, die Haut von jemand anderem als Karsten zu streicheln, ungewohnt. Fremde Muskeln, blonde Haare zwischen den Brustwarzen, die schmale Taille. Er kam sich linkisch vor, es war so lange her. Seine Nase vergrub sich in den weichen Achselhaaren, seine Hände strichen über Dennis' Rücken.

Als sich ihre Lippen öffneten und ihre Zungen berührten, begann er zu zittern, erst die Finger, dann die Beine und schließlich sein ganzer Körper, wie bei einem Fieber, bis er sich kaum noch aufrecht halten konnte.

„Was ist mit dir?“

Er wand sich aus Dennis' Umarmung und schüttelte den Kopf. „Ich kann das nicht.“

„Was? Wieso nicht?“

„Ich … ich kann einfach nicht.“

„Aber …"

„Tut mir leid." Roman ignorierte die Enttäuschung in Dennis' Augen, floh aus der Kabine und der Sauna, rannte durch die Straßen zurück zum Auto. Erst als er hinter dem Steuer saß, kam er zu sich und ließ den Kopf aufs Lenkrad sinken. Er hätte es wissen müssen. Es gab keinen anderen Weg. Er hatte seine Entscheidung schon vor langer Zeit getroffen.

Weit nach Mitternacht kehrte er zurück, das Haus war dunkel und still. So leise wie möglich zog er sich aus und kletterte unter die Bettdecke. Einen Moment lang ließ er seine Hand auf Karstens Schulter ruhen, dann lauschte er den tiefen und gleichmäßigen Atemzügen seines Freundes.

Die Party kommt langsam ins Rollen. Ab dem frühen Abend strömen immer mehr Gäste ins Haus, der Geräuschpegel der Musik und der Gespräche steigt. Lachen ist im Garten und aus der Küche zu hören, poltert über die Treppen, vibriert in den Ecken. Die Stimmen der Menschen schwirren durch die Luft wie ein Schwarm Hummeln. Da sind Lutz und Volker, die Karsten und Roman vor Jahren am Frühstücksbuffet in ihrem Hotel kennengelernt haben, als sie ein Wochenende in Budapest verbracht haben. Sie unterhalten sich neben dem Goldfischteich mit Tom über Tattoos. Da ist Sabine Kanter, Karstens ehemalige Sekretärin, die ihren Mann mitgebracht hat und der angesichts so vieler Homosexueller einen etwas perplexen Eindruck macht. Sie erzählt Patrick – einem Bekannten aus Karstens früherem Yogakurs – von einem Familienpicknick. Da ist Michael, wie Jörg ein weiterer Arbeitskollege von Roman. Er hat Paolo mitgebracht, seine neueste Eroberung; die beiden lehnen an einer Wand im Wohnzimmer, halten Biergläser in den Händen und knutschen. Rita steht am qualmenden Grill und schaufelt Bratwürste auf die Teller von Antje und Max, früheren Nachbarn von Karsten und Roman, ein junges Pärchen, das noch immer in dem hellhörigen Haus in der Innenstadt wohnt. Antje hat Karstens Vorliebe für romantische Hollywoodkomödien geteilt und ihn hin und wieder ins Kino begleitet. Sandra läuft mit einem Tablett herum und drückt Axel, Florian und Cem, die in der Innenstadt ein schwules Café betreiben, ein Glas Sekt in die Hand. Nur Angelika sitzt allein auf dem Sofa, nippt an einem Mineralwasser und betrachtet die Gäste mit einer Mischung aus demonstrativer Missbilligung und kaum verhohlener Neugier.

Viele der Gäste kennen sich, sind sich bei Roman und Karsten schon öfter über den Weg gelaufen, bei gemeinsamen Essen, Spieleabenden oder Ausflügen, bei Geburtstagsfeiern, Konzerten oder einfach nur beim Kaffeetrinken. Im Laufe der Jahre sind sie zu so etwas wie Familie geworden. Eine Party wie diese, wo sich alle begegnen, findet allerdings eher selten statt.

Roman hat immer ein Auge auf Karsten, der etwas desorientiert zwischen seinen Freunden umherirrt, ein angedeutetes Lächeln auf den Lippen. Hin und wieder bleibt er am Rande einer Gruppe stehen, horcht hinein in die Gespräche und wandert nach einigen Augenblicken weiter. Fragen nach seinem Befinden beantwortet er mit einem unbestimmten „Danke, danke“, tätschelt abwesend Hände, lässt sich drücken und setzt dann seinen Weg fort. Es ist, als wüsste er nicht genau, was er an diesem merkwürdigen Ort soll, was seine Aufgabe ist. Hin und wieder wirft er wie früher einen Blick auf seine Armbanduhr, dabei kann er die Uhr längst nicht mehr lesen. Für ihn haben die digitalen Ziffern ihre Bedeutung verloren, Zeit ist ein Begriff, mit dem er nichts mehr anfangen kann.

„Glaubst du, er packt das?“, fragt Roman Sophie zweifelnd, als sie in einem Moment der Ruhe inmitten des Trubels auf der Terrasse stehen. Karsten schaut gerade Marvin im Wohnzimmer bei seiner Musikauswahl über die Schulter und wippt auf den Zehen. „Es sind so viele Menschen."

„Mach dir keine Sorgen. Im Moment scheint er sich doch ganz gut zu amüsieren." Sie zündet sich eine Zigarette an, atmet das Nikotin ein und deutet zu Karsten, der seinem Neffen gerade eine Frage stellt. Als Marvin antwortet, lachen beide. „Wenn es ihm zu anstrengend wird, kann er zu mir gehen."

Sie haben im Vorfeld verabredet, dass Karsten sich bei Sophie auf die Couch legt, wenn die Party zu turbulent werden sollte. Er kennt sich in ihrem Haus aus, soweit das für ihn überhaupt noch möglich ist, und wenn er mit Mojo spielen oder schmusen kann, fühlt er sich sowieso immer wohl.

Hubert kommt auf sie zu, rülpst verstohlen und sagt: „Die Lachsschnittchen sind alle. War das schon alles, was du bei dem Catering bestellt hattest? Bisschen wenig, oder? Außerdem waren die nicht besonders. Einige hatten so einen komischen Nachgeschmack. Bist du sicher, dass die noch gut waren?"

Roman verdreht die Augen. „Im Kühlschrank ist noch mehr. Was mit Hähnchenbrust und Rucola, glaube ich. Kannst du die nicht selber rausholen?"

„Bin ich hier der Gastgeber oder du?" Hubert schwankt ein wenig, er hat schon ziemlich viel getrunken.

Sophie fragt: „Welche Häppchen hast du denn gegessen? Die aus der Mitte oder die vom Rand der Tabletts?"

„Aus der Mitte. Wieso?"

Sophie nickt und sagt: „Dachte ich mir."

„Hä?"

„Auf die in der Mitte hab ich ein wenig Rattengift gestreut."

„Sehr witzig", sagt Hubert. Er geht zum Bierfass, um sich ein neues Bier zu zapfen.

„Woher wusstest du, dass er sich auf die Schnittchen in der Mitte gestürzt hat?", grinst Roman.

„Reine Intuition. Menschen wie Hubert nehmen immer die Dinger aus der Mitte, weil sie glauben, dass die am Rand schon leicht angegammelt sind." Sie sieht Hubert kopfschüttelnd zu, wie er sich rotgesichtig zum Fass beugt und sein Glas unter den Bierhahn hält. „Ich verstehe nicht, was du an Hubert findest. Ehrlich, er ist eine furchtbare Person."

Roman seufzt. „Ich weiß. Aber irgendwie … er hat sonst niemanden."

„Wundert mich nicht."

Roman geht in die Küche, um den Nachschub an Häppchen aus dem Kühlschrank zu holen. Dort entdeckt er Antje, die schmutzige Pappteller zusammensucht, Essensreste entsorgt und Besteck in die Spülmaschine steckt.

„Du musst das nicht machen", sagt er. „Lass doch einfach stehen. Um das Chaos kann ich mich auch morgen noch kümmern."

„Kein Problem", sagt sie und klemmt eine lose Haarsträhne hinter ihr Ohr. „Ich … ich hatte keine Ahnung, wie weit fortgeschritten Karstens Demenz ist", fügt sie dann zögernd an. „Es tut mir so leid."

Roman geht auf den Ausdruck ihres Mitgefühls nicht ein. Beileidsbekundungen helfen ihm nicht weiter, sie bringen ihn höchstens aus der Fassung. „Hat er dich erkannt?"

„Ich glaube nicht. Aber er hat mich dreimal begrüßt. Und mir sehr höflich Tee angeboten. Weiß er denn noch, wer du bist?"

„Kommt drauf an", murmelt Roman. Schon im Vorfeld der Party hat er die besorgten Nachfragen der Gäste gefürchtet, die Karsten längere Zeit nicht gesehen haben; ihr Erschrecken, ihre konsternierten Gesichter. Aber er will, dass es ein fröhliches Fest wird, keine Trauerfeier, kein Schwanengesang. Krampfhaft überlegt er, wie er das Thema wechseln kann, und findet den Aufhänger, als er Antjes leicht gerundeten Bauch bemerkt. „Sag mal … bist du etwa schwanger?"

„Fünfter Monat." Antjes Augen strahlen.

„Und was wird es?"

„Ein Junge."

„Mensch … herzlichen Glückwunsch!" Er zwingt ein Lachen auf seine Lippen, dabei versetzt ihm Antjes Schwangerschaft einen Stich ins Herz. Ein Anfang, eine strahlende Zukunft, während Karsten und er einem Ende entgegensteuern, bei dem es für den einen nur noch die Gegenwart gibt und für den anderen nur bittere Gedanken an eine verlorene Vergangenheit. „Habt ihr schon einen Namen?"

„Die Liste wird jeden Tag länger. Im Moment tendieren wir zu Klaus, Konrad oder Karsten."

„Karsten?"

Antje wirkt ein wenig verlegen. „Es … es ist nur wegen der Alliteration, weißt du? Konrad oder Karsten Kreutzer, das klingt doch gut."

„Aha." Roman schaut zu Boden. Er will nicht, dass sie ihr Kind Karsten nennt. Es ist ein schlechtes Omen, sie sollte das Schicksal nicht herausfordern.

„Was ist?", fragt Antje.

„Nichts." Er schüttelt den Kopf. Alles Blödsinn, seit wann ist er abergläubisch? „Was ist mit Kaspar oder Kai?"

„Auf keinen Fall Kai. Ein Cousin meiner Mutter heißt so, und er hat ein Verfahren wegen Steuerhinterziehung am Hals. Das schwarze Schaf der Familie. Aber Kaspar …" Sie probiert den Namen mehrmals aus und seufzt. „Kommt auf die Liste. Versprochen."

Max gesellt sich zu ihnen und umarmt Antje von hinten, schaut ihr über die Schulter. „Schöne Party", sagt er zu Roman.

„Was hältst du von Kaspar?", fragt Antje.

„So wie Kaspar Hauser?"

„Ach so, ja …“ Sie schürzt die Lippen, und Roman überlässt die beiden sich selbst, steckt sich im Gehen eines der Häppchen in den Mund. Erst als er kaut, merkt er, wie hungrig er ist. Seit der Kartoffelsuppe am Mittag hat er nichts mehr gegessen.

Im Wohnzimmer beginnen die ersten Gäste zu tanzen, als Marvin *Get Back* von den Beatles spielt und gleich danach *No Milk Today* von Herman's Hermits. Roman bemerkt, wie Karsten von der Terrasse hereinschaut und interessiert die Bewegungen der Tänzer beobachtet. Sein linker Fuß klopft unwillkürlich den Takt mit. Kurzentschlossen läuft Roman zu ihm und zieht ihn ins Wohnzimmer.

„Komm, wir tanzen“, sagt er.

Anfänglich sträubt sich Karsten und kichert, doch dann macht er mit, ein wenig unbeholfen und verschämt, wie ein Tanzbär, aber Roman kann sehen, dass es ihm gefällt. „*Hot town, summer in the city …*“, singt Karsten den Hit der Lovin' Spoonful mit und lacht. Roman wirft Marvin einen dankbaren Blick zu. Nicht alles ist schlecht.

Später dann, als die Lampions in den Büschen und der Birke die Dunkelheit erleuchten, als Tom und Jörg die Fackeln im Garten entzündet haben und Marvin vergeblich versucht, Marshmellows in ihren Flammen zu rösten, merkt Roman, dass Karsten müde wird. Das halbherzige Lächeln in seinem Gesicht ist verschwunden und seine Bewegungen werden fahrig. Er reagiert unwirsch, wenn er angesprochen wird, beginnt eine seiner unergründlichen Suchen, indem er die Ritzen des Sofas durchforstet, „Es ist weg!“ murmelt er, als Patrick ihn fragt, was er verloren habe.

„Besser, ich bringe ihn rüber zu Sophie“, sagt Roman. „Karsten, kommst du mit mir?“

„Wohin?“ Die Augen seines Freundes glänzen fiebrig, und seine Haut fühlt sich warm an. Die Anstrengung des zu Ende gehenden Tages ist ihm anzusehen. Vielleicht hat er auch zu wenig getrunken. Seit Karstens Durstgefühl schwindet, ist es wichtig, seine Flüssigkeitszufuhr zu überwachen, aber in dem Trubel hat Roman vergessen, ihn zum Trinken anzuhalten.

„Wir gehen Mojo besuchen."

„Mojo ist Sophies Hund."

„Das stimmt."

Roman führt ihn nach draußen, wo Karsten sich noch einmal umdreht und durch die Fenster die Silhouetten ihrer Freunde betrachtet.

„So viele Leute", sagt er. Doch anstatt Roman über die Straße zu Sophies Haus zu folgen, steuert er zielsicher die Parkbank auf dem Bürgersteig an, auf der er am Nachmittag schon gesessen hat. Roman bleibt nichts anderes übrig, als umzukehren und sich neben ihn zu setzen. Es ist zwecklos, ihn anzutreiben; Roman hat lernen müssen, geduldig zu sein, sich seinem Rhythmus, seinem Bedürfnis nach Langsamkeit anzupassen.

Es ist noch immer warm. Aus dem Haus dringen die Stimmen der anderen und Fetzen von Gelächter und Musik zu ihnen, ansonsten ist es still. Durch die Zweige der Kastanie blitzt das Licht des Mondes auf. „So viele Leute", wiederholt Karsten und seufzt. „Warum … ?"

„Warum sie hier sind?" Roman wählt seine Worte vorsichtig. „Es ist deine Abschiedsparty. Ich dachte, es gefällt dir vielleicht, noch einmal alle unsere Freunde auf einem Haufen zu sehen."

„Gehe ich denn weg?" Karsten sieht ihn überrascht an, und sein Freund legt einen Arm um seine Schulter.

„Das haben wir doch schon so oft besprochen." Den ganzen Tag hat Roman das Thema vermieden, weil er weiß, dass Neuerungen Karsten beunruhigen. Aber er will ihn auch nicht anlügen. Wie das wohl ist, wenn man glaubt, man hört etwas zum ersten Mal, obwohl man es schon dutzendfach erzählt bekommen hat?

„Davon weiß ich nichts", erwidert Karsten.

„Du erinnerst dich nur nicht mehr. Macht nichts. Ich sage es dir einfach noch mal. Ja, du gehst weg, aber ich komme dich oft besuchen. Jeden Tag. Und manchmal kannst du mich auch besuchen. Hier, zu Hause."

„Aha." Karsten fährt mit den Händen über seine Oberschenkel, hoch und runter, hoch und runter. Es dauert einen Moment, bis er die Information verarbeitet hat. „Wo … wo gehe ich denn hin? An einen Ort, wo es leiser ist?"

Roman schmunzelt. „Ja. Du hast dort ein eigenes Zimmer."

Karsten schweigt und starrt in die Nacht. „Okay", sagt er schließlich. Dann steht er auf und überquert die Straße. „Kann ich jetzt Mojo sehen?"

Roman folgt ihm. „Natürlich."

Als sie vor der Haustür stehen und Roman Sophies Zweitschlüssel aus der Hosentasche zieht, dreht sich Karsten vertraulich zu ihm. „Weißt du", sagt er, „ich habe schon seit Langem ein eigenes Zimmer. Angelika hat eins und ich habe eins."

Roman braucht einen Augenblick, bis er versteht, dass Karsten plötzlich wieder acht Jahre alt ist.

Im Wohnzimmer zieht er Karsten bis auf die Unterwäsche aus und baut ihm auf der Couch ein Lager aus Kissen und Laken, die Sophie bereitgelegt hat.

„Das ist nicht mein Bett", beschwert sich sein Freund.

„Bei uns ist es zu laut. Aber ich bleibe gerne bei dir, bis du eingeschlafen bist."

Mojo springt zu Karsten auf das Sofa, leckt sich die Pfoten und rollt sich in einer Ecke neben seinen Füßen zusammen.

„Nicht kitzeln", sagt Karsten streng.

Roman knipst das Licht aus, und bald darauf hört er das leise Schnaufen des Hundes und das Schnarchen seines

Freundes. Er setzt sich in einen von Sophies abgewetzten Sesseln und starrt in die Dunkelheit. Die Party wird eine Weile ohne ihn weitergehen. Es ist schön, einfach nur hier zu sein, bei seinem Freund, und Wache zu halten.

Doch die Ruhe ist nicht von langer Dauer. Er hört, wie die Haustür aufgeschlossen wird, und dann steht Sophie vor ihm.

„Da ist jemand gekommen“, flüstert sie, bemüht, Karsten nicht aufzuwecken. „Er sagt, du hättest ihn eingeladen.“

Roman nickt. „Ja.“

„Und? Wer ist das? Die anderen sagen, sie hätten ihn noch nie gesehen.“

„Ich kenne ihn auch nicht. Aber ich weiß, wer er ist.“

❧ ❧ ❧

„So, jetzt noch die Strickjacke, und dann sind wir fertig.“ Der Pfleger mit dem silbernen Knopf im Ohr lächelte Karsten geschäftsmäßig an. „Gehen Sie schon mal in die Küche, Herr Wollmann, ich räume hier auf und komme dann nach.“

Mürrisch setzte er sich in Bewegung und ging die Treppe hinunter. Er wollte sie nicht um sich haben, diese fremden Menschen, die neuerdings tagaus, tagein wie die Heuschrecken in sein Haus einfielen und ihm Befehle erteilten. „Herr Wollmann, einmal mit mir ins Bad kommen, ja?“, „Nein, nicht hinstellen. Zum Pipimachen setzen wir uns aufs Klo.“, „Den Waschlappen erst im Gesicht benutzen, danach die Achseln, nicht umgekehrt … geben Sie her, ich mache es schnell selber.“ Befehle, Befehle, Befehle, wie beim Militär. „Jetzt die grüne Tablette. Danach die hellblaue. Und zum Schluss die weiße. Nicht wieder unter der Zunge verstecken, Herr Wollmann. Herunterschlucken.“ Dabei war er nie beim Militär gewesen, er war … er war … Er hatte erklärt, dass er sehr gut alleine zurechtkam, aber sie ignorierten ihn einfach. „Natürlich, Herr Wollmann. Und das Glas Wasser bitte austrinken."

Karsten stellte sich ans Küchenfenster und sah auf die Straße, dann setzte er sich auf einen Stuhl und hörte den Geräuschen zu, die aus der oberen Etage drangen. Wasserrauschen, Klappern, ein Niesen. Eine Fliege summte am Küchenfenster, warf sich immer wieder vergeblich gegen die Scheibe. Karsten wischte mit den Händen über die Tischplatte und schüttelte den Kopf. „Es ist weg", murmelte er. „Es ist …"

Immer waren sie in Eile, diese Pfleger, als stünde jemand mit einer Stoppuhr hinter ihnen. Er sah sie am frühen Morgen im Auto vorfahren, wenn er aus dem Fenster blickte. Dann zog er schnell den Kopf zurück in der Hoffnung, dass sie ihn nicht bemerkt hatten und vielleicht wieder verschwinden würden. Sie hatten nichts anderes im Sinn, als ihn zu waschen. Ob die nichts Besseres zu tun hatten? Und wieso musste er sich jeden Tag waschen? So dreckig konnte er gar nicht sein, schließlich wälzte er sich nicht jeden Tag im Garten herum, so wie Mojo. Zum Glück waren es meist Männer; Peter hatte gesagt, er habe dafür gesorgt, dass Frauen nur noch ausnahmsweise kämen. Weil er sonst jedes Mal einen Aufstand gemacht hatte. Aber er wollte sich eben nicht vor Frauen ausziehen. Das fühlte sich nicht richtig an. Wenn er dann nach Peter fragte, schüttelten die Pfleger nur den Kopf. „Ihr Freund ist zur Arbeit gegangen, Herr Wollmann. Und er heißt Roman, nicht Peter. Das haben wir doch gestern schon besprochen. Und vorgestern." Was für ein Unsinn. Gestern war er doch im Büro … Karsten hielt unsicher inne. Oder? Vielleicht war gestern auch Sonntag gewesen? Es war schwierig, die Tage auseinanderzuhalten. „Montag", sagte er und nahm seine Finger zu Hilfe. „Dienstag … Winter." Nein. Anders. Aber wie? In seinem Kopf war irgendwas kaputt. „Wo ist Peter?"

Eine Stimme seufzte, und er schrak zusammen, hatte gar nicht mitbekommen, dass der Pfleger plötzlich mit ihm in der Küche war und sich an der Kaffeemaschine zu schaffen machte. „Ihr Partner heißt Roman, Herr Wollmann. Und er ist auf der Arbeit. Im Krankenhaus."

„Roman …" Der Name kam ihm tatsächlich bekannt vor, als hätte er ihn schon unzählige Male ausgesprochen, so leicht ging er ihm über die Lippen.

Aber diesen Leuten konnte er nicht trauen. Seit sie hier waren, vermisste er etwas … etwas … jetzt konnte er sich gerade nicht daran erinnern. Aber er war sicher, dass sie es gestohlen hatten. Sein Dings … wo er Geld reintat? Möglich. Es befand sich normalerweise in seiner Hosentasche hinten links, klein und rechteckig, und es roch gut nach Leder, aber die Hose, die man ihm heute Morgen angezogen hatte, besaß überhaupt keine Taschen am Hintern, hatte auch vorne kein Aufmachdings, nur zwei Kordeln und ausgebeulte Knie. So konnte er doch nicht zur Arbeit gehen! Und wenn er nach dem suchte, was er vermisste, reagierten die Pfleger verärgert. „Nicht schon wieder, Herr Wollmann. Schluss jetzt damit!"

Alles falsch. Alles durcheinander.

Außerdem kontrollierten sie ihn, die Pfleger. Er hatte sie beobachtet, wie sie etwas in diese Mappe hineinschrieben, die jetzt in der Küche über dem … Dings lag. Mit dem man ganz schnell Speisen aufwärmen konnte. Es machte immer „Pling", wenn es fertig gekocht hatte. Gulasch zum Beispiel, sogar Kaffee. Aber der schmeckte nicht aufgewärmt, und Peter hatte ihm sowieso verboten, an diese Maschine dranzugehen. Eigentlich durfte er an gar nichts mehr drangehen. Er durfte nur noch sitzen und gucken. Jedenfalls holten die Pfleger nach dem Waschen immer diese Mappe herunter, machten Kreuzchen und Haken auf Blätter, schrieben etwas hinein. So wie jetzt der mit dem silbernen Knopf im Ohr.

Es war eine Verschwörung gegen ihn. Sie führten etwas im Schilde.

„Was …?" Karsten deutete auf die Mappe.

„Was ich hier reinschreibe? Wie es Ihnen heute geht, zum Beispiel. Dass ich Ihnen bei der Körperpflege geholfen habe."

„Ha!" Er glaubte ihm kein Wort.

„Ich merke schon", sagte der Mann, „heute ist kein guter Tag, oder?"

Es klingelte, aber noch bevor er das Geräusch einordnen konnte, sagte der Pfleger: „Das ist bestimmt die Meike. Sie mögen doch die Meike, oder?" und ging zur Tür. Ein junges Mädchen mit langen blonden Haaren kam herein und gab ihm die Hand, und der Pfleger verabschiedete sich. Kurz darauf hörte er einen Motor starten.

„Hallo, Herr Wollmann, wie geht's Ihnen? Haben Sie gut geschlafen?" Ein freundliches Lächeln, das Mädchen roch nach Frühling.

Er wischte eingeschüchtert über die Tischplatte. „Ich …" Dann fiel ihm ein, dass nach dem Waschen andere Leute kamen und die Pfleger ablösten. Die anderen waren okay, meist viel jünger als er. Im Grunde noch Kinder, gerade mit der Schule fertig. Einer hatte sogar eine Zahnspange getragen. Sie machten ihm Frühstück, räumten Sachen in der Küche hin und her, gingen mit ihm spazieren, in den Supermarkt oder Mojo besuchen im Haus gegenüber. Hin und wieder wollten sie auch Spiele mit ihm spielen. So wie er früher mit … mit … Marvin. Mensch-ärgere-dich-nicht, zum Beispiel. Sie waren fixiert auf Mensch-ärgere-dich-nicht. Waschen wollten sie ihn zum Glück nie. Immer sehr höflich, manchmal ein bisschen verschreckt, vor allen Dingen die jungen Mädchen. Eines hatte gekichert, als er ihr ein Bonbon zustecken wollte. Die jungen Männer waren ihm lieber, auch wenn sie andauernd vom Fußball erzählten oder ihren Freundinnen. Bei einem hatte er mal vermutet, dass er schwul war, das wäre nett gewesen, doch er hatte sich dann nicht getraut zu fragen. Der hatte gerade sein Abitur gemacht und wollte noch nicht studieren.

„Marmelade oder Honig?“, fragte das Mädchen, das Meike hieß. Sie stellte ein Ei vor seinen Teller, schnitt ein Brötchen auf, beschmierte es mit Butter und sah ihn erwartungsvoll an.

„Käse“, antwortete Karsten.

„Käse? Sie essen nie Käse zum Frühstück!“

„Woher wollen Sie das …? Ich kenne Sie doch gar …“

„Meike, Herr Wollmann.“ Sie stand auf und suchte im Kühlschrank nach Käse. Auf ihrer Stirn waren plötzlich Falten zu sehen.

Es waren zu viele Menschen, andauernd neue Gesichter und neue Namen, die er sich nicht merken konnte. Es war ermüdend, sich jeden Tag vorstellen zu müssen und sie durchs Haus zu führen, auch wenn sie behaupteten, schon gestern, vorgestern und letzte Woche dagewesen zu sein. Als ob er sich daran nicht erinnern würde! Schließlich wusste er auch den Namen von Mojos Frauchen … sie hieß … sie hieß … Sophie! Genau. Aber das war auch einfach zu merken, weil sie ihn mit ihren grauen Haaren an seine Großmutter erinnerte.

Alles falsch. Alles durcheinander.

„Mein Kopf ist kaputt“, sagte er.

„Ach, Herr Wollmann.“ Das Mädchen ohne Namen legte eine Scheibe Käse auf sein Brötchen und schob es auf sein Platzdeckchen mit den bunten Blumen.

„Ich mag morgens keinen Käse“, empörte sich Karsten.

„Sag ich doch!“

Der Käse wanderte in den Mülleimer, und das Brötchen wurde mit Marmelade bestrichen.

„Welcher Tag ist heute?“, fragte er.

„Donnerstag.“

„Und wie viel Uhr?“

„Kurz nach neun."

Karsten erschrak. „Dann muss ich ins Büro!" Er sprang auf und sah hektisch an sich herab. Die Hose ... so konnte er nicht zur Arbeit ... was würden die Leute ...

„Sie haben heute frei, Herr Wollmann", beschwichtigte das Mädchen. „Überstunden abbauen."

„Ach so?" Karsten sackte erleichtert auf seinen Stuhl zurück. Überstunden. Natürlich. Doch gleich darauf beunruhigte ihn etwas anderes. „Entschuldigen Sie ... was genau arbeite ich?"

„Sie haben die Filiale einer Zeitarbeitsfirma geleitet, glaube ich."

„Wirklich?" Zeitarbeitsfirma. Komisch. „Und was genau macht man da?"

Das Mädchen sah ihn verdutzt an. „Ich ... ähm ... Leute einstellen? Haben Sie Leute eingestellt?"

„Wann?"

„Na, auf der Arbeit. Im Büro."

„Welchem Büro?"

Ein unterdrücktes Seufzen. Warum seufzten die Leute so viel in seiner Gegenwart? Peter auch. Immer wenn er eine Frage stellte, erhielt er einen Seufzer als Antwort. Karstens Blick irrte durch die Küche, seine Hände wischten über die Hose. „Es ist weg ...", murmelte er.

„Ist schon gut", sagte das Mädchen. „Beißen Sie mal in Ihr Brötchen. Die Marmelade kleckert schon auf den Teller. Soll ich Ihnen das Ei aufschlagen?"

„Das Ei?" Karsten starrte das Mädchen entgeistert an. „Wer sind Sie denn?"

„Meike. Vom ambulanten Pflegedienst." Die Stimme klang jetzt ein wenig ungeduldig. Ob er etwas Falsches gesagt hatte? „Ich mache da ein freiwilliges soziales Jahr. Meine Kollegen und ich betreuen Sie vormittags, wenn Ihr Mann arbeiten geht. Wir helfen Ihnen bei der Körperpflege, ein bisschen beim Frühstücken und …"

„Sind Sie deshalb hier? Zum Ei-Aufschlagen?"

„Kann man so sagen."

„Aber das kann ich doch selber!" Er nahm eine Gabel zur Hand und ließ sie dann zögernd über dem Ei pendeln. Irgendwas passte da nicht zusammen.

„Ich mach schon", sagte das Mädchen.

Jetzt erinnerte sich Karsten auch wieder. Nach dem Spaziergang machten ihm die jungen Leute Mittagessen, auch wenn es meist abgepackt und mit Folie verschweißt war und nur in der Pling-Maschine aufgewärmt werden musste. Er hatte mit achtzehn, neunzehn schon selber kochen können. Na ja, zumindest Nudeln mit Tomatensoße. Und Ravioli. Aus der Dose. Hin und wieder kam auch Sophie rüber und brachte ihm Essen vorbei. Das war dann besser, dann freute er sich. Selbstgemachte Frikadellen und Kartoffelsalat. Diesen Auflauf mit den weißen Dingern drin. Irgendein Gemüse, das ihn an kleine Röschen erinnerte.

Aber heute war von Sophie weit und breit nichts zu sehen. Er hatte vorhin das Haus gegenüber beobachtet, als er aus dem Fenster gesehen hatte. Die Gardinen hatten sich nicht bewegt, das Haus sah verlassen aus.

„Wo ist Mojo?", fragte er.

„Sophie ist zurzeit im Urlaub", sagte das Mädchen. „Zehn Tage Teneriffa, mit ihrer Schwiegertochter und der Familie."

„Und Mojo?"

„Der ist auch mitgeflogen."

Karsten lachte. „Hunde können nicht fliegen."

„Menschen auch nicht", lächelte das Mädchen. „Und trotzdem tun sie es."

Da war was dran. Er war mal auf einer Insel gewesen, mit Palmen und einem weißen Sandstrand. Cocktails hatte er da getrunken. Mit … Peter? Karsten schüttelte den Kopf. Alles falsch. Alles durcheinander. „Welcher Tag ist heute?"

„Donnerstag."

„Und wie viel Uhr?"

„Viertel nach neun." Wieder so ein Seufzer. Das Mädchen stand auf. „Ich geh mal eben zur Toilette. Essen Sie so lange Ihr Frühstück weiter. Ihren Orangensaft haben Sie auch noch nicht angerührt."

Karsten wartete, bis sie im Gäste-WC verschwunden war und er gehört hatte, wie der Schlüssel von innen herumgedreht wurde. Viertel nach neun schon! Es war jetzt wirklich Zeit, dass er losging. Im Büro würden sich alle schon wundern, wo er blieb. Es wäre natürlich besser, wenn er eine andere Hose anhätte und richtige Schuhe, nicht diese blöden … Dings, aber das konnte er jetzt nicht ändern. Leise stahl er sich aus dem Haus.

Draußen war es kalt, und in den Vorgärten waren diese kleinen weißen Blumen mit den Glöckchen vom Schnee bedeckt. Fast wäre Karsten umgekehrt, um sich eine Jacke zu holen, aber dann hätte dieses Mädchen ihn sicher davon abgehalten, ins Büro zu gehen. Der Bürgersteig war rutschig, er musste aufpassen, wo er hintrat in seinen Pantoffeln. Wenn er auf der Straße lief, war es besser. Er bog um die Ecke und dann um noch eine. Hinter ihm hupte ein Auto und überholte ihn, der Fahrer zeigte ihm einen Vogel, als er an ihm vorbeifuhr.

Ein Kindergarten, eine Sportanlage, ein Supermarkt mit einem riesigen Parkplatz. Wie sollte er von hier aus ins Büro kommen? Es war alles so fremd. Karsten drehte sich um, aber das Haus, in dem er wohnte, war verschwunden.

„He! Sind Sie lebensmüde? Runter von der Straße!" Jetzt überholte ihn ein Radfahrer und klingelte Sturm. Die Leute waren so rücksichtslos!

Er lief weiter, bis er am Ende einer Straße eine Bushaltestelle entdeckte. Von hier aus würde er bestimmt ins Büro kommen! Karsten beugte sich zu der Plexiglasscheibe, hinter der ein Zettel mit vielen Zahlen und Buchstaben hing.

„Linie 160“, las er mühsam. Den Rest konnte er ohne Brille nicht entziffern. Zu blöd, dass er sie zu Hause hatte liegen lassen. Aber er hatte Glück. Gerade, als er sich auf einem der kalten Plastiksitze niederlassen wollte, hörte er Motorengeräusche hinter sich, und dann stand auch schon der Bus an der Haltestelle und öffnete seine Türen. Abrakadabra! Simsalabim! Karsten lachte. Eine ältere Frau stieg aus, und er stieg ein, setzte sich auf einen Platz am Fenster. Und dann fuhr der Bus ab.

Während der Fahrt sah er nach draußen, aber die Bilder wechselten so schnell, dass ihm schwindelig wurde. An der nächsten Haltestelle stiegen zwei Frauen mit Kinderwagen und Kopftüchern ein und blieben vor ihm stehen. Ein Junge mit Schulranzen ließ sich auf den Sitz neben ihm fallen, hatte so ein … Dings … in der Hand, auf dem er herumtippte, und Stöpsel in den Ohren. Karsten erinnerte sich, dass er so was auch mal besessen hatte. Ein … ein … es machte Musik, genau! Wahrscheinlich hatten es die Pfleger gestohlen.

„Was hörst du denn?“, fragte er. Die Antwort klang wie „Buschitu“, und er sagte: *„All you need is love* ist gut. Von den Beatles.“ Der Junge starrte auf Karstens Pantoffeln und suchte sich einen anderen Platz.

Plötzlich wusste er nicht mehr, warum er in dem Bus saß, wie er überhaupt hineingekommen war. Eben war er noch … wo? … gewesen, und jetzt … alles falsch, alles durcheinander.

„Ich …“, sagte er, aber niemand hörte ihm zu. Die Frauen mit den Kopftüchern unterhielten sich in einer Sprache, die er nicht verstand, ein Kind quengelte, die Bremsen des Busses quietschten, eine fremde Stimme sagte: „Nächste Haltestelle …" Der Rest ging unter, als sich Leute in Mänteln und Jacken an ihm vorbeidrängelten, die Türen aufsprangen. Es war alles so verwirrend. Zu viele Geräusche, zu viele Eindrücke. Nichts ergab einen Sinn, es ließ sich nicht festhalten, nicht begreifen. Seine Hände wischten über seine Oberschenkel, wieder und wieder, seine Lippen murmelten: „Es ist weg, es ist weg, es ist weg …", und sein Herz klopfte bis zum Hals. Ewas in seinem Kopf hatte sich quergestellt.

Der Bus fuhr erneut an, drängelte sich durch den Autoverkehr, bremste ab, fuhr neu an. Da waren Bäume am Straßenrand, Geschäfte, Pfützen und Schneereste auf dem Asphalt, eine Parkuhr, ein Zebrastreifen, Reklametafeln, eine Frau in einem gelben Regenmantel, ein bellender Hund, ein … Dings … die roten Lichter einer Ampel, jemand, der einen Mülleimer durchsuchte, ein Mann mit Regenschirm, ein Mann, der telefonierte. Sirenen, die plötzlich so laut waren, dass Karsten sich die Ohren zuhalten musste, und dann wieder leiser wurden. Zu laut, zu schnell, zu viel. Die Stimme sagte erneut: „Nächste Haltestelle …", und Karsten stürzte nach draußen, als die Türen den Weg freigaben.

Entlang der Hauptstraße wanderte er über den Bürgersteig und fror, zog die Strickjacke eng um seinen Oberkörper. Kalte Füße hatte er auch, betrachtete die Schaufenster von Drogerien und Blumengeschäften, versuchte die Schilder der abzweigenden Straßen zu lesen. Keine Namen, die ihm bekannt vorkamen. Im nächsten Laden ließen sich Leute die Haare schneiden; Karsten drückte sich die Nase an der Glasscheibe platt. Jemand schob sich an ihm vorbei, trug einen Pappbecher, aus dem Kaffeeduft in seine Nase stieg.

„Ich möchte auch Kaffee", sagte er.

„Verzieh dich, du Spast."

Ein schmutziger Schneehaufen an einer Straßenecke. Ein Hund hob sein Bein und hinterließ gelbe Flecken, wurde von einer Leine weitergezerrt.

„Mojo?“, rief Karsten ihm hinterher. Und dann war auf einmal ein anderer Name in seinem Kopf. „Buddy?“ Aber es machte ihn traurig, diesen Namen zu denken.

Er drehte sich im Kreis. Die vielen Menschen beunruhigten ihn, die hohen Häuser engten ihn ein. Alles falsch, alles durcheinander. So viele Autos. Wieso war er hier? Und so kalt. Er stampfte mit den Füßen auf und verlor einen Pantoffel, lief humpelnd weiter. Jetzt war sein linker Fuß ganz nass. Und so kalt, dass er die Zehen kaum noch spürte.

„Es ist weg, es ist weg“, murmelte er verzweifelt. „Es ist weg.“ Seine Hände berührten eisige Laternenpfähle, klamme Hausfassaden, das kühle Blech geparkter Autos, suchten und suchten. Sein Atem blieb als Nebel in der Luft hängen. Das glatte Glas von Fensterscheiben, der raue Putz eines Hauseingangs. Glockengeläut, gegen das er anschreien musste, um sich selber zu hören: „Es ist weg, es ist weg, es ist …“

Und dann rief ein Stimme: „Karsten!“, jemand rannte auf ihn zu, und dann stand da plötzlich Peter vor ihm, tauchte auf wie aus dem Nichts – Abrakadabra! Simsalabim! –, umarmte ihn, hielt ihn ganz fest und begann zu schluchzen.

„Peter“, sagte er erleichtert in die Arme, die ihn umschlangen. „Ich … ich habe mich verlaufen.“ Und dann kam noch jemand angerannt … ein Freund von Peter, den er auch kannte, sein Name war … Björn? … Nein … Holger? … Nein … der andere lachte aufatmend, und als er lachte, fiel Karsten auch wieder sein Name ein. Jörg.

Später saß er in eine Decke gehüllt im Wohnzimmer auf dem Sofa, eine dampfende Kaffeetasse vor sich, und freute sich, dass die dicken Socken die Kälte aus seinen Füßen vertrieben. In der Küche hörte er Jörgs und Peters Stimmen und die von dem blonden Mädchen mit dem Ei. Die von Peter und Jörg klangen wütend und die von dem Mädchen weinerlich.

„So habe ich mir das mit der Unterstützung nicht vorgestellt!", sagte Peter.

„Ich war nur fünf Minuten auf dem Klo! Was sollte ich denn machen? Ich kann ihn doch nicht festbinden!"

„Sie hätten die Haustür abschließen können." Das war Jörg.

„Er ist hier nicht mehr gut aufgehoben, Herr Tresnow. Er gehört in ein Heim, wo man sich rund um die Uhr um ihn kümmern kann. Wo so etwas nicht passiert."

„Ich kenne die Situation in den Heimen." Peters Stimme klang bitter. „Abschieben und ruhigstellen. Das ist keine Betreuung, das ist Verwahrung."

Karsten wischte bekümmert mit den Händen über die Oberschenkel.

„Gehen Sie nach Hause, Meike. Ich suche mir einen anderen Pflegedienst. Sagen Sie Ihrer Chefin, dass ich den Vertrag kündige. Fristlos. Und wenn sie mir mit Kündigungsfristen kommt, dann unterhalte ich mich gerne mit ihr über die Verletzung von Aufsichtspflichten."

„Aber …"

Karsten hörte Schritte und das Klappen der Haustür und war ein bisschen traurig, weil er das Mädchen eigentlich gemocht hatte.

„Das ist doch alles Mist", hörte er Peter sagen.

„Was?", fragte Jörg.

„Jetzt ist er endlich in eine Pflegestufe aufgenommen worden, und trotzdem funktioniert es nicht. Erst schicken die Pflegedienste nur Frauen. Dann habe ich endlich einen gefunden, der wenigstens zwei Pfleger hat, und jetzt so ein Scheiß! Ich hab keine ruhige Minute mehr. Was soll ich bloß machen? Ich kann doch nicht meinen Job an den Nagel hängen!"

Karsten wäre am liebsten in die Küche gegangen und hätte Peter in den Arm genommen. Aber da er nicht wusste, um wen es ging oder worüber sie sprachen, war es wohl besser, wenn er einfach sitzen blieb.

„Noch mehr Entgegenkommen kannst du von der Stationsleitung nicht erwarten.“ Das war Jörg. „Ich war schon überrascht, dass sie sich darauf eingelassen haben, dass du nur Frühdienst machst.“

„Und wenn ich wieder krankfeiere?“

„Dann feuern sie dich irgendwann.“

„Ist mir auch schon egal.“

„Eben hast du noch gesagt …“

„Ach, verdammt, Jörg! Ich weiß nicht mehr, was ich denken oder sagen soll! Es ist einfach zu viel!“

Karsten hörte wieder ein Seufzen. Er wünschte sich wirklich, dass die Leute in seiner Umgebung nicht mehr so viel seufzten. Es machte ihn traurig.

„Ich hab keine Lösung parat“, sagte Jörg. „Aber du kannst ihn nicht in ein Heim geben! Er ist dein Mann! Willst du ihm das wirklich antun?“

Am nächsten Tag ging es Karsten besser, obwohl ihm ständig die Nase lief. Die Welt war nicht mehr so durcheinander wie am Tag zuvor. Am Nachmittag fuhr ein zitronengelbes Auto vor, und Rita und Sandra besuchten ihn. Rita sah sich mit ihm einen Tierfilm über Wale im Fernsehen an und reichte ihm laufend Taschentücher, während Roman und Sandra in der Küche saßen.

„… es fühlt sich wie ein Verrat an, wenn ich ihn weggebe“, hörte er Romans Stimme. „In guten wie in schlechten Zeiten, habe ich damals gesagt.“

„Das sagt man nur in der Kirche, wenn ich mich recht erinnere. Nicht auf dem Standesamt“, antwortete Sandra.

„Aber ich habe es so gemeint.“

„Reden die beiden über mich?“, fragte Karsten Rita.

„Ich glaube schon. Erinnerst du dich an gestern?“

„Gestern?“ Karsten dachte einen Augenblick nach, dann schüttelte er den Kopf. „Ich hatte kalte Füße“, erwiderte er schließlich.

❧ ❧ ❧

Roman hat Karsten Sophies Obhut überlassen, sicherheitshalber. Wenn er aufwachen sollte und sich nicht auskennt, ist es besser, wenn jemand bei ihm ist, der beruhigend auf ihn einreden kann.

Ein Wagen mit Duisburger Kennzeichen steht vor dem Haus, und als Roman zurückgeht zur Party, wird er schon im Eingang von Hubert abgefangen.

„Wenn ich eins und eins zusammenzähle, hast du nicht mehr alle Tassen im Schrank“, sagt Hubert mit schwerer Zunge und leert ein Glas Bier in einem Zug. Auf seinem Hawaiihemd befindet sich ein Ketchupfleck, an dem er geistesabwesend reibt. „Oder du bist Masochist. Ich tippe auf Letzteres. Nicht mal Mutter Teresa wäre so selbstlos.“

„Ich versuche einfach nur, das Richtige zu tun“, sagt Roman. „Und du bist betrunken.“

„Und wenn schon. Die ganze Veranstaltung hier deprimiert mich.“

Roman ist nicht in Stimmung, auf Hubert einzugehen. Er will es nur hinter sich bringen. „Wo ist er?“

„Da drin.“ Hubert deutet auf die Küche. Als sich Roman an ihm vorbeischieben will, hält er ihn am Ärmel fest. „Tu dir das nicht an“, sagt er eindringlich. „Das wird dir nur wehtun.“

Roman ist beinahe gerührt, dass ausgerechnet Hubert um sein Seelenheil besorgt ist, aber das ändert nichts an seinem Entschluss. Er atmet einmal tief durch, und dann geht er in die Küche, wo er nur Sandra und den Neuankömmling vorfindet, die höfliche Konversation betreiben. Alle anderen haben nach und nach den Raum verlassen, haben gespürt, dass sich etwas Ungewöhnliches anbahnt, ein privates Drama, dessen Ausgang ungewiss ist und bei dem man trotz aller Neugier nicht sicher sein kann, ob man es miterleben möchte.

Auch Sandra murmelt: „Ich lass euch dann mal alleine. Ihr wollt … ihr habt sicherlich einiges zu bereden." Die Küchentür fällt hinter ihr zu, und für einen Moment herrscht Stille im Raum.

„Hallo", sagt der Mann schließlich und streckt seine Hand aus. „Du musst Roman sein."

„Und du bist Peter."

„Ja."

Roman hat sich seinen Vorgänger irgendwie anders vorgestellt. Beeindruckender, imponierender. Jemand, mit dem er sich nicht messen, mit dem er nicht konkurrieren kann. Stattdessen sieht er nur einen Mann in Karstens Alter vor sich, mit kurzen, angegrauten Haaren, einer Nerd-Brille, Jeans und einem gestreiften Hemd, das Schweißflecken unter den Achseln erkennen lässt. Er ist weder groß noch klein, weder dick noch dünn; beliebig, austauschbar, jemand, der keinen bleibenden Eindruck hinterlässt. Roman hat keine Ahnung, was Karsten jemals an ihm gefunden hat. Vielleicht hat er als Student interessanter ausgesehen? Einzig die Augen sind bemerkenswert: dunkel und stechend unter buschigen Brauen mustern sie Roman genauso verunsichert, wie er Karstens Ex-Freund betrachtet.

„Und … wo ist Karsten?" Peters Blick geht zur Tür, als vermutete er, dass Karsten sich irgendwo versteckt und Roman vorgeschickt habe, um die Situation einzuschätzen.

„Er schläft."

„Er schläft?" Peter wirft einen Blick auf seine Armbanduhr, und Roman wird schlagartig klar, dass Karsten diese Angewohnheit von Peter übernommen hat, dass sie ursprünglich gar nicht zu ihm gehörte. „Aber es ist erst halb elf!"

„Die Demenz hat seinen Biorhythmus verändert. Er steht spät auf und geht früh schlafen. Meist steht er nachts dann noch mal auf und geistert durchs Haus."

Peter zuckt zusammen, als er das Wort Demenz hört, und sieht Roman erstaunt an, als dieser die Arme hebt, um seinen Worten Nachdruck zu verleihen. „Ich kann mir gar nicht vorstellen, dass Karsten …", murmelt er. „Das heißt, ich kann ihn nicht sehen?" Er wirkt fast erleichtert.

„Doch. Natürlich. Deshalb habe ich dich ja eingeladen. Ich werde ihn wecken."

„Ich … ich hab mal irgendwo gelesen, dass Demenzkranke besonders durcheinander sind, wenn sie aus dem Schlaf gerissen werden. Vielleicht sollten wir …" Peter scheint eine Vorliebe für Andeutungen zu haben, Halbsätze, die sich im Nichts verlieren und den Gesprächspartner zwingen, sie für sich selber zu vollenden.

„Das spielt keine Rolle." Roman ist erschrocken, wie gefühllos und kalt sich seine Stimme anhört. „Nicht mehr jedenfalls. Karsten ist fast immer durcheinander. Ich kann auch nicht garantieren, dass er dich erkennt."

Peter sieht zu Boden, und die beiden schweigen erneut. Aus dem Wohnzimmer schallen Jörgs dröhnendes Gelächter und der Klang einer dumpfen Bassgitarre herüber. Roman wünscht sich zu den anderen, sogar Angelikas Gesellschaft wäre ihm jetzt lieber als die von Karstens ehemaligem Freund.

„Warum hast du mich …?"

„Schön, dass du …"

Sie sprechen gleichzeitig, und Roman schiebt schnell hinterher: „Du zuerst. Bitte."

„Warum hast du mich eingeladen? Karsten und ich … wir haben uns vor fast dreißig Jahren getrennt. Wir hatten seit Ewigkeiten keinen Kontakt mehr. Ich wusste nicht mal, wo er jetzt wohnt und dass er einen Freund hat. Geschweige denn, dass er an Alzheimer …"

„Damit er sich verabschieden kann."

„Ähm ... was?" Peter ist blass geworden. „Wird er denn ...? Ich meine ..."

„Sterben?" Roman zuckt mit den Schultern. „Nein, jedenfalls nicht in nächster Zeit. Karsten ist körperlich in ziemlich guter Verfassung, aber irgendwann hat Alzheimer natürlich auch physische Auswirkungen. Er wird vergessen, wie man läuft, und dann auf den Rollstuhl angewiesen sein. Er hat jetzt schon ein vermindertes Durstempfinden. Irgendwann wird er auch verlernt haben, wie man schluckt, und dann kann es zum Beispiel zu Lungenentzündungen kommen. Alzheimer-Patienten haben nach der Diagnose eine durchschnittliche Lebenserwartung von acht bis zehn Jahren." Es registriert überrascht, dass es ihm beinahe Vergnügen bereitet, diesen Peter aus der Fassung zu bringen. Nein, Vergnügen ist ein zu hartes Wort. Es ist eher eine Art Genugtuung. „Verdammt", murmelt er und wendet sich ab. „Ich bin eifersüchtig!"

„Was?"

„Nichts. Schon gut." Er muss sich erst einen Moment sammeln, greift geistesabwesend nach einem schmutzigen Glas auf der Spüle und dreht es in der Hand. „Die Wahrheit ist", sagt er endlich, „dass Karsten oft von dir spricht. Er verwechselt mich mit dir, redet mich mit deinem Namen an und ... ich dachte, vielleicht ist es gut für ihn, dich noch einmal zu sehen, bevor er völlig vergisst, dass du und ich nicht ein und dieselbe Person sind."

Es war einfach gewesen, Peter zu lokalisieren und mit ihm Kontakt aufzunehmen. Roman wusste von früheren Bemerkungen Karstens, dass sein erster Freund nach dem gemeinsamen Studium in Bamberg eine wissenschaftliche Karriere verfolgt hat, nicht wie Karsten in die freie Wirtschaft gegangen ist, und irgendwo im Ruhrgebiet als Dozent für Betriebswirtschaft an einer Uni arbeitete. Mit diesen Informationen genügten ein paar Mausklicks, bis er Peters Telefonnummer in den Händen hielt. Sehr viel schwieriger war es gewesen, das Telefonat zu führen, die Situation zu erklären und die Einladung auszusprechen. Was zählte ein Krankenpfleger gegen einen Dozenten? Was zählte er gegen die erste große Liebe? Drei Anläufe hatte er gebraucht, dreimal hatte er Peters Nummer gewählt und wieder aufgelegt, bevor er den Mut fand, diesen Fremden in sein Leben zu lassen.

„Er verwechselt uns? Das … das ist schrecklich“, sagt Peter. „Ich meine … tut mir leid.“

„Na ja.“ Roman tut seine Anteilnahme mit einem Schulterzucken ab. „Ich hab mich daran gewöhnt.“ Dabei hasst er es, mit „Peter“ angesprochen zu werden. Es fühlt sich an, als hätten die Jahre, die er mit Karsten verbracht hat, nichts zu bedeuten, als wären sie verlorene Zeit gewesen. Als hätte es nie ein Karsten und Roman gegeben. „Aber kann ich dir auch eine Frage stellen?“

„Sicher.“ Peter zuckt mit den Schultern.

„Warum bist du hier?“

„Ich verstehe nicht … weil du mich eingeladen hast, natürlich.“

Roman macht eine unwirsche Handbewegung. Er will sich nicht abspeisen lassen. „Du hättest auch ablehnen können. Warum bist du gekommen?“

„Weil … weil … aus einer Vielzahl von Gründen, nehme ich an. Neugier? Mitleid? Sentimentalität? Weil du mich darum gebeten hast.“

„Als ihr euch getrennt habt damals … hat es Streit gegeben?“

„Wenn Karsten dir nichts erzählt hat …“ Peter zögert. „Ich weiß nicht, ob dich das etwas angeht.“

Roman zeigt ihm verärgert den Ring an seinem Finger. „Ich bin sein Mann. Alles, was ihn betrifft, geht mich etwas an. Seit ein paar Monaten bin ich sogar sein amtlicher Betreuer.“

„Du meinst, so eine Art Vormund?“
„Das heißt heute nicht mehr so.“
„Aber er ist nicht mehr geschäftsfähig?“
„Nein.“
„Wie furchtbar … aber …“ Peter sucht nach Worten. „Da war kein Drama, wenn du das meinst. Wir hatten uns nur nichts mehr zu sagen. Wir waren noch so jung, wir hatten uns einfach auseinandergelebt. Und dann bekam er direkt nach dem Studium diesen Job in … Berlin?“ Roman nickt bestätigend. „Und ich bin noch eine Weile in Bamberg geblieben. Da wäre es sinnlos gewesen, die Beziehung aufrechtzuerhalten.“

Roman kaut auf seiner Unterlippe. Es ist eine unbefriedigende Antwort. Sie bietet keine Erklärung, wieso Karsten noch immer so an Peter hängt, dass er und Roman für ihn zu einer Person verschmelzen. Aber Roman hat den Zeitpunkt verpasst. Er wird auf diese Frage nie eine Antwort erhalten, schon gar nicht von Karsten. Sie ist verloren gegangen, liegt begraben unter dem Schutt unzähliger abgestorbener Gehirnzellen.

„Kann ich ihn jetzt sehen?“, fragt Peter. Wieder ein nervöser Blick auf die Armbanduhr, diese Geste, die Roman so sehr an Karsten erinnert und doch eigentlich nur geliehen ist.

In diesem Moment würde Roman am liebsten Nein sagen, würde Peter gerne aus dem Haus werfen und seines Weges schicken, aber natürlich geht er mit ihm zu Sophie. Karsten liegt noch immer auf der Couch und schnarcht leise, und auch Sophie ist im Sessel eingenickt, wird aber sofort wach, als sie den Schlüssel in der Tür und ihre Schritte hört.

„Soll ich gehen?“, fragt sie.

„Nein“, sagt Roman, aber um ihnen Privatsphäre zu geben, verschwindet sie im hinteren Bereich des Hauses und nimmt Mojo mit.

Roman schüttelt seinen Freund sanft an der Schulter. „Karsten, wach auf. Du hast Besuch."

Schlaftrunken nuschelt Karsten etwas Unverständliches, bevor er sich aufsetzt und die Augen reibt. „Besuch?"

„Schau mal, wer hier ist!" Roman knipst das Licht neben dem Sofa an und deutet auf Peter, der neben ihm steht und dem anzumerken ist, dass er sich nicht wohlfühlt in seiner Haut.

„Hallo, Karsten", sagt er und streckt ihm die Hand entgegen. „Erkennst du mich?"

Karsten begutachtet Peter, schaut ihn von oben bis unten an. Für einen Moment glaubt Roman einen Funken der Erkenntnis in seinen Augen zu sehen, aber gleich darauf weiß er, dass er sich getäuscht hat, denn Karsten schüttelt eingeschüchtert den Kopf.

„Ich bin's, Peter!"

Karstens Blick wandert von Peter zu Roman und wieder zurück, seine Hände beginnen, nutzlos über seine Oberschenkel zu fahren.

„Es ist weg", murmelt er. „Es ist …" Man kann sehen, dass ihn Peters Besuch aufregt. Er bekommt hektische rote Flecke im Gesicht, sein Blick springt hin und her, irrt durch das halbdunkle Wohnzimmer. „Es ist weg, es ist weg. Alles falsch, alles durcheinander." Er zupft an den Laken auf dem Sofa und brabbelt unglücklich: „Nicht mein Bett."

„Du hättest mich nicht herbringen sollen", flüstert Peter Roman zu. „Ich sollte gehen."

Roman muss sich eingestehen, dass sein Coup fehlgeschlagen ist. Er kann Karsten nicht zwingen, zwischen ihm und Peter zu unterscheiden. Es ist zu spät, Anerkennung einzufordern. Er muss lernen, mit dem zufrieden zu sein, was Karsten ihm geben kann. Noch sieht er in ihm seinen Freund, seinen Mann. Den Mann, mit dem er sich ein Leben aufgebaut hat. Was spielt es da für eine Rolle, mit welchem Namen er ihn anspricht?

„Es tut mir leid“, sagt er leise und setzt sich zu Karsten auf die Couch. „Ich wollte dich nicht beunruhigen.“ Er nimmt Karstens Hand und hält sie fest. „War eine blöde Idee.“

„Wo ist Mojo?“, fragt Karsten. „Wo ist die Frau?“

„Ich hole sie. Dann kannst du weiterschlafen, okay?“

Karsten seufzt und lässt sich auf das Kopfkissen zurückfallen, dreht ihnen den Rücken zu. „Schick den da weg“, sagt er. „Du kannst bleiben, wenn du willst.“

Aber Roman läuft Peter hinterher, der schon den Türgriff in der Hand hat. „Warte“, sagt er. „Bevor du gehst … du kannst noch etwas für Karsten tun.“

Beginn Video / Peter

Romans Stimme aus dem Off: „Du kannst jederzeit anfangen. Kamera und Ton sind eingeschaltet. (Partygeräusche im Hintergrund) Nein, warte ... (eine Tür schließt sich, und die undeutlichen Stimmen und die Musik verstummen) so, jetzt ist es besser."

Peter: „Okay, gut. (sieht nervös auf seine Armbanduhr und dann direkt in die Kamera) Roman sagt, es ist ein Experiment, Karsten. Damit du dich an das erinnerst, was früher war. Also ... ähm ... mein Name ist Peter und ... (zu Roman) das hat ein bisschen was von einem Vorstellungsgespräch, auf das ich nicht vorbereitet bin."

Romans Stimme: „Mach dir keinen Kopf. Erzähl einfach, was dir in den Sinn kommt."

Peter: „Du scheinst ein gutes Leben zu haben, Karsten. Viele Freunde, ein schönes Haus, einen netten Freund. Ich freue mich für dich, und ... Ehrlich ... ich lebe im Moment in keiner Beziehung ... ist schwierig, jemanden zu finden, wenn man über fünfzig ist und dann auch noch viel arbeitet ... ja ... bis vor zwei Jahren war ich befreundet, aber dann, na ja, wie das so ist ..."

Romans Stimme: „Erzähl von eurer gemeinsamen Zeit, Peter."

Peter: „Ah ja, natürlich, entschuldige ... (in die Kamera) wir waren drei Jahre befreundet, Mitte der achtziger Jahre, Karsten, als wir zusammen in Bamberg studiert haben. O Mann, ein halbes Leben ist das her, (lächelt) aber ich kann mich noch gut daran erinnern, wie ... Wir waren beide ... ich weiß nicht ... Mitte zwanzig? ... Ja, wahrscheinlich ... und wir haben uns auf der Party einer Kommilitonin kennengelernt. Astrid hieß die, glaube ich. Erinnerst du dich an Astrid? Grüngefärbte Haare, Lederjacke und immer einen Kaugummi kauend? Hat natürlich Politikwissenschaften und Psychologie studiert, wenn ich mich recht entsinne, und war in irgendeiner Spontigruppe aktiv. Ich weiß gar nicht mehr, woher wir die kannten ... War jedenfalls so eine ähnliche Party wie die heute hier. Du warst mir allerdings schon vorher in einer Vorlesung aufgefallen, da hast du zwei Reihen schräg vor mir gesessen, und ich hab dich die ganze Zeit angestarrt. Du hattest einen Vollbart und schulterlange Haare ..."

Romans Stimme (überrascht): „Karsten hatte einen Vollbart?"

Peter: „Ja. Wusstest du das nicht?"

Romans Stimme: „Nein. Hat er nie was drüber gesagt."

Peter: „Ich glaube, er hat ihn auch nicht lange gehabt. Vielleicht drei Monate?"

Romans Stimme: „Hätte ich zu gerne gesehen."

Peter: „Zu Hause hab ich Fotos, ich kann sie dir gerne mal einscannen und ... Hat er denn keine Fotos aus der Zeit?"

Romans Stimme: „Nicht, dass ich wüsste. Aber erzähl weiter."

Peter: „Ja, okay ... jedenfalls, als ich dich dann auf dieser Party wiedergesehen habe, hab ich mich an dich rangeschmissen, Karsten, aber du hast mich erst abblitzen lassen, mit so 'ner blöden Bemerkung, dass ich nicht in dein Beuteraster passen würde, du würdest eher auf kleinere Männer stehen ... und von abstehenden Ohren hast du irgendwas gefaselt. Da war ich ziemlich bedient. Aber ich muss zu deiner Ehrenrettung sagen, dass du auch schon ein wenig angetrunken warst. Trotzdem ... ich hab nicht aufgegeben, und am Ende der Party hast du mich doch mit zu dir in deine Studentenbude genommen. Mann, war das ein Loch! Erinnerst du dich? Ein einziges Zimmer, dessen Fenster auf die Brandschutzmauer des Nachbarhauses hinausging. Da war immer Dämmerlicht, selbst am helllichten Tag. Und die Wände waren feucht ... ja ... aber es war trotzdem schön. Wir hatten ja damals keine großen Ansprüche; über dem Bett hattest du dieses Abbey-Road-Poster von den Beatles, du weißt schon, wo sie über diesen Zebrastreifen ... Du hast mir erzählt, dass es diese Legende gibt, dass Paul McCartney eigentlich tot ist, und die Tatsache, dass er der Einzige der vier ist, der barfuß über den Zebrastreifen läuft, sei ein versteckter Hinweis an die Fans ... (zu Roman) ... hat er das heute immer noch, diese Vorliebe für Musik aus den Sechzigern?"

Romans Stimme: „Allerdings."

Peter: „Wundert mich eigentlich nicht. Wir fanden damals alle die Neue Deutsche Welle gut und diese New-Romantic-Sachen wie Visage, Culture Club und Spandau Ballet, aber Karsten, der hat Motown, die Stones und die Beach Boys gehört ... Mann, je länger ich davon erzähle, desto mehr Sachen fallen mir ein ... (in die Kamera) ... erinnerst du dich an die Pfannkuchen? Oder wie wir uns nicht getraut haben, in der Apotheke Pariser zu kaufen? (lacht)"

Romans Stimme: „Was?"

Peter: „Na ja ... das mit den Pfannkuchen war, als wir dann doch plötzlich ein Paar waren und eine gemeinsame Wohnung bezogen hatten in dieser Seitenstraße im zweiten Stock in so einem Neubau. Ziemlich klein, fünfzig Quadratmeter, aber auf jeden Fall besser als unsere vorherigen Zimmer. Du hast immer damit geprahlt, dass du kochen kannst ... okay, konntest du auch, muss ich zugeben, aber an diesem Tag (lacht) ... also, es war Monatsende, wir hatten beide kein Geld mehr und kaum noch was da außer Mehl, Eier, Zucker und einem Glas Sauerkirschen. Das Einzige, wozu das reichte, waren Pfannkuchen. Und die hast du dann gemacht. Aber leider hast du Zucker und Salz verwechselt, und das Zeug war völlig ungenießbar. Ich hab mich schlapp gelacht. Wir haben es dann hinterher an die Tauben verfüttern wollen, aber nicht mal die wollten es fressen."

Romans Stimme: „Und das mit den Parisern?"

Peter: „Ach so, ja ... das war, als Aids aufkam. Wir hatten beide diese Berichte in den Zeitungen und im *Spiegel* gelesen und waren ziemlich beunruhigt. Ich meine, Bamberg war ja nicht gerade eine Schwulenhochburg, aber trotzdem ... wir hatten irgendwie nie darüber geredet, ob wir eine monogame oder eine offene Beziehung haben wollten, und irgendwann hab ich dann den Vorschlag gemacht, dass wir uns vielleicht sicherheitshalber Kondome zulegen sollten. Aber die gab es damals nur in Apotheken ... ich meine, wir waren ja auch noch ziemlich naiv, vielleicht konnte man die auch in Drogerien kaufen, aber auf die Idee sind wir gar nicht gekommen ... jedenfalls sind wir dann zu dieser Apotheke gegangen, und da waren drei oder vier Rentner drin, die alles Mögliche gegen Prostatabeschwerden, Rheuma und was weiß ich nicht gekauft haben. Und als wir dran waren, hast du mit hochrotem Kopf der Apothekerin zugeflüstert, dass wir Kondome bräuchten. Und sie hat dich nicht verstanden, und als du das dann lauter wiederholt hast, war schlagartig Schweigen in der Apotheke. Ich sehe noch die Blicke. Alle haben uns angeglotzt, als wären wir, keine Ahnung, Marsmenschen oder so, und wir wären am liebsten im Erdboden ... Du bist als Erster aus dem Laden gestürmt, und ich bin dir hinterhergerannt, und erst als wir außer Sichtweite waren, sind wir stehengeblieben. Das war so peinlich, aber wir konnten vor Lachen kaum noch atmen ... ja ... und wir haben dann keinen Versuch mehr gemacht, Kondome zu kaufen. Stattdessen haben wir beschlossen, monogam zu sein ... ich meine, für mich war das auch kein Problem, ich wäre gar nicht auf die Idee gekommen, mit jemand anderem ..."

Romans Stimme: „Und Karsten?"

Peter: „Na ja, letztendlich weiß ich das nicht so genau, aber ich glaube schon, dass er mir treu war. Denke ich zumindest. Ich hatte zumindest nie einen Anlass zu zweifeln. Wir waren beide ein bisschen brav, glaube ich."

Romans Stimme: „Und ... wie ist es auseinandergegangen?"

Peter: „Das hab ich doch vorhin schon ..."

Romans Stimme: „Für Karsten."

Peter: „Am Ende des Studiums ... du wolltest nach Berlin, Karsten, und ich hatte in Bamberg was in Aussicht, wollte meinen Doktor machen ... das war so 'ne Kopfentscheidung. Wir wussten beide, dass es keinen Sinn macht, eine Fernbeziehung zu führen, und nach den drei Jahren war auch irgendwie die Luft raus ... wahrscheinlich waren wir beide bereit für was Neues. Wir haben dann später ab und an telefoniert und haben aber gemerkt, dass wir uns gar nichts mehr zu sagen hatten. War irgendwie komisch, aber so ist das eben manchmal. Erst verbringst du drei Jahre jeden Tag und jede Nacht mit einem Menschen, und dann ist das plötzlich ausgereizt. Aber zumindest haben wir uns nicht im Streit getrennt. (räuspert sich) Karsten, das wollte ich dir noch sagen: Ich denke immer gerne an diese Zeit zurück. Du ... du warst meine erste große Liebe und ... ja ... das war schön. Im Nachhinein war es schade, dass wir uns aus den Augen verloren haben, aber ... ich bin froh, dass du hier mit Roman ... ähm ... dein Glück gefunden ... O je, das hört sich total schmalzig an."

Romans Stimme: „Nein, ganz und gar nicht. Das ist nett. Es wird ihn freuen, bestimmt."

Peter: „Na ja, gut. Wie du meinst."

Romans Stimme: „Willst du sonst noch irgendwas sagen?"

Peter: „Ähm ... nein, ich glaube (sieht auf seine Armbanduhr) ... ich sollte wohl jetzt besser ... ist auch schon spät. Ich muss ja auch zurück nach ..."

Romans Stimme: „Okay. Danke."

Ende Video / Peter

„Du hast erst einen halben Liter Flüssigkeit intus!“, sagt Roman. „Das ist viel zu wenig. Trink jetzt dein Glas aus!“

Aber Karsten ist störrisch an diesem Tag, und auf einen gereizten Tonfall reagiert er mit Totalverweigerung. Er presst die Lippen aufeinander und starrt durch Roman hindurch, als wäre er nicht da.

„Bitte“, sagt Roman genervt. „Mach schon!“

Aber auch Bitten und Betteln ist vergeblich. Karsten denkt nicht dran, und Roman kann nur mühsam ein Zucken in seiner Hand unterdrücken. Je weniger Karsten kooperiert, desto stärker werden Romans Gewaltfantasien. Er stellt sich vor, ihm eine Ohrfeige zu verpassen, auf ihn einzuprügeln, ihm den zusammengepressten Mund aufzureißen, damit er sich fügt. Er will ihn schlagen und seine Widerspenstigkeit brechen, damit er endlich tut, was man ihm sagt. Er, Roman, macht das doch nicht zum Spaß! Karsten muss trinken, damit er nicht verdurstet; er muss essen, damit er nicht verhungert; er muss gehorchen, damit Roman ausatmen kann.

„Ich weiß nicht, was ich noch machen soll“, murmelt er. „Ich kann das nicht mehr.“

„Es ist weg, es ist …“

„Halt den Mund, Karsten!“, fährt er ihn an. „Das kann ich auch nicht mehr ertragen.“

Roman schiebt seine Hände unter die Oberschenkel, damit das Zittern seiner Finger aufhört, und blickt sich im Wohnzimmer um. Es sieht schrecklich aus; Chaos regiert dort, wo früher Ordnung geherrscht hat: Die Pflanzen sind vertrocknet, die Regale verstauben, vor dem Fernseher liegt seit Tagen ein Karton, der noch eine Ecke Champignonpizza enthält, daneben stehen schmutzige Gläser und Kaffeebecher. Der Beistelltisch hat klebrige Ringe, eine Packung Studentenfutter ist umgekippt, Nüsse und Rosinen haben sich über den Boden verteilt, stecken in den Ritzen des Sofas. Staub gesaugt hat Roman seit Wochen nicht mehr. Wenn er mit Schuhen durchs Wohnzimmer läuft, knirscht es unter den Sohlen. In den Ecken der Wohnung tummeln sich dichte Wollmäuse, überall liegt Dreckwäsche herum, seine eigene, aber vor allem die von Karsten: Unterhosen mit Pissflecken, schmutzige Strümpfe, vollgekleckerte T-Shirts und Handtücher, Jogginghosen mit Schmierflecken, weil Karsten seine Hände daran abwischt. Die Fensterscheiben sind dreckig, die Rahmen haben einen dunklen, fettigen Film. In den anderen Räumen des Hauses sieht es ähnlich aus. Sogar die Krankenpflegekräfte und die Buftis, die Karsten morgens versorgen, runzeln schon die Stirn. Manchmal erbarmt sich jemand und wirft eine Maschine Wäsche an, denn Roman kommt einfach nicht nach mit dem Aufräumen und Saubermachen, es ist alles zu viel. Er geht vormittags arbeiten, und danach kümmert er sich um Karsten, am Wochenende rund um die Uhr. Da ist keine Zeit für anderes. Manchmal sitzt er auch einfach nur da und heult. Was ist nur aus ihnen geworden?

„Wie wär's mit einer Geschichte oder einem Lied?", ringt er sich ab.

Aber die alten Tricks funktionieren nicht mehr. Karsten ist damit nicht länger aus der Reserve zu locken, und außerdem hat Roman nicht mehr die Kraft, seinen Gedanken Flügel zu verleihen.

„Was soll ich bloß mit dir anfangen?“, flüstert er. „Wie soll es bloß weitergehen?“

Er lässt Karsten im Wohnzimmer sitzen, weil er seinen Anblick nicht länger erträgt, seinen stumpfsinnigen Blick, die Teilnahmslosigkeit, die Renitenz. In der Küche macht er geistesabwesend einen Lappen nass und wischt reflexartig über die eingetrockneten Flecken auf der Spüle, wirft leere Joghurtbecher und Essensreste in den überquellenden Mülleimer. Ein paar Brocken klebriger Reis fallen daneben, aber er lässt sie liegen.

Und wenn er jetzt zur Tür hinausginge? Einfach in den Wagen stiege, fortführe und alles hinter sich ließe? Es wäre eine solche Erleichterung, dass er in den ersten Stunden wahrscheinlich noch nicht einmal über die Konsequenzen nachdenken würde.

Die Luft riecht stickig und verbraucht, und Roman öffnet das Fenster. Ein Auto fährt vorbei, ein Stück die Straße hinunter ist Kindergeschrei zu hören. Anderer Leute Leben, nicht seins. Die Blätter der Kastanie rascheln, als ein leichter Wind aufkommt. Plötzlich spürt er Karstens Anwesenheit im Raum.

„Hast du deinen Saft ausgetrunken?“, fragt er müde, ohne sich umzudrehen.

Doch Karsten reagiert nicht auf seine Frage, sondern geht zielstrebig zu dem kleinen Radio neben dem Toaster und knipst es an. Nancy Sinatra singt, und Karsten stimmt in den Refrain des Liedes ein.

„*These boots are made for walking, and that's just what they'll do, one of these days these boots are gonna walk all over you.*“

Roman stürmt zum Radio, reißt den Stecker aus der Steckdose und wirft es aus dem Fenster. Es fällt auf eine der Steinplatten vor dem Haus und zerbricht.

„Du kannst mich mal!“, schreit er Karsten an. „Wenn das noch geht, dann geht auch Trinken! Wenn das noch geht, wieso kannst du dann nicht mehr klar denken?“

„Du hast es kaputtgemacht“, sagt Karsten vorwurfsvoll.

„Und wenn schon! Ich habe es satt. Hörst du? Satt!“

„Rabe …“

„Ach, scheiß auf den …“ Roman stockt. „Hast du … hast du gerade ‚Rabe‘ gesagt?“

„Mein schwarzer Rabe“, wiederholt Karsten.

„Das hast du schon ewig nicht mehr zu mir … o Mann. Ich …“ Roman lässt sich auf einen Stuhl fallen und verbirgt sein Gesicht in den Händen. „Es tut mir leid. Es ist nur … ich weiß nicht mehr weiter. Ich bin so … Was würdest du denn an meiner Stelle tun?“

Natürlich hat Karsten keine Antwort für ihn, und im Grunde war es auch nur eine rhetorische Frage.

„Warum bist du so traurig?“, erkundigt sich Karsten stattdessen und streicht über Romans Haare.

„Weil es dir scheiße geht. Darum. Weil es mir scheiße geht. Und weil ich mit der Situation einfach nicht mehr fertig werde.“

„Situation“, wiederholt Karsten und schüttelt den Kopf. „Situation.“ Dann sieht er auch aus dem Fenster und beginnt zu lächeln. „Sonne“, sagt er.

Am nächsten Tag kauft Roman ein neues Küchenradio.

Nach Mitternacht brechen die ersten Gäste auf. Antje kann nicht mehr stehen, und Max ist genauso müde wie seine Freundin, auch Jörg und Christian gehen früher als erwartet. Auf dem Holzkohlengrill liegen noch zwei Steaks und eine verschmorte Zwiebel; die Fackeln im Garten sind bis auf eine heruntergebrannt. Der Geruch von Lampenöl liegt in der Luft, und einige der Luftballons leuchten matt im flackernden Schein der Teelichter auf der Terrasse. Fledermäuse jagen in der Dunkelheit nach Insekten, ihre Schatten huschen wie kleine Kamikazeflieger um die Birke neben dem Teich. Überall stehen Gläser, volle Aschenbecher und leergegessene Pappteller. Rita und Sandra machen ebenfalls Anstalten, die Party zu verlassen.

„Wir müssen noch eine ganze Strecke fahren", sagt Sandra und gähnt. „Die Eifel liegt nicht um die Ecke."

„Warum übernachtet ihr nicht hier?", schlägt Roman vor. Er will nicht, dass der Abend sich dem Ende zuneigt.

„Euer Haus ist voll", erinnert ihn Rita. „Tom und Marvin haben das Gästebett auf dem Speicher."

„Ihr könnt in unserem Bett schlafen. Karsten pennt sowieso bei Sophie auf der Couch, und ich kann auch hier auf dem Sofa …"

„Igitt!" Rita schüttelt sich grinsend. „Männer-Schamhaare auf dem Laken. Nee, lass mal."

„Will jemand Kaffee?" Tom taucht plötzlich mit einer vollen Kaffeekanne und Bechern auf. Er hat die letzte Stunde zusammen mit Angelika in der Küche gesessen, zur allgemeinen Verwunderung. Niemand weiß, worüber sie gesprochen haben, denn er hat jeden hinausgeworfen, der es wagte, die Tür zu öffnen.

„Was 'n jetzt los?", fragt Marvin. Er sitzt noch immer vor seinem Laptop und programmiert Karstens Lieblingsmusik, auch wenn sein Onkel schon längst bei Sophie ist und nichts mehr davon mitbekommt. „Es ist die Geste, die zählt", hat er dickköpfig Hubert entgegnet, der zwischendurch gegen „den alten Kram" protestiert hat. „Ist doch egal, wenn er schläft. Das ist immer noch seine Party." Allerdings hat er die Lautstärke heruntergedreht und der nächtlichen Stunde angepasst.

„Kaffee?", wiederholt Tom und verteilt die Becher.

„Du bringst sonst nie freiwillig was rum. Und was hast du die ganze Zeit mit meiner Mutter bequatscht?"

„Geht dich nichts an, Mann."

Marvin starrt ihn an und rollt die Augen. „Wehe, du wechselst die Seiten."

„Deine Mutter und ich sind jetzt ein Herz und eine Seele."

„Was?", rufen Roman und Marvin gleichzeitig.

Tom grinst und zieht aus seiner Hosentasche eine leere Flasche Himbeergeist.

„Die war vorhin noch voll", sagt Roman.

„Und jetzt ist die Angie voll", antwortet Tom. „Und ich auch, aber nur ein bisschen."

„Die ‚Angie'?"

„Ich weiß nicht, ob ich das hören will", erklärt Rita.

Tom zuckt mit den Schultern. „Sie hat doch die ganze Zeit so allein im Wohnzimmer gesessen mit diesen Zornesfalten auf der Stirn, und da hab ich gedacht: Jetzt oder nie. Ich hab sie in die Küche geschleust, sie mit dem Zeug hier abgefüllt und ihr gesagt, dass sie sich wegen Marvin und mir nicht so haben soll. Ich hätte endgültig genug von ihrer Rumzickerei. Ich hab gesagt, dass wir verliebt wären und dass sie sowieso nichts dagegen tun kann, dass ihr Sohn mich fickt, also soll sie sich besser damit abfinden, weil wir es sowieso tun, ob mit ihrem Einverständnis oder ohne. Und dann hab ich ihr versprochen, dass ich Marvin nie wehtun werde. Und das war's." Erschüttertes Schweigen antwortet ihm. „Was ist?", fragt Tom in die Runde. „Nicht gut?"

„Ich dachte immer, du bist derjenige, der Marvin …", sagt Roman in die Stille hinein.

Rita und Hubert fangen erst ganz leise an zu kichern, werden dann immer lauter und klopfen sich schließlich vor Lachen auf die Oberschenkel, während ihnen die Tränen über die Wangen laufen.

„Du hast …?", japst Hubert. „Du bist …? Was für ein Brüller!"

„Diese Party ist der Hammer", bringt Rita heraus, als sie sich beruhigt hat, und Roman und Marvin laufen in die Küche, um nach dem Rechten zu sehen.

Angelika sitzt am Küchentisch und hält sich an einer Kaffeetasse fest, aber es ist nicht zu übersehen, dass sie betrunken ist. Vor ihr stehen zwei leere Schnapsgläser, und sie stiert ihren Sohn mit glasigem Blick an.

„Tom … Tom und ich … wir haben geredet", sagt sie mit schwerer Zunge. „Und dann … hat er mir sein neues Tat… seine Tätowierung gezeigt."

„‚Love or Hate?'", fragt Roman. Was würde er nicht dafür geben, wenn jetzt Karsten diese Szene sehen könnte.

„Genau. Das. Es ist so … riesig!"

„Mama …", sagt Marvin mit großen Augen. Ganz offensichtlich ist ihm diese Seite seiner Mutter völlig unbekannt. „Du bist so peinlich!" Er dreht sich auf dem Absatz herum und flieht aus der Küche.

„Mehr Kaffee?", fragt Roman.

„Bitte", sagt Angelika schwach und fügt dann hinzu: „Ich glaube, mir ist schlecht."

„Das wundert mich nicht. Lieber einen Espresso?"

„Ja."

Sie lauschen dem Fauchen und Zischen der Espressomaschine.

„Gut gemacht", sagt Roman. „Das mit Tom, meine ich."

„Ich … ich war es leid, immer nur dagegen zu sein. Das ist so … anstrengend auf die Dauer."

„Kann ich mir vorstellen." Roman fragt sich, was noch kommen wird. Kleine Kinder und Betrunkene sagen immer die Wahrheit.

„Der andere ist gegangen?"

„Welcher andere?"

„Dieser Peter."

„Du kennst ihn?"

Angelika nickt und hält sich sofort stöhnend den Kopf. „Karsten hat ihn mir damals mal vorgestellt … als er in Bamberg studiert hat. Hab gleich gewusst, dass er nichts für Karsten ist. Heute hab ich ihn sofort wiedererkannt. Dieser … Langweiler. Du hast ihn eingeladen?“ Sie beobachtet ihn scharf, und Roman ist sich auf einmal nicht mehr sicher, ob sie wirklich so betrunken ist.

„Ja.“

„Schwachsinnige Idee. Du passt besser zu ihm. Viel besser.“

Roman weiß nicht, was er sagen soll. „Danke … denke ich“, erwidert er schließlich. Dann fasst er sich ein Herz. „Angelika … all die Jahre …“

„… weil ich eifersüchtig war“, unterbricht sie ihn unwirsch. „Das wolltest du doch wissen, oder?“ Sie lacht kurz auf, es klingt müde und resigniert. „Ausgerechnet auf euch war ich eifersüchtig. Auf euer perfektes Leben. Eure Freunde, euer Haus … deshalb. Was bin ich schon dagegen? Eine alleinerziehende Mutter, eine verbitterte, einsame Frau. Und dann habe ich gemerkt, dass Marvin so wird wie ihr, und ich war noch eifersüchtiger … und …“

Roman traut seinen Ohren nicht. „Ich bin froh, dass du ihm nie den Kontakt zu uns verboten hast“, sagt er.

„Glaub mir, ich war mehr als einmal kurz davor. Aber ich hätte es doch sowieso nicht verhindern können. Genauso wenig wie ich Tom verhindern kann. Marvin vergöttert meinen Bruder.“

„Und jetzt bist du nicht mehr eifersüchtig?“

„Er ist doch nur noch ein Schatten seiner selbst“, flüstert sie. „Wie kann ich da noch … Scheiße.“

Roman versteht sofort, dass sie von Karsten spricht. Und trotzdem – je länger er darüber nachdenkt, desto mehr ärgert ihn Angelikas Trauer. Fast immer hat sie abseits gestanden, hat ihr Missfallen geäußert, ihre Geringschätzung. Jahrelang haben Karsten und er ihre Abneigung ertragen, nur um Marvins willen haben sie sich mit Angelikas Vorurteilen arrangiert. Ihr plötzlicher Stimmungsumschwung kommt zu spät. Roman will keinen Trost spenden.

„Karsten hätte deine Hilfe brauchen können", sagt er.

„Ich war doch da!"

„Einmal! Ein einziges Mal!"

„Das hat mir auch gereicht!", erwidert Angelika. Roman weiß natürlich, worauf sie anspielt, aber er wird ihr nicht gestatten auszuweichen.

„Niemand weiß, was passiert ist damals oder was er gesehen hat. Und es geht jetzt auch nicht um dich, sondern um ihn." Roman schüttelt den Kopf. Vielleicht ist Angelikas Umdenken gar nicht echt, vielleicht liegt ihre Weinerlichkeit nur am Alkohol. Er hat zu viel durchgemacht, um sich auch noch mit ihrem schlechten Gewissen zu belasten.

„Du solltest deinen Rausch ausschlafen", wechselt er das Thema. „Morgen bist du wahrscheinlich wieder ganz die Alte."

Aber sein Sarkasmus wird von Angelika gar nicht wahrgenommen. Sie kramt in ihrer Handtasche, die über dem Küchenstuhl hängt, nach dem Autoschlüssel.

„Du kannst nicht mehr fahren", sagt er. „Du bist betrunken. Du wirst die Nacht auf unserem Sofa verbringen müssen." Er wird den Teufel tun und ihr sein Bett anbieten. Ein paar Stunden Unbequemlichkeit sind das Mindeste an Buße, was er ihr abverlangen kann.

Die Tür öffnet sich, und dann steht plötzlich Karsten in der Küche, gefolgt von Sophie.

„Was …?", fragt Karsten. „Wo …?" Er macht einen verwirrten Eindruck, trägt nur seine Unterwäsche und Pantoffeln, die dünnen Haare stehen in alle Himmelsrichtungen ab.

„Tut mir leid", entschuldigt sich Sophie. „Aber er ist aufgewacht und war dann so unruhig, dass ich ihn nicht halten konnte."

„Schon gut", seufzt Roman und spricht Karsten an. „War alles ein bisschen viel heute, oder?"

Aber Karsten ignoriert seinen Freund. Sein Blick irrt suchend durch die Küche, findet nirgendwo Halt, seine Hände streichen verloren über sein Unterhemd. „Mein Bett ist weg", sagt er schließlich. „Mein Bett ist weg."

„Aber nein", antwortet Roman. „Es steht oben im Schlafzimmer. Möchtest du mitkommen? Dann kann ich es dir zeigen."

***

Roman fühlte sich furchtbar, als er am Morgen aufwachte. Schon am Abend zuvor hatte er ein leichtes Kratzen im Hals verspürt, hatte mit Hustenbonbons und einer Mundspülung gegen den Infekt angekämpft, aber es war vergeblich gewesen. Seine Gliedmaßen, sein ganzer Körper taten weh, sein Kopf fühlte sich schwer und heiß an, die Nase war verstopft, und alle paar Minuten schüttelte ihn ein Hustenanfall.

„Super", krächzte er, und als er das Thermometer aus dem Mund nahm, noch einmal: „Super!" Die Anzeige war bis auf 38,7° Celsius geklettert. Stöhnend ließ er sich auf das Kopfkissen zurückfallen. Ausgerechnet heute, am Sonntag. Das bedeutete kein Pflegedienst, der Karsten für einige Stunden betreute, niemand, der ihm etwas Ruhe verschaffen konnte. Am liebsten hätte er sich die Bettdecke über den Kopf gezogen.

Und Karsten schien heute zu Hochform auflaufen zu wollen. Es war noch nicht einmal acht Uhr, und schon konnte er seinen Freund in der unteren Etage rumoren hören. Töpfe schepperten, Glas klirrte, Türen knallten. Hatte er am Abend die Haustür abgeschlossen und den Schlüssel abgezogen? Roman konnte sich nicht erinnern.

„Karsten?" Seine Stimme war heiser, als hätte er die ganze Nacht durchgezecht.

Das Scheppern und Klirren wurde einen Moment unterbrochen, um dann mit gesteigerter Intensität fortgesetzt zu werden.

„Karsten!"

Als Antwort erhielt er das gewohnte Gebrabbel, versehen mit einem unzufriedenen, unglücklichen Unterton. „Es ist weg, es ist weg, es ist weg."

Eine Weile versuchte Roman das Gepolter zu ignorieren, aber die Ungewissheit ließ ihm keine Ruhe. Was, wenn Karsten etwas zerbrach und sich an den Scherben verletzte? Was, wenn die Tür doch nicht abgeschlossen war? Was, wenn er den Herd oder den Ofen anstellte? Man konnte ihn nicht mehr unbeaufsichtigt lassen. Karsten war zu einem Sicherheitsrisiko geworden, die Kollateralschäden im Falle eines Unglücks unabsehbar.

Roman quälte sich aus dem Bett und wankte die Treppe hinunter in die Küche. „Nein", flehte er, als er sah, dass Karsten erneut die Schubladen herausgezerrt hatte und die Schränke durchwühlte, „nicht schon wieder!" Sogar die Stühle hatte er umgeworfen. „Hör auf. Bitte. Ich bin krank." Eine Welle des Elends schlug über ihm zusammen. Niemand konnte das aushalten, niemand konnte mit so etwas fertig werden.

„Es ist weg, es ist ..." Karsten sah beinahe ebenso verzweifelt aus, rang die Hände und ignorierte ihn. Er hatte versucht, das Oberteil seines Schlafanzugs auszuziehen, hatte die Druckknöpfe aufgerissen und sich aber nur aus einem Ärmel befreien können, der nun wie ein leerer Schlauch über seinem Bauch baumelte. Seine Füße steckten in zwei Socken, einem roten und einem graugestreiften. Seitdem sich seine Demenz verschlimmert hatte, fand er Gefallen an schreiend bunten Strümpfen, die er früher nicht einmal in die Hand genommen hätte. Er besaß mittlerweile auch grüne und gepunktete und ein Paar – sein absolutes Lieblingspaar – mit dem Konterfei von Micky Maus, ein Geschenk von Marvin.

Roman war es allerdings ein Rätsel, wie Karsten die Strümpfe aus dem Schrank gezerrt hatte, ohne ihn aufzuwecken. Sein Freund hatte sie verkehrt übergestreift, die Sohle befand sich auf den Fußrücken, was Karsten einen merkwürdig watschelnden Gang verlieh.

Er sieht aus wie ein Clown, wie eine Karikatur seiner selbst! Es war ein Gedanke, über den Roman nicht lachen konnte, der ihn nur traurig stimmte.

„Komm her. Soll ich … soll ich uns Kaffee machen?“ Mit zittrigen Händen füllte er Wasser in die Maschine, aber Karsten hatte die Pads weggeräumt. „Hast du deine Tabletten genommen?“ Eine rhetorische Frage: Er war derjenige, der sie ihm gab, wenn der Pflegedienst nicht da war. Roman schleppte sich nach oben ins Bad, warf erst einmal selber zwei Paracetamol gegen das Fieber und die Gliederschmerzen ein und nahm den Medikamentendispenser mit nach unten. Er musste durchhalten. Nicht schwach werden! Jeder Schritt, jede Treppenstufe war so anstrengend wie eine Bergwanderung. Wenn er sich doch nur hinlegen könnte! „Komm, hier. Eine grüne, eine …“

Karsten holte unvermittelt aus und schlug ihm die Tabletten aus der Hand, sodass sie unter den Kühlschrank kullerten. „Es ist weg!“, sagte er wütend und stierte seinen Freund an.

„Verdammt noch mal!“, stöhnte Roman. „Nicht heute, Karsten. Ich … kannst du nicht einmal Rücksicht auf mich nehmen?“ Schwindel übermannte ihn, und er rutschte an den Küchenschrank gelehnt auf den Boden. Er würde das nicht schaffen, nicht heute, nicht jetzt. Er musste ins Bett, sich auskurieren.

Einen solchen Tag hatte er gefürchtet. Zu viel für eine Person, selbst für jemanden wie ihn, der selten krank wurde. Seit Monaten hatte er keinen Tag, keine Stunde Freizeit mehr gehabt, keine Ruhepausen. Entweder war er auf der

Arbeit oder er kümmerte sich um Karsten. Sogar im Schlaf, in seinen Träumen, beschäftigte er sich mit ihm. Da war kein Platz mehr für ihn selbst, und nun begann sein Körper sein Recht auf die einzige Art einzufordern, die ihm geblieben war: mit Streik.

Sein erster Gedanke war Sophie, aber Sophie hatte sich vorgestern fürs Wochenende abgemeldet, sie war ... Roman zermarterte sich das Gehirn, sie hatte es ihm doch gesagt. Irgendwo in Süddeutschland ... Insel Mainau? Passau? Mit Ellen? Jedenfalls war sie nicht da, stand nicht zur Verfügung. Den Pflegedienst brauchte er gar nicht erst anzurufen. So kurzfristig konnten die niemanden vorbeischicken, schon gar nicht am Wochenende, da sowieso die Hälfte des Personals dienstfrei hatte. Scheißdreck.

Karsten zog einen besonders schweren Topf aus dem Schrank und ließ den Deckel mit lautem Getöse auf den Boden fallen. Roman hielt sich die Ohren zu und stöhnte, dann sprang er auf, stellte zwei Stühle auf und zerrte Karsten mit letzter Kraft auf den Sitz, hielt seine Hände fest, versuchte zu ihm durchzudringen, vorbei an den nutzlosen Spinnweben abgestorbener Nervenbahnen.

„Bitte. Ich bin krank. Du musst dich heute zusammenreißen."

„Du bist krank, Peter?" Karsten sah ihn überrascht an. „Warum bist du nicht ...?" Falten auf seiner Stirn, die angestrengte Konzentration verrieten, die dann doch ins Leere lief.

„Im Bett? Ich würde mich ja gerne hinlegen, aber wenn du hier so einen Zirkus veranstaltest, geht das nicht."

„Ich veranstalte nichts. Ich habe etwas verloren. Es ist ..."

„...weg. Ja, ich weiß. Kannst du nicht nachher suchen?"

Karsten schüttelte den Kopf und sprang auf. „Es ist weg, es ist weg, es ist weg."

Sinnlos. Wenn er mit Karsten spazieren ginge, würde wenigstens ein Teil der manischen Energie verbraucht werden, aber er war heute außerstande, einen Fuß vor die Tür zu setzen.

Sophie nicht, der Pflegedienst nicht. Wer sonst? Roman suchte das Telefon und wählte die Nummer von Rita und Sandra. Nur der Anrufbeantworter antwortete ihm, und auch über Handy waren die beiden nicht zu erreichen. Für eine Krisenintervention war die Eifel sowieso zu weit weg. Vielleicht Jörg und Christian? Sie hatten sich angeboten, hatten Karsten schon früher mal abgeholt zum Eis-Essen oder zu einem Kinobesuch. Aber da war er noch nicht so durcheinander gewesen.

„Hallo, Roman!" Im Hintergrund waren eine Musikkapelle und Stimmengewirr zu hören. Nur mit Mühe gelang es ihm, unterbrochen von einem Hustenanfall, sich verständlich zu machen.

„Nein, tut mir leid", erwiderte Jörg. „Wir sind gerade auf dem Rhein. So 'ne Schifffahrt bis runter nach Koblenz mit Christians Eltern. Schon vor Wochen geplant, zum Glück spielt das Wetter mit." Roman sah überrascht aus dem Fenster. Er hatte gar nicht gemerkt, dass die Sonne schien. Draußen mochte das schönste Wetter herrschen, doch er und Karsten waren gefangen in einem Haus voller Wolken. „Geht's dir wirklich so dreckig? … Ich meine, ich könnte kommen, wenn wir wieder … aber das dauert bis zum späten Nachmittag. Das würde dir wahrscheinlich jetzt auch nicht helfen."

Blieben Marvin und Tom. Wenn sie sich in den Zug nach Köln setzten, konnten sie bis zum Mittag hier sein. Das würde er vielleicht noch schaffen, ein paar Stunden. Marvin hatte ein Händchen für Karsten. Bei ihm machte er nie Schwierigkeiten, war zutraulich und gut gelaunt, folgsam wie ein junger Hund. Roman konnte ihnen die Fahrkarten und das Taxi vom Bahnhof bis hierher zahlen. Hauptsache … Herrgott, er konnte kaum noch klar denken.

Aber nur Angelika antwortete ihm, als er Marvins Nummer wählte. „Marvin ist seit gestern mit Tom bei Freunden. Sie wollten irgendwo zelten, er wird erst am Abend zurücksein. Ist was? Du hörst dich grauenvoll an!"

„Ich bin krank", schniefte Roman. „Erkältung und Fieber. Mir geht's scheiße. Am Ende meiner Kräfte, um ehrlich zu sein. Ich brauche jemanden, der sich ein bisschen um Karsten …"

„Was ist denn mit dem Pflegedienst?"

„Die sind heute nicht bei uns. Es ist Sonntag. Kannst … könntest du vielleicht …?" Es war die letzte Möglichkeit, und unter normalen Umständen hätte er Angelika auch niemals um Hilfe gebeten.

„Ich?"

„Immerhin bist du seine Schwester. Bitte. Ich muss ins Bett. Ich krieg das nicht hin alleine."

„Aber … was muss ich denn da machen?"

„Da sein, Angelika", antwortete er gereizt. „Ein einziges Mal in deinem Leben für ihn da sein."

Eine Stunde später stand Karstens Schwester vor der Tür. Roman bekam weiche Knie, als er sie sah, und es war schon beinahe egal, ob aus Dankbarkeit oder weil sein Kreislauf verrückt spielte.

„Geh mit ihm spazieren", sagte er. „Er braucht Bewegung. Und ich brauche Ruhe. Der Schlüssel steckt hier in der Tür."

„Wie sieht es denn hier aus?" Angelika ging an ihm vorbei in die Küche, nahm mit hochgezogenen Brauen das Chaos in Augenschein, das Karsten verursacht hatte.

„Er sucht wieder." Roman war zu matt für genauere Erklärungen.

„Soll ich nicht erst mal aufräumen?"

„Schaff ihn mir vom Hals, nur für ein oder zwei Stunden. Bitte!"

Roman schleppte sich ohne weitere Erklärungen zurück ins Schlafzimmer und ließ sich aufs Bett fallen. Sekunden später war er eingeschlafen.

Karsten beäugte misstrauisch die Frau, die ihm half, eine leichte Jacke überzuziehen, und seine Schnürsenkel band.

„Kaum zu glauben", murmelte sie und spitzte die Lippen. „Wie kann man so etwas verlernen? Und wieso hast du die Strümpfe verdreht?"

Die Stimme war ihm vertraut, ein leicht nörgelnder Tonfall, in dem Unzufriedenheit und unterdrückter Ärger mitschwangen, als wäre ihr lange Zeit etwas verweigert worden, was ihr von Rechts wegen zustand. Und ihre … Form … kam ihm auch bekannt vor. Wie ein zu großer Karton, der sich nur mühsam zusammenfalten ließ. Zu viele Ecken und Kanten.

„Hallo", sagte er. „Karsten … ähm …" Weiter wusste er nicht. Wenn ihn etwas einschüchterte, war sein Gedächtnis noch unzuverlässiger als üblich.

„Herrgott, Karsten! Wollmann natürlich. Du kannst doch nicht deinen eigenen Namen vergessen haben!" Die Frau schüttelte den Kopf. „Ich bin's, Angelika!"

„Oh." Karsten lächelte erfreut. „Meine Schwester heißt auch Angelika."

„Ich bin deine Schwester."

Er schüttelte den Kopf. „Meine Schwester ist jünger."

Die Frau lachte humorlos auf, es klang wie das Bellen eines jungen Hundes. „Wir sind alle nicht mehr die Jüngsten. Bist du so weit?"

„Wofür?"

„Spazierengehen. Frische Luft schnappen."

„Ah! Natürlich. Wo ist Peter?"

„Peter heißt Roman, und Roman ist krank. Er hat sich ins Bett gelegt."

Peter heißt Roman. Das war ein Satz, der ihn durcheinanderbrachte, und er schaute zurück zum Haus, während ihn die kantige Frau am Ellbogen packte. „Hier geht's her", sagte sie und schlug einen Weg ein, der sie zu den Feldern hinter den Häusern führte. Er mochte dort nicht entlanggehen; es gab nichts zu sehen, und seine Füße stolperten häufig über Baumwurzeln und andere Sachen.

„Wieso bleibst du denn stehen? Komm weiter!"

„Da lang." Er zeigte störrisch in die entgegengesetzte Richtung, wo Häuser und Straßen und Menschen waren. „Da gehe ich immer lang. Mit Peter."

Die Frau seufzte dieses Seufzen, das er schon von anderen kannte. Es bedeutete, dass sie unzufrieden mit ihm waren, dass er etwas falsch gemacht hatte. „Also schön", sagte sie mürrisch. „Von mir aus."

„Wie spät ist es?"

„Kurz vor halb zwölf."

Eine Weile gingen sie schweigend nebeneinander her. Karsten betrachtete die Autos auf den Seitenstreifen, die Vorgärten, in denen die Menschen Gras mähten und Kaffee tranken.

„Wie spät ist es?", wollte er wissen. Es kam ihm vor, als wären sie schon eine Ewigkeit unterwegs.

„Hab ich dir doch gerade … halb zwölf."

„Und wo ist Peter?"

Die Frau ließ zischend Luft zwischen ihren zusammengepressten Lippen entweichen. „Zu Hause."

„Können wir ihn besuchen?"

„Jetzt gehen wir spazieren." Ein Tonfall, der keinen Widerspruch duldete, und er schüttelte besorgt den Kopf.

„Alles falsch, alles durcheinander", sagte er leise. „Es ist weg, es ist …"

„Karsten, hör auf. Das nervt."

Neben dem Zaun, hinter dem sonst immer die Kinder spielten, blieb er stehen. „Wo sind die Kinder?"

„Was für … ach so. Heute ist Sonntag. Die Kita hat geschlossen."

„Sonntag", sagte er. „Dann kommen die anderen nicht."

„Welche anderen?"

Er lachte erstaunt. Wieso wusste sie das nicht? „Die mich waschen, natürlich."

„Der Pflegedienst? Nein, Roman hat das schon gesagt. Wobei ich nicht verstehe, wieso er für sonntags keinen Einsatz ausgemacht hat. Dann hätte er mal ein bisschen Ruhe. Und das ganze Problem wäre nicht entstanden."

„Was für ein Problem?"

„Na, weil Roman krank ist und niemand da ist, der sich um dich kümmert."

„Ich kann mich sehr gut um mich alleine kümmern." Er mochte die Frau immer weniger. Sie erinnerte ihn an seine Schwester. Angelika war auch immer schlecht gelaunt, das war schon so gewesen, als sie noch klein war. Papas Prinzessin, und doch war es nie genug gewesen … Der Gedanke an seinen Vater ließ ihn zurückscheuen.

„Nein", sagte er laut, und als die Frau ihn fragend ansah, machte er eine unwirsche Handbewegung.

Während sie nebeneinander herliefen, bemerkte er, dass die Blicke der Frau immer wieder zu ihm herüberschnellten, ihn beobachteten. Manchmal kam es ihm so vor, als fürchtete sie sich vor ihm.

„Ich beiße nicht", sagte er.

„Was?"

Die Sonne machte seinen Kopf ganz warm und seine Beine müde. Karsten steuerte auf die Bushaltestelle auf der anderen Straßenseite zu.

„Lass uns noch ein Stück laufen", sagte die Frau und versuchte ihn weiterzuziehen, aber er schüttelte ihre Hand ab.

„Da sitze ich immer“, sagte er.

„An der Bushaltestelle? Wieso?“

Er mochte es zuzusehen, wie die Busse anhielten, Menschen aus- und einstiegen. Peter erzählte ihm dann, wohin der Bus fuhr und wo er herkam, und er, Karsten, sah dann in die Gesichter der Leute und versuchte zu erraten, ob sie gute oder schlechte Laune hatten, ob sie zufrieden waren. Wenn jemand mit kleinen Kindern ausstieg, winkte er den Kindern zu und freute sich, wenn sie zurückwinkten. Aber dafür hatte er jetzt keine Worte, und als er schließlich sagte: „Wenn wir spazieren gehen, sitzen wir hier, und dann gehen wir zurück“, schaute ihn die Frau nur verständnislos an.

„Na schön, von mir aus.“ Sie faltete ihren Kartonkörper und setzte sich neben ihn, und irgendetwas an dieser Bewegung erinnerte ihn an seine Jugend, als er mit seiner Schwester auf einer Schaukel gesessen und ihr Kirschkernweitspucken beigebracht hatte. Es war warm gewesen, so warm wie heute, ein Sommertag in den Schulferien. Er hatte kurze Hosen angehabt, und in dem kleinen Kräuterbeet vor dem Haus seiner Eltern – oder war es im Garten der Großmutter gewesen? – hatten die Insekten gesummt.

„Hast du Kirschen dabei, Angelika?“

„Was?“

„Kirschen. Zum Weitspucken.“

„Ich, nein, wieso … oh!“ Für einen Moment hellte sich ihr Gesicht auf. „Daran habe ich schon ewig nicht mehr gedacht! Ich habe gewonnen, weißt du?“, sagte sie. „An dem Tag habe ich gewonnen.“

„Hast du nicht!“

„Habe ich wohl. Ich hatte den Bogen ganz schnell raus, und du warst sauer. Du hast den ganzen Tag kein Wort mehr mit mir gesprochen.“

„Das ist gelogen!“

Angelika machte „Pfft“ und sagte: „Du kannst dich doch nicht mal daran erinnern, wie dein Freund heißt.“

Karsten schaute verärgert in die andere Richtung und beobachtete einen Hund, der die Straße entlanglief und an einer Mülltonne sein Bein hob. „Buddy?“, sagte er und machte Anstalten aufzustehen.

„Das ist nicht Buddy. Lass es gut sein, Karsten.“ Angelika hielt ihn am Ärmel fest. „Buddy ist tot. Schon seit Jahren. Wieso weißt du das nicht mehr?“

„Ich …“ Er legte die Stirn in Falten und versuchte sich zu konzentrieren, aber dann waren die Gedanken schon wieder weg. Alles falsch, alles durcheinander. „Wie spät ist es?“ Seine Füße waren unruhig, er wollte nach Hause.

„Hergott noch mal! Kurz nach zwölf! Stell dich nicht so dumm an. Ich verstehe nicht, wie Roman das aushält!“

Nein, er mochte die Frau nicht. Sie war nicht nett. „Ich will jetzt zurück.“

Die Frau seufzte, aber sie stand endlich auf und begleitete ihn.

„Wie viel Uhr ist es?“

„Wie kann man denn … das machst du doch absichtlich, oder? Wenn du noch einmal fragst, fange ich an zu schreien!“ Da war eine Zornesfalte auf ihrer Stirn, die sie hässlich machte, und Karsten hielt lieber den Mund. Schweigend liefen sie nebeneinander her, bis sie am Supermarkt mit den vielen Parkplätzen vorbeikamen. „Oh“, sagte sie, „wieso haben die sonntags geöffnet? Ach so, steht ja da. Verkaufsoffener Sonntag während des Stadtteilfestes, zwölf bis achtzehn Uhr. Wäre das was für dich, das Stadtteilfest? Nein, wahrscheinlich nicht … außerdem weiß ich gar nicht, wo … egal. Los, komm mit.“ Karsten sah sie verständnislos an. „Roman ist krank“, erklärte sie ungeduldig. „Ich will ihm eine Hühnersuppe kochen. Wir kaufen schnell ein.“

„Ich will nach Hause.“

„Wir gehen ja auch nach Hause."

„Wir gehen in den Supermarkt."

„Karsten, das dauert nur fünf Minuten!" Ihre Stimme wurde lauter und schriller. „Reiß dich zusammen! Es geht nicht immer nur um dich!" Und dann, ganz leise: „Ich will nicht hoffen, dass ich auch so …" und dann biss sie sich auf die Lippen.

Aber es dauerte eben nicht nur fünf Minuten. Sie liefen mit dem Einkaufswagen durch die Regale, und die Frau schaute hier nach und dort nach, sah auf die Preise und schüttelte den Kopf, nahm Sachen in die Hand und stellte sie wieder zurück. Karsten wurde immer ungeduldiger und nervöser. Alles zu grell und zu bunt, zu viel, und es dauerte zu lange, und der Einkaufswagen füllte sich nur langsam.

Seine Hände wischten nervös über die Oberschenkel, seine Füße begannen auf der Stelle zu treten, die Unruhe breitete sich über seinen ganzen Körper aus. „Es ist weg, es ist weg, es ist weg."

Vielleicht, wenn er nachhalf? Karsten nahm ein paar Dosen aus einem Regal, ein paar Schachteln aus einem anderen.

„Was soll denn das? Hör auf, den Dummen zu markieren, und stell das wieder zurück!" Die Frau sah ihn böse an. „Ich muss noch an die Gemüsetheke, dann haben wir alles. Bleib hier beim Einkaufswagen. Ich bin gleich wieder da."

Dann war sie verschwunden und gleich darauf auch die Erinnerung an sie, weil alles so anders war als sonst. Sonst ging er mit Peter spazieren und nicht mit der kantigen Frau, und sie saßen an der Bushaltestelle und gingen zurück und nicht in einen Supermarkt.

Ein Mann mit einem roten Korb kam an ihm vorbei. „Wie spät ist es?", wollte Karsten wissen und wippte auf den Zehen.

Der Mann warf einen Blick auf seine Armbanduhr. „Halb eins."

„Kann ich jetzt endlich nach Hause?“

„Ähm … was?“ Der Mann sah ihn irritiert an, machte drei Schritte nach hinten und verschwand in einem anderen Gang.

Karsten stand neben dem Einkaufswagen und legte wahllos noch einige Sachen hinein, damit er nicht so leer aussah. Hundefutter, Kaffeefilter, Katzensand und Spülmittel. Eine scheppernde Stimme in der Luft sagte ihm, dass Kasse 3 jetzt auch geöffnet wäre, und er schob den Wagen den Pfeilen an der Wand folgend Richtung Ausgang. Nach Hause, zu Peter, wo alles nicht so fremd war. Jemand kam ihm entgegen, und eine Schranke öffnete sich – Simsalabim! Abrakadabra! –, aber als er mit dem Einkaufswagen nach draußen fahren wollte, ertönte ein schrilles Geräusch, und plötzlich tauchten erst ein, dann zwei und schließlich sogar drei Menschen in weißen Kitteln auf, die alle auf ihn einredeten, alle durcheinander, sodass er kein Wort verstand. Sie sahen wütend aus, untersuchten die Dinge in seinem Einkaufswagen, einer von ihnen telefonierte, und er hörte die Worte „Diebstahl“ und „Anzeige“, und das machte ihn noch unruhiger, denn das waren keine guten Worte, so viel begriff er, und dann schlug er die Hand weg, die ihn an der Schulter packte, sagte: „Nein, nein! Es ist weg, es ist weg, es ist weg!“ Panik durchströmte ihn, sein Herz klopfte, seine Hände stießen die Leute weg. Und dann kam die Frau herbeigelaufen, rot im Gesicht und außer Atem.

„Was hast du denn jetzt wieder gemacht?“, rief sie aus. „Wieso kann man dich denn keine zwei Minuten alleine lassen?“ Sie starrte ihn wütend an, zeterte herum wie ein sprechender Papagei, sagte den Leuten, dass er krank wäre, nicht mehr ganz dicht, nicht mehr geschäftig… geschäftsfährig … geschäft… irgendwas, und sie sahen ihn mit großen Augen an wie einen Fisch im Aquarium.

„Es ist weg, es ist weg, es ist weg“, murmelte er hektisch. Seine Blicke irrten umher, suchten einen Fluchtweg, aber überall standen jetzt Leute und gafften ihn und die Frau an. Er konnte nicht an ihnen vorbei, und dann entleerte sich vor lauter Angst seine Blase, und seine Hose war plötzlich nass. Die kantige Frau zerrte ihn wütend und schimpfend nach draußen, ließ ihn vor sich her marschieren und schimpfte und meckerte den ganzen Weg nach Hause. „So peinlich …“, hörte er sie sagen, „… noch nie in meinem Leben … vollkommen unzurechnungsfähig … nicht auszuhalten … und inkontinent … nie wieder …“

Er konnte ihre schrille Stimme nicht abschalten. Sie nagte sich in seinen Kopf, und er redete laut dagegen an. „Es ist weg, es ist weg, es ist weg, es ist …“

„Schluss jetzt, Karsten!“, keifte sie ihn an. „Halt endlich den Mund!“

Er war erleichtert, als er das Haus erblickte, in dem er wohnte und in dem Peter auf ihn wartete.

Als Roman wieder aufwachte, zeigte ihm der Wecker neben dem Bett, dass mehr als zwei Stunden vergangen waren, obwohl es ihm so vorkam, als hätte er nur einige Minuten gedöst. Und er fühlte sich, wenn das überhaupt noch möglich war, noch schlechter als vorher. Vom unteren Geschoss drangen Karstens und Angelikas Stimmen zu ihm, laut und streitend. Etwas rumste und polterte.

„Leg das wieder hin, Karsten! Und benimm dich nicht so kindisch!“

„Du sollst verschwinden! Ich mag dich nicht!“

Roman stöhnte. Mühsam kroch er aus dem Bett und warf im Vorbeigehen einen Blick in den Spiegel. Verquollene Augen, eine rote Nase und eine viel zu blasse, klamm schimmernde Gesichtshaut. Außerdem war ihm kalt. Er war definitiv krank.

Mit einer Hand am Geländer quälte er sich nach unten. „Gibt's Probleme?“

„Probleme?“, lachte Angelika fast hysterisch. „Er ist völlig neben der Spur!“ Karsten stand mit erhobenem Arm vor ihr, eine Suppenkelle in der Hand, und sah aus, als wollte er gleich zuschlagen. In der Küche roch es nach Hühnersuppe, die in einem Topf auf dem Herd vor sich hinköchelte. Roman stellte sich zwischen die Geschwister und nahm seinem Freund die Kelle aus der Hand.

„Nicht“, sagte er einfach, und Karsten ließ den Arm sinken.

„Er wollte mich schlagen!“, sagte Angelika fassungslos. „Seine eigene Schwester! Der ist doch nicht mehr ganz dicht!“

Roman warf ihr einen verärgerten Blick zu. „Wieso hast du ihn umgezogen?“

„Er hat sich in die Hose gepinkelt. Im Supermarkt, vor allen Leuten! Zum Glück hab ich im Trockner frische Wäsche gefunden.“ Angelika drehte ihm den Rücken zu, widmete ihre Aufmerksamkeit wieder dem Herd. Sie wirkte erschöpft, und Roman hatte das Gefühl, dass sie ihm etwas verheimlichte.

„Ist irgendwas?“

„Nein, alles bestens.“ Aber ihre Stimme klang unnatürlich und nur mühsam beherrscht.

Roman zuckte mit den Schultern. Er war zu gerädert, um sich mit Angelikas Laune auseinanderzusetzen. „Wie war dein Spaziergang?“, fragte er Karsten.

„Nicht auszuhalten“, äffte sein Freund Angelikas Tonfall nach. „Noch nie in meinem Leben … und inkontinent …“

Roman sah ihn verwirrt an. „Was?“

„Hör einfach nicht auf ihn“, ging Angelika dazwischen. Sie stellte den Suppentopf auf den Tisch und klapperte geschäftig mit Geschirr und Besteck. „Jetzt gibt’s erst mal Essen.“

„Ich will keine Suppe!“, beschwerte sich Karsten. „Und die da soll verschwinden!“

„Er mag keine Hühnersuppe“, erklärte Roman. „Hat er noch nie gemocht. Wusstest du das nicht?“

„Ich wollte dir was Gutes tun", verteidigte sich Angelika. „Auf dem Rückweg habe ich gesehen, dass der Supermarkt verkaufsoffenen Sonntag hatte …"

„Es geht nicht um mich, es geht um ihn! Ich komme schon klar, wenn du mir nur ein bisschen Ruhe verschaffen würdest."

Angelika lehnte sich mit verschränkten Armen an den Kühlschrank. „Alle paar Minuten wollte er umdrehen", murmelte sie. „Und dann andauernd dieselben Fragen. Wo ist Peter? Wie spät ist es? Es ist weg. Wie eine kaputte Spieluhr. Ich glaube, er weiß noch nicht mal genau, wer ich bin. Wie kommst du nur klar damit?"

„Man gewöhnt sich dran."

„Diese Demenz, dieses Alzheimer … du sagst, es ist vererbt?"

„Na ja, seine Großmutter, also eure Großmutter hatte auch …" Roman hielt inne. „Ach, darum geht es hier? Deshalb bist du so schlecht gelaunt? Weil du Angst hast, dass du es später auch bekommst?"

„Wie würdest du denn reagieren, wenn du siehst, was aus deinem Bruder geworden ist, und du weißt, dass deine Familie vorbelastet ist?", erwiderte Angelika. „Das ist doch kein Leben! Das ist doch nur noch ein … Dahinvegetieren! Ich glaube, ich wäre lieber …"

„Schluss jetzt!", herrschte Roman sie an und unterdrückte mühsam einen Hustenanfall. „Das … das ist jetzt einfach zu viel. Hier ist weder der richtige Zeitpunkt noch der richtige Ort, um …" Stöhnend brach er ab. Was für ein Fehler, Angelika um Hilfe zu bitten! Er hatte einfach nicht die Kraft, sich mit ihren Sorgen zu beschäftigen.

Karsten hatte den Wortwechsel mit offenem Mund verfolgt, halb fasziniert, halb eingeschüchtert, und reagierte erleichtert, als sich sein Freund wieder ihm zuwandte.

„Was hältst du von Ravioli?“, fragte Roman. Karsten hatte auch den Schrank mit den Vorräten ausgeräumt und die Dose lag unter dem Tisch.

„Ich mag Ravioli.“

„Diesen Dosenfraß?“, warf Angelika ein. „Da ist doch wahrscheinlich Pferdefleisch drin!“

„Karsten isst die Ravioli, und wir beide essen die Nudelsuppe“, entschied Roman genervt. „Ist doch egal.“

„Hühnersuppe“, sagte Angelika. „Es ist Hühnersuppe. Und es ist nicht egal.“

Wenn sie doch nur still wäre. Wenn sie doch einfach nur den Mund halten würde.

Beim Essen herrschte Waffenstillstand, eine Zeitlang war nur das Klappern des Geschirrs und der Löffel zu hören. Angelika half ihrem Bruder mit schmalen Lippen, die Teigtaschen aufzuspießen, Gabel für Gabel, und Karsten schmatzte zufrieden. Zwischendurch ließ er sich sogar zu einem vorsichtigen Lächeln herab. Die gereizte Stimmung entspannte sich ein wenig.

„Das ist eine meine frühesten Kindheitserinnerungen“, sagte Angelika plötzlich.

„Was?“

„Dass Karsten mir beim Essen hilft. Ich muss vier, vielleicht fünf Jahre alt gewesen sein. Es gab Tomatenbrot, und mir fielen die Tomatenscheiben immer zurück auf den Teller. Karsten hat sie mit der Gabel aufgespießt und wieder auf das Brot gelegt. Ist mir gerade eingefallen. Ich wusste gar nicht, dass ich die Erinnerung noch habe.“

„Wo waren eure Eltern?“, fragte Roman. Die Suppe tat gut, wärmte von innen und machte ihn schläfrig auf eine erholsame Weise, nicht wie der erschöpfte Schlaf, in den er vorher gefallen war.

„Arbeiten, nehme ich an. Sie waren eigentlich immer arbeiten. Wir sind als Schlüsselkinder aufgewachsen. Erinnerst du dich, Karsten? Du musstest mich immer von der Schule abholen und nachmittags mit mir Hausaufgaben machen. Abends habe ich Papa dann die Aufgaben gezeigt, und wenn alles gut war, hat er mir durchs Haar gewuschelt. Fand ich immer furchtbar, weiß ich noch. Ich war doch so stolz auf meine langen, blonden Haare." Sie strich sich geistesabwesend über ihre Frisur und fügte erklärend hinzu: „Ich hab sie erst später abgeschnitten und gefärbt, so mit Mitte zwanzig."

Karsten lächelte unschlüssig, und seine Hände begannen, über seine Oberschenkel zu wischen. Roman registrierte die aufkommende Unruhe seines Freundes. „Was ist los? Bist du schon satt?"

Karsten runzelte die Stirn. „Der Vater … hat bei Angelika so gemacht …" Er strich mit der Hand über die Innenseite seines Oberschenkels bis hinauf zum Schritt.

Angelika erstarrte. „Was?", flüsterte sie.

„Er hat …" Nein. Oder doch? Er war sich nicht sicher. Aber die Erinnerung daran hatte jahrzehntelang in seinem Unterbewusstsein geschlummert. Erst die Gespräche über Kirschkerne und Tomatenbrote hatten die Kindheitserinnerung plötzlich an die Oberfläche steigen lassen, und dann waren die Worte seinen Lippen entflohen, bevor er sie einfangen konnte.

„Du lügst!" Angelika sprang auf, beugte sich über den Tisch und verpasste Karsten eine schallende Ohrfeige. „Du … du bist ein verdammter Lügner!"

„He!", rief Roman. „Was …"

„Das hat er sich doch ausgedacht in seinem kranken Hirn! Er will sich nur rächen wegen der Sache im Super…" Sie sah Roman an und schluckte die Worte hinunter. „Mein Vater hat nie … er hat mich niemals … Karsten ist eifersüchtig, weil ich Papas Lieblingskind war und …"

Karsten hielt sich die Wange und sah seine Schwester erstaunt an, aber er sagte kein Wort.

„Ich bezweifele, dass er in der Lage ist, sich so etwas auszudenken“, versuchte Roman zu beruhigen. „Vielleicht hat er ja damals etwas gesehen und falsch interpretiert? Ich meine, ihr wart doch beide noch Kinder. Und was ist im Supermarkt passiert?“

„Das ist doch …!“ Angelika atmete schwer. „So ein Schwachsinn! Mein Vater hat nicht … du kannst es einfach nicht verkraften, nicht wahr, großer Bruder? Dass Papa nichts von deiner Homosexualität wissen wollte. Und jetzt versuchst du, ihn schlechtzumachen!“

Und dann ging plötzlich alles so schnell, dass Roman die nachfolgenden Ereignisse kaum mehr rekonstruieren konnte. Zeitweise fragte er sich, ob er nicht einer Fieberfantasie aufgesessen war und sich alles eingebildet hatte: Karsten hielt sich die Ohren zu, während Angelika ihn beschimpfte, und begann auf einmal zu singen, erst leise, dann aber immer verständlicher: „*Good night, Ruby Tuesday, who could hang a name on you? When you change with every new day, still I'm gonna miss you …*“, es klang fast wie ein Wiegenlied. Angelika sah ihren Bruder mit großen Augen an. „Wie kannst du es wagen?“, flüsterte sie, aber Karsten sang immer weiter, bis seine Schwester endgültig die Fassung verlor. „Hör auf damit, du Mistkerl, hör auf damit! O mein Gott, was, wenn ich auch so werde?“ Ihre Hände trommelten auf Karsten ein, der sich nicht wehrte und immer weiter sang, bis Roman die heulende Angelika endlich von ihm wegzerren konnte.

„Was geht hier eigentlich ab?“, fluchte er. Und zu Karsten: „Hör endlich auf mit dem Scheiß! Sofort!“

„Das Lied …“, schluchzte Angelika.

„Heißt es nicht eigentlich *Goodbye, Ruby Tuesday*?“

„Mein Vater hat es manchmal gesungen, wenn er mich abends ins Bett gebracht hat. Er hat es umgedichtet. Er hat mich seine Ruby Tuesday genannt und …“

„Er hat so gemacht“, unterbrach Karsten sie und wiederholte die obszöne Handbewegung.

„Das hat er nicht!“, schrie Angelika außer sich. „Das ist nicht wahr! Du … du schwachsinniger Idiot, das ist einfach nicht wahr!“ Mit einer wütenden Bewegung riss sie sich von Roman los, floh aus der Wohnung, setzte sich ins Auto und fuhr so abrupt an, dass der Motor aufheulte und die Reifen quietschten. Roman sah ihr bestürzt hinterher.

„Das hast du doch extra gemacht!“, schimpfte er Karsten aus. „Ruby Tuesday? Ich meine … was sollte das denn? Wie kannst du so was überhaupt sagen? Woher willst du das wissen? Du warst doch selber noch ein Kind! Und was ist eigentlich in dem verdammten Supermarkt gewesen?“

Karsten sah ihn verstört an und rieb sich die schmerzende Wange. „Ich …“

„Ja, du!“, erwiderte Roman.

Er wusste nicht, was er von dem halten sollte, was er gerade mitangesehen und gehört hatte. Karsten war kein verlässlicher Zeuge mehr. Wer wusste schon, was in seinem verkorksten Gehirn vor sich ging? Vielleicht hatte er sich das alles ausgedacht, vielleicht hatte er nur dummes Zeug geredet. Aber warum sollte er? Diese Handbewegung, dieses Streicheln über den Oberschenkel, es hatte eine schmierige, eine schmutzige Qualität gehabt, die nicht in Karstens Natur lag. Er hatte etwas nachgeahmt. Aber wo hatte er es gesehen? Und hatte er das, was er gesehen hatte, tatsächlich auch richtig interpretiert? Wenn nicht einmal Angelika sich eines Übergriffs bewusst war, hatte er dann überhaupt stattgefunden?

Roman hatte Karstens Vater nur wenige Male getroffen. Es waren unangenehme Begegnungen gewesen, bei denen sich niemand wohlgefühlt hatte. Er konnte sich an die mühsame Suche nach Gesprächsthemen erinnern, an die zähen Unterhaltungen gespickt mit Allgemeinplätzen, an die Erleichterung, als die Treffen vorüber waren. Er hatte den Vater nicht besonders gemocht, hatte die Distanz zwischen Vater und Sohn gespürt und unwillkürlich Partei für Karsten ergriffen. Aber war dem Vater deshalb gleich ein solches Fehlverhalten zuzutrauen?

„Sag doch was!", forderte er Karsten auf. „Was hat er gemacht? Weißt du das?"

„Wer?", fragte Karsten. „Was?"

Roman seufzte. Zögernd griff er zum Telefon, wählte Angelikas Handynummer, doch natürlich nahm niemand ab.

„Mach das nicht noch mal", sagte er zu seinem Freund. „Lass es ruhen. Ist besser so." Angelikas abweisendes Verhalten, ihre ruppige Art erschienen plötzlich in einem ganz anderen Licht. Was, wenn ihr Unvermögen, sich mit der Sexualität ihres Bruders und ihres Sohnes auseinanderzusetzen, mit diesem Vorfall in ihrer Kindheit zusammhing? Roman stöhnte innerlich. Es war nicht einfach, Vorurteile über Bord zu werfen und plötzlich so etwas wie Mitgefühl für Angelika zu haben. Schon gar nicht, wenn man erkältet war.

Er ging ins Wohnzimmer und legte eine DVD mit einem Zeichentrickfilm ein, um Karsten zu beschäftigen, um irgendwie diesen Tag zu überstehen, aber sein Freund war erstaunlich still und umgänglich. Die nervöse Energie, die ihn am Morgen gequält hatte, war plötzlich verpufft, und wenn Roman es nicht besser gewusst hätte, hätte er vermutet, dass Karsten ein schlechtes Gewissen plagte. In zwei Wolldecken gehüllt und mit einer Packung Tempotücher in Reichweite legte sich Roman aufs Sofa, döste und wachte hin und wieder auf, wenn ihm Karsten in unregelmäßigen Abständen die Hand tätschelte, als wollte er ihn beruhigen, dass alles wieder gut werde.

Erst Tage später gelang es Roman, Angelika zu sprechen. Sie tauschten Belanglosigkeiten aus, unterhielten sich über seine Erkältung, über Marvin, über das anhaltend schöne Wetter.

„Hör mal“, sagte Roman schließlich, als es ihm zu anstrengend wurde, so zu tun, als wäre nichts passiert. „Ich wollte noch …“

„Nein“, fiel ihm Angelika mit einer unnatürlich hohen Stimme ins Wort. „Ich will es nicht hören. Kein einziges Wort mehr will ich davon hören. Ich will das alles so schnell wie möglich vergessen. Und frag mich nicht noch einmal, ob ich auf Karsten aufpassen kann.“

„Schön, dann …“

Angelika räusperte sich. Ihre Stimme war wieder normal, als wäre nichts geschehen. „Marvin hat gefragt, ob er nächstes Wochenende zu euch kommen kann. Mit Tom.“

„Klar“, antwortete Roman verblüfft. „Gerne.“

„Gut. Ich sag ihm Bescheid.“ Angelika beendete das Gespräch abrupt. Roman hielt das Telefon in der Hand und starrte aus dem Küchenfenster, wo er Karsten auf der Bank vor dem Haus sitzen sehen konnte. Sein Freund hatte einen Kanten Brot in der Hand und fütterte die Amseln und Meisen, die aufgeregt um ihn herumhopsten.

Am Morgen nach der Party wird Roman vom Geräusch des Staubsaugers geweckt, ein hässliches, monotones Fauchen.

Karsten murmelt: „Nein, nein, nein“ und zieht sich die Bettdecke über den Kopf.

„Schon gut“, seufzt Roman. „Ich stehe auf und sorge für Ruhe.“

Auf nackten Füßen läuft er durchs Haus, steigt die Treppe hinunter und entdeckt im Wohnzimmer Angelika, die die Sessel zur Seite gerückt hat und den Teppich von den Hinterlassenschaften der Party befreit. Sie wirkt noch ein wenig mitgenommen nach ihrem Alkoholexzess, müde und verkatert. Aber ihr Gesicht zeigt schon wieder die übliche

Entschlossenheit; die Lippen bilden einen schmalen Strich, der Blick abweisend und konzentriert. Anscheinend war Romans Vorhersage korrekt: Ihren Moment der Schwäche hat sie bereits zu den Akten gelegt.

Roman schaltet kurzerhand den Staubsauger aus. „Wie spät ist es?“, fragt er und gähnt.

„Nach neun. Ich dachte, ich fange mal an, sauberzumachen. Es sieht ja aus hier …“

„Kannst du nicht warten? Die anderen schlafen noch. Ich meine … neun Uhr! Am Sonntag! Wieso bist du überhaupt schon wach?“

„Ich wache immer früh auf. Der innere Wecker. Und da wollte ich mich eben nützlich machen. Ist hier wohl auch bitter nötig.“ Sie sieht sich um in der allgemeinen Unordnung.

Roman reibt sich die Augen. Er hat die Stellung gehalten, ist nach allen anderen ins Bett gegangen, gegen drei Uhr, als Angelika schon längst auf der Couch eingeschlafen war und Hubert als letzter Gast endlich ein Taxi zu seinem Hotel genommen hatte. Sogar Marvin und Tom waren da schon auf dem Speicher verschwunden, und auch Karsten war wieder müde geworden. Für ein paar Momente hatte Roman allein in der lauen Sommernacht auf der Terrasse gesessen und die Stille genossen, dann war auch er erschöpft im Schlafzimmer verschwunden.

„Ich mach mal Kaffee“, sagt er.

„Ist schon fertig. In der Thermoskanne neben der Spüle“, erwidert Angelika. Ihre Hände fahren unruhig und betätigungslos über ihre Oberschenkel, und Roman fühlt sich an Karsten erinnert.

„Du hast nicht zufällig auch Brötchen organisiert?“

Es sollte ein Scherz sein, doch Karstens Schwester sagt: „Natürlich. In der Küche“, und Roman fühlt sich von ihrer perfekten Organisation in die Ecke gedrängt. Dann zuckt er mit den Schultern. Es gibt wichtigere Dinge, als mit Angelika in einen Wettstreit zu treten.

Marvin kommt mit nacktem Oberkörper verschlafen die Treppe heruntergepoltert. Seine roten Haare sind noch nicht mit Gel kunstvoll durcheinandergebracht und liegen flach am Kopf an. „Morgen“, nuschelt er. „Kaffee?“

„Küche“, erwidert Roman. Er kennt Marvins Morgenrituale mittlerweile ganz gut. Vor einem Kaffee und einer ersten Zigarette ist er zu nichts zu gebrauchen.

Angelika scheint dieses Wissen nicht zu besitzen, obwohl sie seine Mutter ist. Oder sie hat es sich abgewöhnt, auf seine Befindlichkeit Rücksicht zu nehmen. „Musst du so hier rumlaufen?“, fragt sie.

„Wie denn?“

„Na ja, so … oben ohne.“ Ohne es zu wollen, wird sie rot, und Marvin und Roman können sich ein Grinsen nicht verkneifen.

„Tom gefällt das“, sagt Marvin.

„Aber …“ Angelika hält inne, und man kann ihr den inneren Kampf ansehen, bevor sie ihren Satz mit einem resignierten „Na ja, dann …“ beendet. Es geschehen noch Zeichen und Wunder. Marvin wirft ihr einen überraschten Blick zu, dann geht er auf die Suche nach Koffein und Nikotin.

Auch Roman lässt Angelika stehen und folgt Marvin in die Küche, wo ihn das Gurgeln der Spülmaschine empfängt. Karstens Schwester war auch hier schon am Werk und hat zumindest den Tisch von den Überresten der Party freigeräumt.

„Oder sollen wir draußen frühstücken?“, fragt er Marvin.

„Zu viel Arbeit, das ganze Zeug hin- und herzuschleppen.“

Roman wirft einen Blick aus dem Fenster. „Es zieht sich auch zu.“

Und wirklich, die lange Periode ununterbrochenen Sonnenscheins scheint sich dem Ende zuzuneigen. Zum ersten

Mal seit Wochen bedecken dichte Wolken den Himmel, die Temperaturen werden wohl nicht über die mittleren Zwanziger hinausklettern. Roman öffnet das Fenster und hält seine Nase nach draußen. „Es riecht nach Regen", sagt er. Der Sommer begibt sich auf Abschiedstournee.

Marvin lehnt sich neben ihn auf die Fensterbrüstung, als sie Sophie mit Mojo von einem Spaziergang zurückkommen sehen. Zuerst sind die beiden nur kleine Figuren am Horizont, kaum zu erkennen, aber mit jedem Schritt werden sie größer und größer.

„Du bist früh auf", sagt Roman, als Sophie zu ihnen ans Haus tritt. Sie trägt eine beigefarbene Leinenhose, eine Strickjacke, die ihr bis zu den Knien reicht, und hat ihre Haare zu einem achtlosen Dutt zusammengebunden. Der Hund wedelt zur Begrüßung mit dem Schwanz. Er schnuppert an Karstens und Romans Namensstein neben der Haustür und macht Anstalten, sein Bein zu heben.

„Wehe dir!", sagt Sophie zu ihm und dann, zu Roman gewandt: „Mojo musste raus. Aber wieso seid ihr schon wach?"

„Meine Mutter", erwidert Marvin und gähnt ausgiebig. „Sie hat angefangen, Staub zu saugen."

„Kommst du nachher rüber?", fragt Roman. „Resteessen?"

Sophie schüttelt den Kopf. „Heute nicht. Nicht an seinem letzten Tag. Der ist nur für euch zwei."

Sie winkt zum Abschied und verschwindet im Haus gegenüber.

„Sein letzter Tag", sagt Marvin. „Das klingt, als würde Karsten morgen exekutiert werden." Er beugt sich zurück in die Küche und sucht auf den Regalen, bis er auf ein Feuerzeug und eine zerknitterte Packung Zigaretten stößt. „Wird er sich dort wohlfühlen?"

Roman sieht ihm die Zweifel an, aber er hat keine beruhigende Antwort für Marvin. „Ich weiß es nicht", sagt er ehrlich. „Und wenn ich eine bessere Lösung wüsste, dann … wir müssen es abwarten. Du kannst ihn jederzeit besuchen."

„Aber es wird nicht so sein wie hier."

„Nein", gibt ihm Roman recht. „So wird es nicht sein." Was sonst kann er auch sagen? Es wäre eine Lüge zu behaupten, dass er sicher ist, die beste Lösung für Karsten gefunden zu haben, dass er sich in seinem neuen Zuhause genauso wohlfühlen wird wie hier. Er kann nur hoffen. Hoffen, dass es so kommt und dass ihm Karsten verzeiht.

„Ich hasse Alzheimer!", sagt Marvin plötzlich heftig. „Es ist so ungerecht!" Er dreht eine Zigarette in der Hand und lässt das Feuerzeug sinken, ohne den Glimmstängel anzuzünden.

„Was?"

„Dass er diese Demenz bekommen hat. Er hätte noch so viele Jahre vor sich haben können. Ich meine … klar im Kopf. Sie hat ihm sein Alter gestohlen. Einen Teil seines Lebens."

„Sie hat uns allen etwas geraubt", erinnert ihn Roman. „Aber er ist immer noch da. Das darfst du nicht vergessen."

„Schon, aber …" Marvin sieht ihn hilflos an.

Roman kann den Jungen nur zu gut verstehen. Er ist genauso wütend auf die Krankheit wie er, auch er hat lange mit dem Schicksal gehadert, doch die Sorge um Karsten hat seine Kräfte aufgezehrt, die Pflege und Betreuung haben seinen Kampfgeist ausgehöhlt. Er ist erschöpft, er ist müde, er hat nichts mehr zu geben. Jemand anders muss von nun an die Verantwortung für Karsten übernehmen, und er wird zurücktreten ins zweite Glied, wird zu einer Nebenfigur werden, einem Zuschauer, einer Randerscheinung. Er hat den Kampf um Karsten verloren, hat endlich die Niederlage eingestanden, die von Beginn an unabwendbar war.

„Wann wirst du ihm die Videos zeigen?", fragt Marvin.

„Wenn er uns vergessen hat", sagt Roman. „Damit er sich erinnert."

Marvin fängt plötzlich an zu schluchzen und flüchtet sich in Romans Umarmung. „Schon gut", schnieft der Junge nach einer Weile. „Geht schon wieder."

Das Frühstück ist eine ruhige Angelegenheit. Niemand scheint große Lust zu verspüren, eine Konversation zu beginnen. Auch Karsten ist merkwürdig still, als spürte er, dass eine Veränderung bevorsteht. Brötchen werden herumgereicht, Kaffee wird eingeschüttet, Marmelade und Honig aus Töpfen gekratzt. Eier werden ausgelöffelt, Schinken und Käse geschnitten und Orangensaft getrunken.

„Genug", sagt Karsten, als Roman ihm ein zweites Brötchen schmieren will, und tätschelt ihm die Hand. „Ist genug."

Tom hilft Roman, die kalte Asche aus dem Grill im Müll zu entsorgen, dann hilft ihm Marvin, das schale Restbier aus dem letzten Fass wegzukippen, während Angelika in der Küche saubermacht. Nur die Dekoration in den Bäumen und auf der Terrasse lässt Roman hängen; die Girlanden und bunten Luftballons heben seine Stimmung unter dem grauen Himmel. Gegen Mittag ist das Haus wieder aufgeräumt, sind die letzten Spuren beseitigt.

Karsten und Roman stehen auf der Straße, als sich die anderen auf den Heimweg machen, und winken ihnen nach, bis Angelikas Auto um die Ecke biegt und verschwindet.

„Wiedersehen", ruft Karsten und lacht. „Wiedersehen!"

Am Nachmittag, nach einem kleinen Nickerchen, kurz bevor es anfängt zu regnen, sitzt er zusammen mit Roman im Garten und betrachtet die flatternden Wimpel in der Birke.

„Wie wär's mit einer Party?", fragt er.

„Ja", sagt Roman. „Das machen wir mal. Aber heute nicht mehr."

Beginn Video / Roman

Roman: „Ich ... o Mann, das ist schwerer, als ich dachte. Ich bin's, Karsten, Roman. Dein Mann. Erinnerst du dich an mich? Bitte ... bitte, erinnere dich an mich. Du darfst mich nicht vergessen haben, sonst ... (schluckt und kämpft mit den Tränen) ... Scheiße, tut mir leid. Ich wollte hier nicht die Fassung verlieren, ich hab's mir extra vorgenommen, aber ... (Pause) ... ich weiß gar nicht, wo ich anfangen soll. Ich habe so viele Erinnerungen an uns ... vielleicht ... ja ... der Moment, in dem ich mich endgültig in dich verliebt habe.

Weißt du noch, dass wir ein Wochenende in Rom gewesen sind? Kurz, nachdem wir uns kennengelernt haben? Es war so kalt hier, und wir haben uns nach ein paar Tagen Wärme und Sonne gesehnt. Du hast kurzentschlossen deine gesammelten Bonusmeilen auf den Kopf gehauen, und dann brauchten wir nur noch das Hotel in Rom zu bezahlen. Buddy haben wir zu Jörg und Christian gegeben ... da waren diese Wolken, als wir abgeflogen sind, weißt du noch? Du hast am Fenster gesessen, und wir haben zugesehen, wie das Flugzeug an Höhe gewann, wie die Landschaft unter uns immer kleiner wurde. Die Felder sahen aus wie eine Patchworkdecke aus lauter Braun- und Grüntönen, dazwischen Schnee und ... als wir dann immer höher stiegen, blitzte langsam die Sonne auf und der Himmel wurde blau, und dann sind wir durch eine Schicht Wolken geflogen, weiße Schäfchenwolken, wie Zuckerwatte, die neben uns hertrieben wie Inseln auf einem Ozean, und sie sahen ... sie sahen irgendwie fest aus, als könnte man auf ihrer Oberfläche spazieren gehen. Du hast deine Nase ans Fenster gepresst und gelächelt. Als ich dich gefragt habe, warum du so grinst, hast du geantwortet, dass du bei jedem Flug darauf wartest, eines Tages zufällig jemanden in diesen Wolken zu sehen. Und ich habe das erst gar nicht verstanden und dich gefragt, wer dir denn wohl kilometerweit hoch oben im Himmel begegnen könnte, und du hast gesagt: ‚Engel natürlich' ... als wäre es das Selbstverständlichste der Welt. Das

... das hat mich umgehauen damals ... weil das so gar nicht zu dem Bild passte, das ich bis dahin von dir hatte. Du warst sonst immer eher reserviert und zurückhaltend, sparsam mit Gefühlen, wenn du weißt, was ich meine. Aber in diesem Moment ... Ich habe gedacht: Ich habe einen Träumer kennengelernt. Jemanden, mit dem nichts unmöglich ist ... und ... ja, von da an war ich in dich verliebt ... (räuspert sich verlegen) ... kitschig, oder? Später habe ich dich manchmal damit aufgezogen, wenn wir geflogen sind, habe nach draußen gedeutet und gesagt, ‚Schade, dass wieder keine Engel zu sehen sind' ... aber trotzdem, dieses erste Mal, das ist eine der schönsten Erinnerungen an uns, die ich besitze ... (Pause) ... Karsten? ... Ich bin's, Roman."

Ende Video / Roman

Er hatte über das Internet eine Vorauswahl getroffen, hatte den Pflegedienst und die Krankenkasse zurate gezogen, bevor er sich telefonisch über freie Plätze informiert und einen Besichtigungstermin vereinbart hatte. Ohne Karsten, weil er ihn nicht im Voraus beunruhigen wollte. Mit Merkzetteln, auf denen er Fragen notiert hatte, war er dann losgezogen, um sich die vier Heime anzusehen, die er herausgesucht hatte.

Das erste Haus hatte schon von außen einen zweifelhaften Eindruck hinterlassen. Putz bröckelte an den Fensterrahmen, es gab nur wenige Balkone, kahl und offensichtlich ungenutzt, in den Balkonkästen die verdorrten Pflanzen der vergangenen Saison. Die Heimleiterin war eine gestresst wirkende Endfünfzigerin mit flachen Schuhen, einem dunkelgrünen Kostüm und einem großen Kreuz, das an ihrer Halskette baumelte. Das Lächeln, mit dem sie Roman begrüßte, erfror, als er Karstens Homosexualität erwähnte.

„Oh“, rutschte es ihr heraus. „Kann das nicht zu Schwierigkeiten mit dem Pflegepersonal führen?“

An ihrem Blick konnte Roman erkennen, worauf sie anspielte. Sie befürchtete Karstens grapschende Hände am Hintern der Krankenpfleger, anzügliche Bemerkungen, womöglich auch noch exhibitionistische Vorfälle.

„Und was werden die anderen Heimbewohner sagen?", fragte sie weiter. „Das bringt doch den ganzen Alltag durcheinander. Und Ihr … ähm … Partner, wie alt, sagten Sie, ist er? Anfang fünfzig?" Sie schüttelte den Kopf. „Er ist zu jung, Herr Tresnow. Er passt nicht zur Altersstruktur unserer Bewohner."

Das zweite Heim, im Netz und in einer Hochglanzbroschüre ausgewiesen als „Die Seniorenresidenz im Grünen", befand sich zehn Kilometer außerhalb der Stadt und nannte sich „Villa Seeblick". Auf dem dazugehörigen Gewässer wuchsen Seerosen, am Ufer stand Schilf, das sich malerisch im Wind bewegte, doch der Zugang zum Wasser war durch einen Drahtzaun versperrt.

„Wegen der Aufsichtspflicht", erklärte ihm der Heimleiter, ein Mann in Romans Alter, mit kahlgeschorenem Kopf, dessen sportliche Figur in einem grauen Einreiher steckte und der während der Besichtigung eine rosafarbene Akte im Arm trug. „Aus Haftungsgründen. Ausflüge ans Ufer gibt es leider nur in Begleitung des Pflegepersonals, Spaziergänge, ein Picknick, so was in der Art."

„Und wie oft finden die dann statt?", fragte Roman.

Der Leiter lächelte vage. „So oft wir es einrichten können natürlich. Und wenn Interesse besteht. Ach, bevor Sie fragen: Hunde sind übrigens nicht gestattet, überhaupt Haustiere aller Art. Wegen der Pflege und möglicher Allergien der anderen Bewohner."

Roman hatte genug gehört.

Das dritte Haus befand sich in der Innenstadt, und auf den ersten Blick war Roman ganz angetan von der Einrichtung. Die Wohneinheiten waren zwar klein, aber hell und freundlich ausgestattet. Es gab eine Cafeteria, einen Innenhof mit Bänken, und am Schwarzen Brett wurden die Freizeitaktivitäten der kommenden Woche aufgelistet: montags Kegeln auf der hauseigenen Kegelbahn, dienstags Kaffee und Kuchen und der Besuch eines Varietékünstlers, freitags eine Filmvorführung in der Cafeteria, samstags traf sich der Strickclub.

„Wir tun alles, um es unseren Gästen so angenehm wie möglich zu machen." Für die Besichtigung war Roman von der Heimleitung an eine junge Krankenschwester weitergereicht worden, die für alle Bewohner, denen sie begegneten, ein freundliches Wort übrig hatte. „Möchten Sie jetzt den Trakt für die Patienten mit Alzheimer und Demenz sehen?"

„Ach so, ich dachte …"

„O nein, dafür haben wir eine Extra-Abteilung."

Roman nickte zögernd, und die Schwester führte ihn in den vierten Stock des Hauses, dessen Zugang durch eine Glastür gesichert war, die man durch einen Summer öffnen konnte. „Nur zur Sicherheit", sagte die Schwester. „Sie wissen ja wahrscheinlich selbst, dass demente Menschen auch oft Nestflüchtlinge sind."

„Ist das nicht verboten?", fragte Roman.

„Einschließen ist verboten", korrigierte ihn die Schwester. „Kontrolle nicht. Die ist sogar notwendig. Leider. Aber keine Sorge, wir bemühen uns immer, Spaziergänge zu organisieren."

Die Zimmer für die Demenzpatienten waren doppelt belegt und hatten keine Balkone, und noch bevor die Schwester zu einer Erklärung ansetzen konnte, sagte Roman: „Ich weiß schon: Aus Sicherheitsgründen?" Keiner der Bewohner in diesem Stockwerk besaß mehr als ein persönliches Möbelstück, einen Schrank vielleicht, eine Kommode oder einen Frisiertisch. Der Rest jedes Patientenzimmers wurde von zwei Pflegebetten und zwei Nachttischen in Anspruch genommen, ein Fernseher hing unter der Decke, Teppiche waren nicht erlaubt.

„Rutschgefahr“, erklärte die Schwester bedauernd, und Roman bedankte sich höflich für die Besichtigung.

Die letzte Einrichtung war die schockierendste. Auch hier gab es eine Extra-Abteilung für Demenzkranke, und als Roman mit einem Altenpfleger die Flure abschritt, waren die Türen der Patientenzimmer geöffnet, meist doppelt belegt, den Wunsch nach Privatsphäre überging man hier wohl. Im Vorbeigehen sah Roman in das Zimmer einer alten Frau, die grauhaarig und klein in ihrem Bett lag, das Gesicht voller Runzeln, die Hände übersät mit Altersflecken. Neben dem Bett stand ein Toilettenstuhl, und der Geruch von Desinfektionsmitteln und Raumerfrischer schlug ihm entgegen. Die Alte starrte teilnahmslos an die kahle Decke, hin und wieder öffnete sich ihr Mund, und sie rief krächzend: „Mama!“ Roman lief ein Schauer über den Rücken.

„Kommt sie jemand besuchen?“, fragte er den Pfleger.

„Wen? Frau Holstenberg? Nein, nie. Der Sohn hat sie hierhergebracht, er wohnt jetzt in Hannover, glaube ich. Hin und wieder kommt der Pastor und betet mit ihr einen Rosenkranz.“

Roman wandte sich beschämt ab. Ihm fehlte jegliches Verständnis für Familienangehörige, die ihren Vater, ihre Mutter oder die Großeltern in eine Pflegeeinrichtung abschoben, nur um ihre Ruhe zu haben. Er gab dem Staat die Schuld, der Politik, der Gesellschaft, die keine Zeit mehr hatte für Krankheiten, der Gebrechen peinlich waren, weil sie dadurch an die eigene Vergänglichkeit erinnert wurde. Und jetzt schickte er sich an, sich zu ihrem Komplizen zu machen. Jetzt war er dabei, Karsten zu einem ähnlichen Schicksal zu verurteilen.

„Ich kann das nicht tun“, flüsterte er.

Im Gemeinschaftsraum war eine Gruppe von Bewohnern in Rollstühlen zusammengekarrt oder auf Stühlen deponiert worden, mit Blick auf einen großen Fernseher. Über den Bildschirm flimmerte das Programm eines privaten Verkaufssenders, in dem eine überschminkte, breit lächelnde Moderatorin Damenuhren und Modeschmuck als Sonderangebot anpries.

Roman wollte protestieren, aber der Altenpfleger winkte ab. „Unsere Patienten mögen das. Es glitzert und funkelt so schön." Entwaffnend fügte er hinzu: „Haben Sie nicht gesagt, dass Sie auch im Pflegebereich arbeiten? Dann kennen Sie doch die Personalsituation. Eine ganzheitliche Pflege ist schon lange nicht mehr zu leisten."

Roman blickte in die Gesichter der Bewohner, sah die Hoffnungslosigkeit, die Apathie und grenzenlose Langeweile und hätte am liebsten um Entschuldigung gebeten.

„Ich kann ihn nicht in eines von diesen Häusern geben", sagte er verzweifelt. „Das ist unmenschlich. Das würde ich mir nie verzeihen."

Sandra saß ihm gegenüber in der Küche. Vor ihnen lag ein Wust von Unterlagen, Anmeldeformularen, Kostenübernahmeanträgen, Broschüren, Informationsmaterial. Rita hatte sich mit Karsten auf die Bank vor dem Haus zurückgezogen; durch das geöffnete Küchenfenster konnte man ihre Stimme hören. Sie las Karsten aus einem Buch vor. Roman erkannte die Worte, sie stammten aus dem ersten Kapitel von Armistead Maupins *Stadtgeschichten*. Sandra und Rita waren für einen Tag aus der Eifel zu Besuch gekommen, weil Roman Hilfe angefordert hatte. Er wollte diese Entscheidung nicht alleine treffen. Er wollte nicht allein zum Schuldigen werden.

„Nein", stimmte ihm Sandra zu. „Kann ich verstehen. Aber hast du eine Wahl?"

„Das zweite Heim, diese Seniorenresidenz im Grünen, die ging ja noch, aber das letzte Haus: Du hättest die Leute da sehen sollen. Es war schrecklich!"

Sandra durchwühlte ihren Rucksack, den sie auf dem Stuhl neben sich deponiert hatte, und zog einen zerknitterten Umschlag heraus. „Ich krieg doch ständig Sachen zugeschickt oder in die Hand gedrückt als Supervisorin. Das hier kam vor zwei Wochen mit der Post, ich hab's extra aufgehoben, weil ich dachte, es wäre vielleicht was für Karsten."

„Und was ist das?"

„So eine Art betreutes Wohnprojekt für Schwule, Lesben und Heterosexuelle im Alter. Ist mit irgendwas ausgezeichnet worden ... warte mal, da steht's: ein Regenbogenschlüssel. Und es ist hier in der Stadt."

„Und was ist das, ein Regenbogenschlüssel?"

„So 'ne Art Zertifizierung, die hauptsächlich für Einrichtungen in den Niederlanden vergeben wird, die sich für tolerantes Wohnen einsetzen. Ich hab's gegoogelt: In Deutschland sind erst ganz wenige Projekte damit prämiert worden."

„Und die nehmen auch Alzheimerpatienten?"

„Keine Ahnung, ruf an und frag."

„Na, komm schon raus aus dem Wagen", sagte Roman eine Woche später.

Karsten schüttelte störrisch den Kopf. „Hier sind wir nicht richtig. Das hier ist nicht ... Dings." Es war keiner von seinen besseren Tagen; unruhig hatte er schon am frühen Morgen das Haus durchstreift, die Pflegekraft hatte Mühe gehabt, ihm bei der Körperpflege zu helfen. Das Haarewaschen hatte er gänzlich verweigert: „Nein, nein, nein! Verschwinde!" Erst als Roman in der Mittagszeit von der Arbeit gekommen war, hatte er sich beruhigt.

„Das weiß ich. Wir sind auch nicht zu Hause. Aber ich wollte mir mit dir zusammen diese Einrichtung ansehen. Ich hab extra einen Termin gemacht."

„Danach fahren wir nach Hause?"

„Danach fahren wir wieder nach Hause", versicherte ihm Roman.

Karsten zerrte hilflos am Verschluss des Sicherheitsgurts. „Alles falsch, alles ...", sagte er, „warum ... was ist das?", bis Roman ihn seufzend befreite.

An der Eingangstür des zweistöckigen, gelb gestrichenen Hauses nahe der Innenstadt war ein kleiner Regenbogenaufkleber angebracht, in einem großen Blumenbottich stand ein Apfelbäumchen, das kleine, noch unreife Früchte trug.

„Nicht!", sagte Roman schnell, als Karsten eine davon pflücken wollte.

Neben der Rezeption befand sich eine Sitzgruppe aus Korbsesseln und einem plüschigen Sofa mit Troddeln und dicken Kissen. Karsten steuerte sofort darauf zu und setzte sich. Roman nahm es als ein gutes Omen. Drucke von Clark Gable und Marlene Dietrich hingen an den Wänden über dem Empfangsbereich, und Roman fühlte, wie sich sein Puls hoffnungsvoll beschleunigte. Vielleicht war dies ja die Lösung?

„Hallo", sagte jemand, „Sie müssen Herr Wollmann und Herr Tresnow sein, ja?"

Eine rundliche Frau von Mitte vierzig mit langen braunen Haaren schüttelte erst Roman die Hand und dann auch Karsten.

„Ich bin ..." Karsten sah seinen Freund hilfesuchend an.

„Ich weiß", sagte die Frau. „Herr Wollmann. Stimmt's? Ich bin Stina Müller, die Leiterin dieser Einrichtung."

Karsten lächelte schüchtern zurück.

„Wollen wir einen kleinen Rundgang machen?"

„Ja", erwiderte Roman. „Gerne."

„Wir sind ein kleines Haus", erklärte Frau Müller, während sie sie herumführte, „noch im Aufbau begriffen. Zurzeit haben wir Platz für fünfzehn Bewohner, aber demnächst wollen wir Wohnmöglichkeiten für dreißig Menschen anbieten; der

Trakt nebenan wird gerade betreuungsgerecht umgebaut. Ich will nicht behaupten, dass alles perfekt läuft, es gibt im Moment noch Belästigungen durch die Bauarbeiten, aber wir versuchen, die Einschränkungen so gering wie möglich zu halten."

„Und Sie haben wirklich keine Probleme mit schwulen oder lesbischen Bewohnern?"

„Im Gegenteil. Wir möchten, dass sich hier jeder wohlfühlt."

„Aber Sie nehmen auch heterosexuelle Bewohner auf?"

„Wir nehmen jeden auf, der sich mit unseren Leitsätzen anfreunden kann."

Sie besuchten den Speiseraum, weiß verputzt und aufgrund der großen Fenster lichtdurchflutet, mit kleinen Tischen wie in einem Restaurant ausgestattet, dazwischen große Kübelpflanzen. Eine offene Küche lag am anderen Ende des Raums, sodass man dem Koch bei der Arbeit zusehen konnte.

Vom Speiseraum führte eine Terrassentür in einen schmalen Innengarten, in dem Bänke und weitere Pflanzen aufgestellt waren, Sonnenschirme und Liegestühle standen zusammengeklappt an einer Wand. Unter einer Blumenampel mit blühendem Hibiskus befand sich ein weiß-blauer Strandkorb, in dem es sich eine weißhaarige, zerbrechlich wirkende Frau gemütlich gemacht hatte und ein Rätselheft auf ihrem Schoß balancierte. Ihren Rollator hatte sie neben sich abgestellt, auf dem kleinen Klapptisch des Strandkorbs stand eine Tasse Tee.

„Schön", murmelte Roman. „Ist sie …?"

„Über die Privatsphäre der Bewohner geben wir natürlich keine Auskunft", wies ihn Frau Müller freundlich, aber bestimmt zurecht. „Aber", fügte sie hinzu, „etwas weniger als die Hälfte unserer Bewohner sind homosexuell. Herr Wollmann wäre also sicherlich nicht der Einzige."

„Und das klappt?"

„Wie meinen Sie das?"

„Na ja, gibt es bei den heterosexuellen Bewohnern keine Vorurteile? Das sind doch alles Menschen aus einer Generation, in der Vorurteile eher die Regel waren."

„Doch", gab die Leiterin unumwunden zu, „das kann schon passieren, ich will Ihnen nichts vormachen. Es ist manchmal schwierig, althergebrachte Meinungen zu ändern. Aber erstens wissen die Leute, worauf sie sich einlassen, wenn sie hierherkommen, zweitens sind es eher kleinere Scharmützel, und drittens haben wir einen Sozialarbeiter im Haus, der helfen kann, Differenzen beizulegen. Es klappt besser, als wir vermutet hatten. Die Leute gewöhnen sich aneinander, unabhängig von ihrer Sexualität." Sie waren inzwischen zurück ins Haus gelangt und mit dem Fahrstuhl in den ersten Stock gefahren, wo Frau Müller an eine Tür klopfte und wartete, bis ihr geöffnet wurde.

Ein älterer Herr um die achtzig öffnete ihr, herausgeputzt in einem dunklen Anzug und einem weißen Hemd mit Krawatte, die spärlichen Haare streng nach hinten gekämmt, die rechte Hand umklammerte einen Stock. „Herr Molitor, guten Tag! Schick sehen Sie aus. Dürfen wir uns denn kurz Ihr Zimmer ansehen, wie wir es besprochen hatten?" Frau Müller sprach überlaut und deutlich, und erst jetzt fiel Roman das Hörgerät im linken Ohr des Mannes auf.

„Hab ja nicht mehr viele Möglichkeiten, mich fein zu machen, was?", grummelte der Alte, dann machte er umständlich Platz und trat zur Seite.

Das Zimmer war nicht besonders groß, und Herr Molitor hatte es zugestellt mit einem klobigen Eichenschrank, in dessen eingebauter Glasvitrine Nippesfiguren zur Schau gestellt waren, einem altmodischen Sofa und einem länglichen Beistelltisch mit Platzdeckchen aus Brüsseler Spitze. Ein Einzelbett mit einer bestickten Tagesdecke stand an einer Wand, auf dem Boden lag ein dicker Perserteppich, und an den Wänden hingen zwei düstere Ölgemälde mit Landschaftsmotiven. Roman musste einen klaustrophobischen Anfall unterdrücken. Dann entdeckte er auf dem Nachttisch neben dem Bett das goldgerahmte Foto eines älteren Mannes, der verschmitzt in die Kamera grinste.

„Das ist Hermann", sagte Herr Molitor laut, dem Romans Blick nicht entgangen war. „Schlaganfall vorletztes Jahr. Wir waren fast vierzig Jahre zusammen."

„Tut ... tut mir leid", stotterte Roman.

„1976 haben wir uns kennengelernt. Dadurch ist uns viel erspart geblieben ... Sie wissen schon, diese Krankheit."

„Ähm ... ja."

Karsten nestelte an den Taschen seiner Jeans, murmelte: „Es ist weg, es ist weg, es ist weg." Die Situation schien ihn zu überfordern, und Roman fragte sich, ob er ihm zu viel zugemutet hatte. Aber er konnte diese Entscheidung doch nicht ohne Karstens Einverständnis fällen! Er musste ihm doch die Möglichkeit lassen, Nein zu sagen! Allerdings hatte er auch keine Alternative parat; dieses Haus war sein letzter Trumpf.

„Schon gut, Karsten", sagte er beruhigend. „Wir fahren bald."

„Was ist mit ihm?", fragte Herr Molitor und beäugte Karsten neugierig. „Ist er ...?" Er tippte mit dem Zeigefinger an die Schläfe, als wäre er der Ansicht, sein Alter und seine Gebrechlichkeit machten bestimmte Formen der Höflichkeit unnötig.

„Alzheimer", erklärte Roman stirnrunzelnd.

„So jung?" Herr Molitor schüttelte den Kopf. „Na ja, dann wird er wohl kaum Mitglied im Schachclub werden."

„Herr Molitor und vier andere Bewohner haben einen Schachclub gegründet und suchen weitere Mitspieler", erklärte Frau Müller.

Zusammen mit Roman trat sie auf den Balkon, mehr ein Austritt, auf den aber immerhin ein Stuhl und ein kleiner

Tisch passten. Die Balkonkästen waren mit Stiefmütterchen bepflanzt. „Die Balkone gehen alle zur Straße hinaus", sagte sie. „Damit man was zu gucken hat. Ich habe früher selber in einem Altersheim gearbeitet, das mitten im Grünen lag. Da war der Ausblick von den Zimmern sterbenslangweilig." Unter ihnen auf der Straße fuhren Autos, und gegenüber konnte man den Eingang und die erste Etage eines Fitnessstudios beobachten.

„Sehr nett", ließ sich Herr Molitor von drinnen vernehmen. „Diese hübschen Jungs, die da ein- und ausgehen." Roman verkniff sich ein Grinsen.

Nachdem sie das Badezimmer begutachtet hatten, verabschiedeten sie sich von dem Bewohner des Zimmers.

Der Alte hielt Roman zurück. „Das muss schwer sein", sagte er. „Das zu ertragen." Dabei nickte er in Karstens Richtung. Roman wusste nicht, was er darauf antworten sollte. „Aber das hier ist ein guter Ort. Sie lassen dir deine Würde. Und das ist gut."

Nach der Besichtigung folgten sie Frau Müller in ein Büro, das vom Rest des Hauses nur durch eine Glaswand getrennt war, sodass man einen Blick auf die Rezeption und die Sitzgruppe daneben hatte, wo sich mittlerweile einige Bewohner eingefunden hatten.

„Vorlesestunde", erklärte die Heimleiterin. „Die gibt's jeden Tag von fünf bis halb sechs. Die Bewohner suchen die Bücher aus, und eine unserer ehrenamtlichen Kräfte liest vor. Jeder kann zuhören, wenn er Lust hat. Vielleicht möchten Sie auch zuhören, Herr Wollmann?"

„Ich mag Geschichten", sagte Karsten.

„Na, dann … Herr Tresnow und ich müssen sowieso noch ein paar Dinge besprechen. Wir sind direkt hier nebenan. Sie können ihn vom Sessel aus sehen. Ist das okay?"

„Wer ist Herr Tresnow?", fragte Karsten erstaunt, und Roman wurde rot.

„Ihr Lebensgefährte“, sagte Frau Müller, ohne mit der Wimper zu zucken.

Draußen fuhr ein junger Mann auf einem Fahrrad vor, stellte es vor dem Eingang ab und betrat das Haus mit einem Buch in der Hand. Von den Anwesenden wurde er wie ein alter Bekannter begrüßt.

„Hendrik, wir haben einen Gast heute“, erklärte Frau Müller. „Das ist Herr Wollmann. Kümmerst du dich ein bisschen um ihn?“

„Klar doch. Kein Problem.“ Hendrik nahm Karsten in Augenschein, grinste und schüttelte ihm die Hand. Und Karsten lächelte zurück.

Es war das Zeichen, auf das Roman gewartet hatte. Er spürte, wie die Verantwortung ein Stück weit von ihm abfiel, dass er sich ein wenig leichter vorkam. Und verlassen.

Am nächsten Tag regnete es, und Karsten und Roman mussten über die Straße rennen, um halbwegs trocken bei Sophie anzukommen. Karsten schlug ihr das Handtuch aus der Hand, mit dem sie ihm die Haare trocken reiben wollte.

„Nicht, Karsten“, schritt Roman ein. „Sie will dir nur helfen. Du bist nass geworden.“

„Alles falsch, alles durcheinander!“, schimpfte Karsten und zerrte am feuchten Kragen seines T-Shirts. „Es ist …“ Dann wurde seine Aufmerksamkeit von Mojo in Anspruch genommen, der schwanzwedelnd auf ihn zukam und an seinen Beinen hochsprang. Sofort war seine gute Laune wiederhergestellt.

„Warum habt ihr keinen Schirm genommen?“, fragte Sophie Roman vorwurfsvoll.

„Ich dachte, die paar Meter …“

Während Karsten Mojo den Bauch kraulte, berichtete Roman vom Besuch in dem Haus für betreutes Wohnen. „Sein Zimmer wäre in sechs Wochen fertig. Dann könnte er einziehen. Einige der Pflegekräfte haben eine Zusatzausbildung für Demenzerkrankungen, es ist Tag und Nacht jemand vor Ort. Es gibt eine Gruppe von Ehrenamtlern, ich kann Karsten nach einiger Zeit besuchsweise mit nach Hause nehmen, für ein paar Stunden, einen Nachmittag. Alle sind sehr freundlich. Jede Wohnungstür hat eine andere Farbe zur besseren Orientierung. Karsten würde blau bekommen. Letzten Monat hatten sie eine Männerstripshow." Die Informationen sprudelten ungeordnet aus ihm heraus, als hätte er Angst, etwas zu vergessen. „Er ist auch nicht der einzige Alzheimerpatient. Allerdings … er wäre mit Abstand der jüngste Bewohner. Alle anderen sind mindestens zwanzig Jahre älter als er."

„Ich bin dreißig Jahre älter", erinnerte ihn Sophie. „Und ich bin seine Freundin."

„Ja, schon, aber … wird er sich da wohlfühlen?"

„Hast du ihn gefragt? Ich meine … wie war seine Reaktion?"

Roman zuckte mit den Schultern. „Er wollte nach Hause." Wer wusste schon, was Karsten wirklich wollte? Nicht einmal er, Roman, konnte Karstens Willen jederzeit richtig deuten. Oft endete der Versuch in einem frustrierenden Rätselraten.

„Und finanziell? Kannst du dir das leisten?" Sophie wandte sich einen Moment ab und hustete ihren Raucherhusten.

„Gesundheit!", sagte Karsten.

„Na ja …", sagte Roman gedehnt. „Er hat mittlerweile die Rente durch, bekommt die Pflegestufe 1, und wir haben seine Lebensversicherung gekündigt. Außerdem ist das Heim ein Modellprojekt und bekommt Zuschüsse vom Land und der Stadt, sodass die Versorgung und das Wohnen nicht so exorbitant teuer wie in den anderen Häusern sind. Es wird knapp, aber es könnte gerade so reichen. Wenn ich mich für eines dieser anderen schrecklichen Heime entscheiden würde, müsste ich unser Haus verkaufen."

„Hört sich doch alles gut an“, sagte Sophie. „Oder gibt es auch Nachteile?“

Roman biss sich auf die Unterlippe. „Wenn wir uns dafür entscheiden, hat mir die Heimleiterin empfohlen, ihn in den ersten zehn Tagen nicht zu besuchen“, sagte er leise. „Damit ihm die Eingewöhnung leichter fällt.“ Er schluckte. „Wie kann ich das … ich meine … ich will doch nur das Beste für ihn, aber …“ Er wischte sich eine Träne aus den Augen. „Das kommt mir so brutal vor. Was ist, wenn er doch wieder nach Hause will? Und er … er hat doch nur noch eine so kurze Erinnerungsspanne … was ist … was ist, wenn er mich nach den zehn Tagen vergessen hat?“

Sophie strich ihm sanft durch die Locken. „Dafür hast du die Videos aufgenommen, Junge. Du hast gewusst, dass dieser Tag irgendwann kommen wird.“ Sie nahm sein Gesicht in ihre Hände und sah ihm in die Augen. „Mehr kannst du nicht tun. Lass ihn los.“

Roman senkte den Kopf und versuchte, seine Tränen zu unterdrücken. „Ich kann nicht“, brachte er mühsam heraus.

Und dann stand plötzlich Karsten vor ihm und fragte bestürzt: „Warum bist du traurig, Peter?“

„Weil … weil …“ Roman atmete tief durch. „Ist schon gut. Mach dir keine Sorgen.“

„Wie wär's, wenn wir eine große Party feiern?“, sagte Sophie und richtete sich auf. „Eine Gartenparty! Mit all euren Freunden.“

❧ ❧ ❧

Der Tag dämmert wolkenverhangen herauf, aber die Meisen in der Birke stören sich nicht am unschlüssigen Wetter. Schon gegen halb sechs haben sie angefangen zu zwitschern und Roman geweckt. Er hat schlecht geschlafen in dieser besonderen Nacht, der letzten, die er mit Karsten teilt, hat sich unruhig hin und her gewälzt und die meiste Zeit damit verbracht, Karsten zu beobachten, im Bett neben ihm. Er hat versucht, sich seine Gesichtszüge einzuprägen, die Form seiner Augenbrauen, die hohe Stirn, die schmalen Lippen, den leicht geöffneten Mund, als wäre nicht jede Einzelheit seines Erscheinungsbildes sowieso tief in sein Gedächtnis eingebrannt, unauslöschlich.

Karsten dagegen hat ausnahmsweise ruhig geschlafen, tief und traumlos, nicht ein einziges Mal ist er wie sonst wach geworden. Als Roman ihn gegen acht Uhr weckt, ist er erstaunlich klar, als hätte ihm der ununterbrochene Schlaf eine kleine, überraschende Auszeit von der Erkrankung verschafft. Die Morgentoilette lässt er widerstandslos über sich ergehen: Er hält den Kopf still, als Roman ihn rasiert, und kämmt sich sogar selbst die Haare.

Nur einmal fragt er: „Wo sind die anderen?"

„Die Pflegekraft? Ich habe denen heute freigegeben. Wir brauchen sie nicht mehr."

„Ah!" Karsten nickt verständig. „Ein Feiertag."

Roman stutzt, und dann lächelt er. „Sozusagen."

Nach dem Frühstück legt Roman Karstens Zahnbürste und die Rasierklinge in den Kulturbeutel und holt den Koffer aus dem Schlafzimmer, den er schon vor dem Wochenende gepackt hat mit der Kleidung für die ersten zehn Tage. Schnell legt er noch Karstens Lieblingsbücher obenauf. Den Rest wird er später ins Heim bringen, nach der Eingewöhnungsfrist. Er bindet Karsten die Schnürsenkel zu und zieht ihm einen leichten Anorak an.

„Fertig?", fragt er.

„Womit?", erwidert Karsten.

Als sie auf die Straße zum Auto gehen, kommt ein leichter Wind auf, und die ersten reifen Kastanien fallen vom Baum, viel zu früh, aber der Sommer war lang und heiß. Ihre stacheligen Hüllen platzen auf, als sie auf dem Bürgersteig aufschlagen. Karsten bückt sich, pult eine der Kastanien aus der Schale und steckt sie in seine Anoraktasche. „Für später", sagt er.

Im Heim gibt es keinen großen Abschied; sie sitzen eine Weile auf Karstens Bett, das vom Haus gestellt wird, und Roman zeigt seinem Freund, wo er seine Sachen hingeräumt hat. Nicht, dass es etwas nutzen würde; Karsten hat es vergessen, sobald er sich auf etwas anderes konzentriert. Das Zimmer ist hübsch eingerichtet. In den Tagen vor der Party hat Roman einige von Karstens Büchern hierhergeschafft und auf einem Regal über seinem Bett angebracht, er hat an der Wand Fotos von sich und ihren Freunden mit Reißzwecken befestigt. Bilder fehlen noch, ein paar Drucke, um die Kahlheit der Wände aufzubrechen. Ein neuer Fernseher mit Blu-Ray-Player steht auf einer Kommode, es gibt einen kleinen Tisch und zwei bequeme Sessel, die er von zu Hause hierhergebracht hat.

Gegen Mittag wird Karsten von einem Pfleger zum Essen in den Speisesaal abgeholt. Roman isst mit, um ihm die Eingewöhnung zu erleichtern. Aber Karsten hat gar keine Augen für ihn, zu sehr ist er damit beschäftigt, die neue Umgebung und die fremden Menschen zu beobachten.

Als Roman sich verabschiedet und ihn umarmt und am liebsten gar nicht mehr loslassen will, klopft ihm Karsten irritiert auf den Rücken. „Peter, Peter", sagt er beruhigend. „Nicht doch."

Am Nachmittag, als Roman allein zurückkehrt, geht er durch das leere Haus. Alles ist ungewohnt still. Unwillkürlich lauscht er nach den bekannten Geräuschen, dem Gepolter, wenn Karsten die Küchenschränke ausräumt, dem leisen oder lauten, auf jeden Fall aber unzufriedenen Gemurmel seines Freundes: „Es ist weg, es ist weg, es ist weg!" Noch immer ist sein Körper angespannt, jederzeit bereit, zu Hilfe zu eilen, Katastrophen zu verhindern. Es wird vermutlich Wochen dauern, bis er sich von diesem Gefühl freimachen kann.

In der Küche räumt er die Frühstücksbrettchen in die Spülmaschine, die Marmelade und die Butter in den Kühlschrank, wirft die Brötchenkrümel in den Mülleimer. Im Bad legt er Karstens Handtuch in den Korb mit der Schmutzwäsche. Im Schlafzimmer öffnet er das Fenster und zögert einen Moment, als er die ungemachten Betten sieht. Etwas in ihm sträubt sich, das letzte Zeichen von Karstens Anwesenheit glattzustreichen, doch dann schüttelt er die Betten auf und klopft die Kissen zurecht.

Dann ist nichts mehr zu tun, und er weiß nichts mit sich anzufangen. Er könnte auf einen Sprung bei Sophie vorbeischauen oder mit Sandra und Rita telefonieren, Marvin anrufen. Aber er will nicht.

Er klettert auf den Speicher. Am Tag zuvor hat niemand daran gedacht, das Gästebett von Marvin und Tom aufzuräumen, die Decken und Kissenbezüge abzuziehen. Auf einem der Kissen findet Roman die Kladde mit dem Werbeplakat und den zwei Tonbändern der Roaring Cyclones, das Foto des sechsjährigen Karsten ist auch noch da. Marvin muss die Mappe im allgemeinen Aufbruch vergessen haben. Roman trägt sie nach unten ins Arbeitszimmer, um sie in die Schublade von Karstens Schreibtisch zurückzulegen, damit sie nicht verlorengeht. Als er die Schublade öffnet, fällt sein Blick auf einen gefalteten Briefbogen. Er kann sich nicht erinnern, ihn gesehen zu haben, als er die Kladde der Roaring Cyclones für Marvin herausgesucht hat. Aber er hat auch nicht wirklich darauf geachtet, vielleicht hat er ihn einfach übersehen. Er zieht den Briefbogen aus der Schublade, faltet ihn auseinander und beginnt zu lesen.

Mein Rabe, mein kleiner, schwarzer Rabe. Ich wünschte, es wäre anders gekommen. Ich wünschte, ich könnte in die Vergangenheit reisen und die Zeit anhalten an dem Punkt, bevor mein Gehirn angefangen hat zu vergessen. Dann könnte ich für immer mit dir in diesem Augenblick leben. Dein Karsten

Roman lässt den Brief sinken und starrt aus dem Fenster.

Es ist weg, es ist weg, es ist weg.

Karsten hat nie sagen können, was er so verzweifelt gesucht hat, ist ihm die Antwort immer schuldig geblieben. Doch plötzlich weiß Roman, was er vermisst hat.

Sein Leben.

Aber er, Roman, hat es für Karsten aufbewahrt. Auf einem unscheinbaren USB-Stick, gerade so groß wie ein Daumen, der die Videos seiner Freunde enthält und Romans Stimme, die Karsten eine große Geschichte erzählt, eine bedeutende Geschichte, festgehalten für die Ewigkeit.

„Es war einmal", beginnt Roman seine Erzählung.

„Nein", sagt Karsten. „Anders."

„Willst du die Geschichte erzählen?"

„In meinem Kopf sind keine Geschichten mehr."

„Dann hör meiner zu", erwidert Roman.

Danksagung

Fürs Lesen des Manuskripts, Ratschläge, Einsichten, Kritik, Lob und Ansporn danke ich Norbert Friederichs, Susanne Bach, Nina Stressenreuter, Pieter Osinga, Ingo Lier, Ilona Bubeck und Veit Georg Schmidt.

Fürs Lektorat danke ich Jim Baker, für die Betreuung meiner Homepage Jörg Michaelis.

Mehr zum Autor unter www.stressenreuter.de